U0359226

本書爲國家古籍整理出版專項經費資助項目

中醫典籍叢刊

證類本草箋釋

〔宋〕唐慎微 撰

王家葵 蔣 淼 箋釋

一

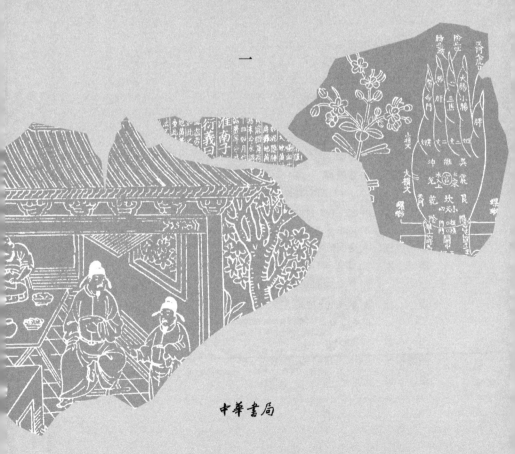

中華書局

圖書在版編目(CIP)數據

證類本草箋釋/(宋)唐慎微撰;王家葵,蔣淼箋釋. —北京:中華書局,2024.9
(中醫典籍叢刊)
ISBN 978-7-101-16526-5

Ⅰ.證⋯ Ⅱ.①唐⋯②王⋯③蔣⋯ Ⅲ.《經史證類備急本草》 Ⅳ.R281.3

中國國家版本館 CIP 數據核字(2024)第 027167 號

書　　名	證類本草箋釋(全六册)	
撰　　者	〔宋〕唐慎微	
箋　　釋	王家葵　蔣　淼	
叢 書 名	中醫典籍叢刊	
責任編輯	朱立峰　石　玉	
封面設計	毛　淳	
責任印製	陳麗娜	
出版發行	中華書局	
	(北京市豐臺區太平橋西里 38 號　100073)	
	http://www.zhbc.com.cn	
	E-mail:zhbc@zhbc.com.cn	
印　　刷	大廠回族自治縣彩虹印刷有限公司	
版　　次	2024 年 9 月第 1 版	
	2024 年 9 月第 1 次印刷	
規　　格	開本/880×1230 毫米　1/32	
	印張83⅛　插頁 12　字數 1700 千字	
印　　數	1-2000 册	
國際書號	ISBN 978-7-101-16526-5	
定　　價	338.00 元	

總目録

證
類
本
草
箋
釋

本册目録

證
類
本
草
箋
釋

一種唐本餘 ·························· 429

四十種陳藏器餘 ················· 430

《證類本草》文獻學解析（代前言）

現存經史子集四部圖書中，屬於子部醫家類的《證類本草》文獻結構最爲複雜，爲了便於讀者使用本書，按照不同文獻來源，將其分解剖析。

今天最常使用的《證類本草》版本是公元 1249 年張存惠晦明軒重刻本，書名爲《重修政和經史證類備用本草》，藏國家圖書館；這一版本先後由人民衛生出版社與中醫古籍出版社分別於 1957 年、2010 年影印出版。1993 年華夏出版社尚志鈞先生點校本即以此爲底本；此本也是本書《證類本草箋釋》的底本。

一、《本草衍義》併入《證類本草》

晦明軒本其實是《證類本草》與《本草衍義》的合併本，將後一本書嵌入到前一本書中。晦明軒本每卷卷端題名下皆有"己酉新增衍義"雙行小字。

《本草衍義》，寇宗奭撰，全書 20 卷，序例 3 卷，各論 17 卷，其各論部分乃是針對《嘉祐本草》和《本草圖經》而來，完全依照《嘉祐本草》藥物順序排列，但"内有名

1

未用及意義已盡者,更不編入",即舊本草"有名未用"涉及的藥物,《本草圖經》新增的"本經外草類""本經外木蔓類",皆不予討論;《嘉祐本草》《本草圖經》意思已經完備的條目,不再贅言。

《本草衍義》的三卷序例,被插入在《證類本草》卷一卷末題名之後,卷二之前,標題爲"新添本草衍義序",然後依次是"序例上""序例中""序例下",對應原書前三卷。但晦明軒本的目録,則將"衍義序例"歸屬在卷一之内(圖1)。

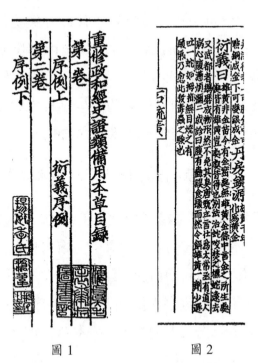

圖1   圖2

各論 17 卷按照藥物條目插入在《證類本草》相關藥物之末,用大字"衍義曰"引起,具體内容則爲雙行小字。因爲《本草衍義》的藥名條目同於《嘉祐本草》,故與《證類本草》可以完全對接。今與《本草衍義》單行本對勘,條目没有遺落,字句基本没有錯訛(圖 2)。

二、《證類本草》的基本結構

北宋末,蜀中醫家唐慎微以《嘉祐本草》爲基礎,並將《本草圖經》的全部内容,按照藥物條目拼綴,條目後附録從其他本草、醫方、經史雜書中摘抄的相關内容,編輯成《經史證類備急本草》,簡稱《證類本草》。

《證類本草》30 卷,其中序例 2 卷,各論 28 卷。《證類本草》的序例,乃是囊括《嘉祐本草》的序例,加上《本草圖經》的序而成;各論藥物則以《嘉祐本草》爲主,併入《本草圖經》的内容;新添附的藥物,則附録每卷之末。《嘉祐本草》20 卷,《證類本草》因爲篇幅擴大,拓展成 30 卷①,與《嘉祐本草》卷帙對應關係如表 1。

① 通常認爲《證類本草》拓展爲 30 卷,就是因爲篇幅擴大的原因,但逐卷統計發現,卷十五人部、卷二十四米穀部上品、卷二十六米穀部下品内容極少,與其他卷不成比例。卷帙分化除了内容增加以外,應該還有其他因素,如倫理因素,將人部從禽獸類剥離出來,顯示人有别於禽獸;出版因素,卷帙增多則顯得内容豐滿,利於銷售。

表1　《嘉祐本草》與《證類本草》卷帙對照表

《嘉祐本草》	《證類本草》
卷一序例上	卷一序例上
卷二序例下	卷二序例下
卷三玉石部上品	卷三玉石部上品
卷四玉石部中品	卷四玉石部中品
卷五玉石部下品	卷五玉石部下品
卷六草部上品之上	卷六草部上品之上
卷七草部上品之下	卷七草部上品之下
卷八草部中品之上	卷八草部中品之上
卷九草部中品之下	卷九草部中品之下
卷十草部下品之上	卷十草部下品之上
卷十一草部下品之下	卷十一草部下品之下
卷十二木部上品	卷十二木部上品
卷十三木部中品	卷十三木部中品
卷十四木部下品	卷十四木部下品
卷十五禽獸部三品	卷十五人部三品
	卷十六獸部上品
	卷十七獸部中品
	卷十八獸部下品
	卷十九禽部三品
卷十六蟲魚部三品	卷二十蟲魚部上品
	卷二十一蟲魚部中品
	卷二十二蟲魚部下品

《嘉祐本草》	《證類本草》
卷十七果部三品	卷二十三果部三品
卷十八菜部三品	卷二十四米穀部上品
	卷二十五米穀部中品
	卷二十六米穀部下品
卷十九米穀部三品	卷二十七菜部上品
	卷二十八菜部中品
	卷二十九菜部下品
卷二十有名未用	卷三十《本草圖經》外類;有名未用

由蘇頌主持編寫的《本草圖經》乃是與《嘉祐本草》配套的藥物圖例及説明文字①,全書 20 卷,卷帙安排不詳。此書没有序例,篇首爲蘇頌所撰序言,《證類本草》將之安排在卷一《嘉祐本草》序言之後。

《本草圖經》雖然是《嘉祐本草》的姊妹篇,但兩書的藥物條目並非一一對應,《證類本草》有如下處理原則:

（1）兩書相同的條目,藥圖放在《嘉祐本草》正文之前,文字説明則編排在《嘉祐本草》正文之後,用大字"圖經曰"引起,内容刻作雙行小字(圖3)。

5

---

① 關於《本草圖經》的成書經過、編寫體例、意義等,可參看尚志鈞《中國本草要籍考》。

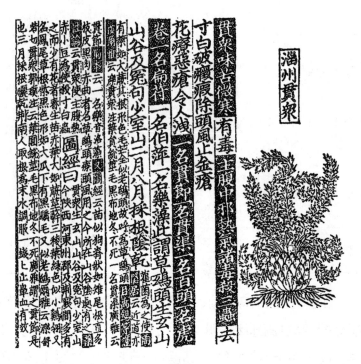

圖 3

（2）《本草圖經》有時候會在一個藥物條目下提到其他藥物的情況，如果這些被涉及的藥物在《本草圖經》沒有單獨條目的話，《證類本草》會在相關藥物《嘉祐本草》正文之末標"圖經:文在某某之下"①字樣。

（3）《本草圖經》還收録若干不見於《嘉祐本草》的藥物，作爲"圖經外草類"和"圖經外木蔓類"放在最末

---

① 尚志鈞等輯復《本草圖經》，往往把這些互見的批注作爲《本草圖經》正文收入輯本。

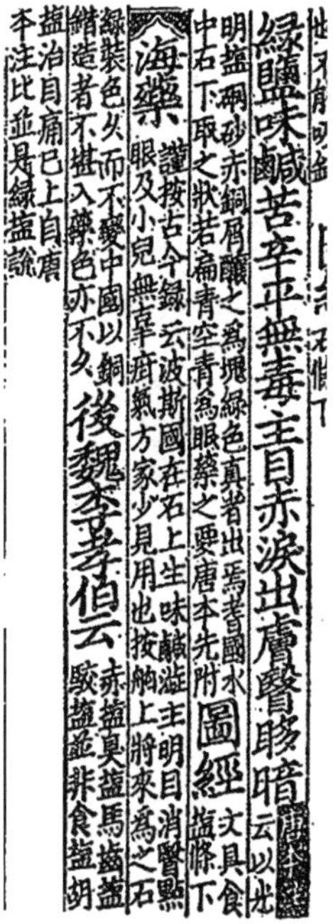

兩卷，《證類本草》將這兩卷合在卷三十，置於《嘉祐本草》"有名未用"之前①。

《嘉祐本草》與《本草圖經》綴合，構成《證類本草》的主體結構，至於作者唐慎微增補的内容，又有兩類。第一類，絕大多數藥物條目後附錄有唐慎微收集的醫方、本草、經史雜書中與本條藥物有關的資料，接在《本草圖經》文字之後，其前用唐慎微稱爲"墨蓋子"的"【"符號引起。每種文獻之書名或標題用大字，引文爲雙行小字（圖4）。

第二類是增補藥物，又有兩種情況。一種是唐慎微新增加的藥物，全書 8 種，即靈砂（卷四）、井底砂（卷五）、降真香（卷十二）、人髭（卷十五）、獼猴（卷十八）、蟬花、緣桑螺（卷二十一）、醍醐菜（卷二十八）。一種是前代本草遺餘的藥物添附在相關各卷之末，計有"陳藏器餘"488 條、"唐本餘"7 條、"海藥餘"16 條、"食療餘"8 條、"圖經餘"5 條（圖5）。

圖 4

------

① 大觀本草系統則將這一部分單獨出來作爲卷三十一；通常説《證類本草》的大觀本草傳本系統全書 31 卷，即由此而來；晦明軒本屬於政和本草傳本系統，仍爲 30 卷。

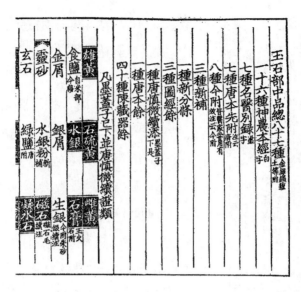

圖 5

　　唐慎微編撰的《證類本草》即由如上三部分(《嘉祐本草》、《本草圖經》、唐慎微新增内容)構成。在《證類本草》正式刻板以前，大觀二年(1108)集賢學士孫覿得到此書，頗以爲善，而感歎"其書不傳，世罕言焉"，因請艾晟校訂，"募工鏤版，以廣其傳"。艾晟乃以陳承所撰《重廣補注神農本草並圖經》作爲參校，並將陳承的意見共44條冠以"別説"二字，補入《證類本草》相應藥物條後。在丹砂條艾晟有按語説："(鼎)[晟]近得武林陳承編次《本草圖經》本參對，陳於圖經外，又以别説附著於後，其言皆可稽據不妄，因增入之。"(圖6)艾晟刻本也將元祐七年(1092)林希爲陳承所作的序言收入。

8

艾晟刻本是現存《證類本草》所有版本的"祖本"，需將艾晟所添"別説"內容剔除，才是唐慎微所著《證類本草》的原貌。

三、《嘉祐本草》的文獻結構

嘉祐二年（1057）集賢院成立校正醫書局，奉詔校修本草，由掌禹錫主持其事，五年書成，宋仁宗賜名《嘉祐補注神農本草》，簡稱《嘉祐本草》。

《嘉祐本草》的主體部分是《開寶重定本草》，條文內有所增補，皆用"臣禹錫等謹按"引起，眉目清晰（圖7）。其新增藥物條目，其後皆有"新定""新補""新分條"字樣（參見圖5）。

尤其可貴的是，《嘉祐本草》以《開寶重定本草》爲藍本進行補充，其凡例説："凡名本草者非一家，今以開寶重定本爲正。其分佈卷類、經注雜糅、間以朱墨，並從舊例，不復釐改。"比如"地菘"是《開寶重定本草》新增藥物，《嘉祐本草》認爲地菘即是天名精，既然已有天名精，則不當另出地菘。但《嘉祐本草》並没有將地菘條刪削，而是用按語的形式闡明理由，其中專門提到："今補注立例，無所刊削，故且存而注之。"因此，《嘉祐本草》的後面隱藏着比較完整的《開寶重定本草》。

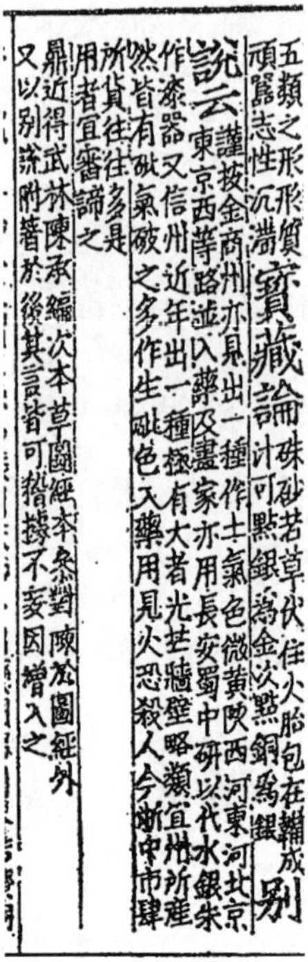

圖6　　　　　　圖7

　《嘉祐本草》原書失傳，主體部分保留在《證類本草》中。需要注意的是，《證類本草》不僅將《嘉祐本草》的20卷析分爲30卷，還打亂了每卷内藥物次序，所幸《本草衍義》根據《嘉祐本草》創作，故通過《本草衍義》的藥物順序，尚能基本復原《嘉祐本草》的目録。

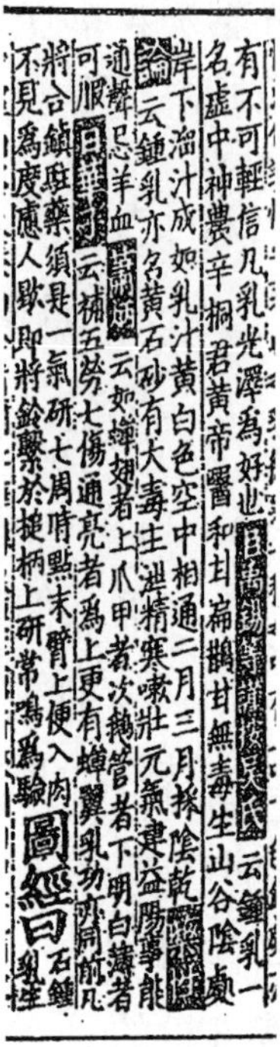

四、《開寶重定本草》的文獻結構

　《（嘉祐本草）補注所引書傳》提到兩種“開寶本

草”，一本是《開寶新詳定本草》：“開寶六年，詔尚藥奉御劉翰、道士馬志、翰林醫官翟煦、張素、王從蘊、吳復圭、王光祐、陳昭遇、安自良等九人，詳校諸本，仍取陳藏器《拾遺》諸書相參，頗有刊正別名及增益品目，馬志爲之注解。仍命左司員外郎知制誥扈蒙、翰林學士盧多遜等刊定，凡二十卷，御製序，鏤板於國子監。”一本是《開寶重定本草》：“開寶七年，詔以新定本草所釋藥類或有未允，又命劉翰、馬志等重詳定，頗有增損，仍命翰林學士李昉、知制誥王祐、扈蒙等重看詳。凡神農所說，以白字別之；名醫所傳，即以墨字。並目録，共二十一卷。”

按此說法，宋太宗開寶年間曾經兩度修訂本草，開寶六年（973）先成《開寶新詳定本草》，此本得到宋太宗的首肯，並御製序言，正式雕版印刷。書成以後不久，忽然嫌其注釋未詳，重爲修訂，次年編成《開寶重定本草》以取代前書。檢《續資治通鑑長編》，僅在開寶六年四月戊申（二十五日）條下云：“知制誥王祐等上《重定神農本草》二十卷，上制序，摹印以頒天下。”開寶七年下未見有修本草事。畢竟《續資治通鑑長編》於南宋撰著，可信度不及掌禹錫、蘇頌的記録，故當以《補注所引書傳》的說法爲準。

前一本《開寶新詳定本草》的具體情況不詳，《開寶重定本草》則是以唐代《新修本草》爲藍本增補修訂而成。在《嘉祐本草》中，《開寶重定本草》新增藥物標注爲"今附"，所補注的文字則由"今詳""今按"引起，這些標記通過《證類本草》保留下來。

五、《新修本草》的文獻結構

顯慶二年（657），右監門府長史蘇敬上言，"陶弘景所撰本草，事多舛謬，請加删補"，唐高宗准奏，組織人馬編寫，由英國公李勣領銜，顯慶四年撰成《新修本草》，全書 54 卷，其中本草正文 20 卷，目録 1 卷；藥圖 25 卷，目録 1 卷；圖經 7 卷。

《新修本草》之本草正文部分，乃以陶弘景《本草經集注》爲藍本"增損舊文"而成。新增藥物 114 種，有鑒於"陶弘景偏居江南，不周曉藥石，往往紕繆"，逐一考證之。

儘管《新修本草》對《本草經集注》藥物三品位置有所調整，次序有所改易，但《本草經集注》的主體内容仍完整地保留下來，《新修本草》新增的按語皆用"謹按"引起。後來《開寶本草》刻印時，陶弘景注釋部分被冠以"陶隱居云"，將《新修本草》的"謹按"改爲"唐本注云"。

《新修本草》之本草正文部分今天僅殘存約 11 卷，取與保存在《證類本草》中的内容對勘，仍有高度的一致性，可見經過兩本《開寶本草》，轉入《嘉祐本草》，再編入《證類本草》，其主體信息損失不多。

六、《本草經集注》的文獻結構

《本草經》流傳至齊梁時代，版本繁多，內容蕪雜，據陶弘景說："魏晉已來，吳普、李當之等更復損益，或五百九十五，或四百四十一，或三百一十九，或三品混糅，冷熱舛錯，草石不分，蟲獸無辨。且所主療，互有多少。"不僅如此，"本草之書，歷代久遠，既靡師授，又無注訓，傳寫之人，遺誤相系，字義殘闕，莫之是正"。針對以上情況，陶弘景乃"苞綜諸經，研括煩省，以《神農本經》三品，合三百六十五爲主，又進名醫副品，亦三百六十五，合七百三十種。精麤皆取，無復遺落，分別科條，區畛物類，兼注諸時用，土地所出，及仙經道術所須"，撰成《本草經集注》七卷。

此書在文獻學上頗有特色。所謂"集注"，集諸家注解於一書的意思。顏師古《漢書序例》說："《漢書》舊無注解，唯服虔、應劭等各爲音義，自別施行。至典午中朝，爰有晉灼，集爲一部，凡四十卷，又頗以意增益，時辯前人當否，號曰《漢書集注》。"這大約是"集注"體例的濫觴，但《漢書集注》早已失傳，陶弘景的《本草經集注》則是此類著作存世年代最早者。

《本草經集注》由三部分構成：《本草經》原文使用朱書大字，魏晉以來名醫們增補的內容爲墨書大字，陶弘景把自己的意見稱爲"子注"，爲墨書小字。其中墨書大字部分被稱爲"別録"，《新唐書·于志寧傳》解釋説："《別録》者，魏晉以來吴普、李當之所記，言其花葉形色，佐使相須，附經爲説，故弘景合而録之。"1935 年吐魯番出土朱墨分書的《集注》殘片（圖 8），其中燕屎、

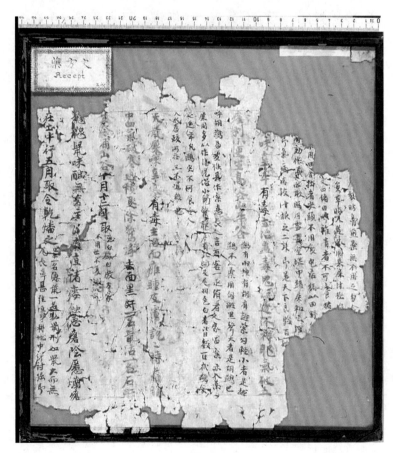

圖 8

天鼠屎兩條相對完整。以天鼠屎爲例,紅筆所書《本草經》文:"天鼠屎,味辛,寒。主治面癰腫,皮膚洗洗時痛,腹中血氣;破寒熱積聚,除驚悸。一名鼠沽,一名石肝。生合浦山谷。"皆連貫可讀。而墨書大字"有毒;去面黑皯;十月、十二月取",穿插在朱書大字中,不能獨立成篇,此即"附經爲説"的實物標本。

陶弘景開創的朱墨分書體例被《新修本草》繼承;《開寶本草》改爲雕版印刷,乃將朱書改爲陰刻白字,墨書改爲陽刻黑字,其他内容作雙行小字,仍使不同來源的材料條縷分明;所有文獻最終匯入唐慎微所編《證類本草》。前代著作亡佚殆盡,碩果僅存的《證類本草》遂成爲宋以前本草文獻集大成之作。

七、小結

如上所論,《證類本草》中的本草文獻乃是以"滾雪球"的方式層疊累加,使用其中的文獻,建議遵循以下原則。

（1）唐慎微所撰《證類本草》並不包括《本草衍義》在内,所以,儘管晦明軒本《證類本草》將《本草衍義》收編其中,但今天引用"衍義曰"標目下的内容,出處仍稱《本草衍義》爲好。同樣的,陳承所撰《重廣補注神農本草并圖經》是艾晟所加,引用時可稱"陳承別説",也可徑稱書名《重廣補注神農本草并圖經》，但不宜視爲唐慎微《證類本草》的内容。

（2）《本草圖經》早佚，其文字部分保存在《證類本草》"圖經曰"下，藥圖也完整地收入《證類本草》。今天引用"圖經曰"標目下的内容，出處可以稱《本草圖經》，也可以稱"《證類本草》引《本草圖經》"。

（3）《嘉祐本草》早佚，《證類本草》幾乎囊括《嘉祐本草》全書，理論上講，《證類本草》中除了墨蓋子下和"圖經曰"之下的内容，以及後人添附的《本草衍義》、陳承別説以外的所有文字，都屬於《嘉祐本草》。但《嘉祐本草》也是"滾雪球"結構，所以通常只把標有"臣禹錫等謹按"的補充文字算作《嘉祐本草》加以引用，其餘部分各自屬於上級文獻。《開寶本草》《新修本草》《本草經集注》也應該如此處理，即只把標明"今注（按）""唐本注""陶隱居"的内容算作原書，其餘部分各自屬於上級文獻。

（4）《神農本草經》的主體部分保存在《證類本草》中，習慣稱呼是"《證類》白字"，可據此引用，也可以據各種輯本引用。因爲各家輯本的思路不太一致，引用時要注明文獻來源。

凡　例

一、校勘

1. 版本

本書以中醫古籍出版社 2010 年影印晦明軒《重修政和經史證類備用本草》爲底本，參校嘉定四年（1211）劉甲校刊《經史證類備急大觀本草》、光緒三十年（1904）柯逢時影宋重刊《經史證類大觀本草》，重要異同頁注説明；底本詞句若不害文意，一般不予改動，若有改動，皆頁注説明；偶有少數字句，底本、校本文義皆不通順，則參考尚志鈞先生的校勘成果，也在頁注中説明。

2. 目録

本書新編目録。底本有總目録，從卷三開始，又有分卷目録。總目録與箋釋本正式目録重複，予以删除。但該目録不僅分別卷帙之用，藥物出自《本草經》《名醫別録》《新修本草》《本草拾遺》《嘉祐本草》，或是《證類本草》新增者，標注清晰；目録末更有藥數統計：“嘉祐補注本草藥品一千一百一十八種，證類本草新增藥品六百二十八種,總一千七百四十六種。"皆屬重要信息,故每卷之前仍保留分卷目錄。

3. 字詞

《證類本草》是幾部書組合而成,故藥名用字不完全統一,這在一定程度上反映了各書的狀態,故一般不强求一致。如菖蒲條,正文使用"昌蒲",但《本草衍義》部分使用的却是"菖蒲",三幅圖例的標題,分別是"戎州菖蒲""衡州昌蒲""衛州菖蒲"。又如卷六的茈胡,《本草圖經》部分即寫作"柴胡"。人名也有類似情況,如《毛詩草木鳥獸蟲魚疏》的作者一般以"陸璣"爲正,《本草圖經》凡提到此書,皆稱"陸機",本書仍之,不校改亦不注明。稍有例外者,《四聲本草》作者蕭炳,前後有寫作"簫炳"者,徑改爲"蕭炳",不特別注明。另外,底本中的異體字一般予以保留。

4.《本草經》與《名醫別録》文

底本陰刻白字表示《神農本草經》文,陽刻黑字表示《名醫別録》文。不同版本白字、黑字略有出入,一般以底本爲準,不考慮其他版本情況。《證類本草》引《本草經》仍有基本體例可循,如每藥性味各一,偶有缺失或超出,則據校本改定;每藥産地、採收皆爲《别録》文,偶作白字,據校本改回。如卷十青葙子條"五月、六月采子"底本爲白字,乃據劉甲本改爲黑字。但卷十四柳華條"琅邪川澤"底本作白字,劉甲本亦作白字《本草經》文,則保留未改。這類情況皆不出校勘記。

5. 卷首題名

各卷卷首多有題名等文字,其中《政和新修經史證類備用本草序》題爲"中衛大夫康州防禦使句當龍德宮總轄修建明堂所醫藥提舉入內醫官編類聖濟經提舉太醫學臣曹孝忠奉敕撰",《重修政和經史證類備用本草卷第一》題爲"己酉新增衍義。成都唐慎微續證類。中衛大夫康州防禦使句當龍德宮總轄修建明堂所醫藥提舉入內醫官編類聖濟經提舉太醫學臣曹孝忠奉敕校勘",《新添本草衍義序》題爲"通直郎添差充收買藥材所辨驗藥材寇宗奭編撰",《重修政和經史證類備用本草卷第二》之後各卷均題爲"己酉新增衍義。成都唐慎微續證類。中衛大夫康州防禦使句當龍德宮總轄修建明堂所醫藥提舉入內醫官編類聖濟經提舉太醫學臣曹孝忠奉敕校勘"。凡此,正文中不再一一注明。

二、標點

箋釋本按照古籍整理規範使用新式標點,根據本書特殊性,針對幾種標點符號的使用略作説明。

1. 書名號

(1)《證類本草》結構複雜,自《神農本草經》以來的數十種本草著作,由不同的作者以不同的方式裹夾到書中。《開寶本草》《嘉祐本草》以及唐慎微徵引的文獻,底本已用"黑底白字""墨蓋子"等方式標示清楚,點校本對這類情況中的書名不加書名號。這樣較爲醒目,且避免同一本書不同引用者稱呼各異的混亂狀況。

（2）可能是因爲編書體例的特殊性,《證類本草》中經常出現幾種前代本草約定俗成式的稱呼。按照最初使用者的本意,這些稱呼並不是該書的正式書名或書名簡稱,但後世也就成了書名。如"唐本注"乃是對唐代《新修本草》所加按語的簡稱,不僅"唐本注"不能算作書名,"唐本"也不是《新修本草》的書名或書名簡稱。同樣的情況是"蜀本",這是宋代官方對五代後蜀官修《重廣英公神農本草》的指代,而非書名簡稱。再如後人將陳承《重廣補注神農本草并圖經》的少數内容冠以"别説"二字,補入相應藥物條後,"别説"並非書名。這些情況皆不加書名號。

比較特殊的是"本經"一詞。

漢代以來,注釋家用"本經"指稱經書本文,陶弘景作《本草經集注》,將《神農本草經》呼爲"本經"也是此意;此後《新修本草》《本草圖經》等使用"本經",多數時候也是指所注釋的經書。如《新修本草》所言"本經",多數時候是指《本草經集注》,而《本草圖經》所言"本經",

多數時候是指《嘉祐本草》。大約宋代開始，"本經"也用作《神農本草經》的專名，《證類本草》中兩種定義的"本經"夾雜。鑒於此複雜狀態，率意標點很容易引起混淆，故除極少數與"別録"對舉的"本經"標點爲《本經》外，一般都不加書名號。至於箋釋中引用明清本草文獻，所言"本經"皆指《神農本草經》，故標點作《本經》。

2. 引號

按照引號的使用規範，直接引語可加引號，間接引語不必加引號。本書基本不使用引號，僅有一種情況例外。《證類本草》在結構上有特殊之處，其主幹部分，乃是《本草經》《名醫別録》《本草經集注》《新修本草》《嘉祐本草》累積疊加而成，又附以《本草拾遺》《雷公炮炙論》《日華子本草》《本草衍義》等書。這些書的作者大都習慣先引録前代本草的意見，然後加以發揮；儘管這些引用以間接引語居多，但如果不與作者的評論語區分，往往文意含混；標點本根據需要，有時會在引語部分加上引號作爲分隔。

例如《本草衍義·序例》，作如下標點：

今人用巴豆，皆去油訖生用。兹必爲本經言"生温熟寒"，故欲避寒而即温也。不知寒不足避，當避其大毒。矧本經全無去油之説，故陶隱居云"熬令黄黑"，然亦太過矣。日華子云"炒不如去心膜，煑五度,換水,各煑一沸"爲佳。其杏仁、桃仁、葶藶、胡麻,亦不須熬至黑,但慢火炒令赤黄色,斯可矣。

3. 頓號

花葉,地名間,辛甘酸苦鹹之間,因爲涉及特别之指代,而非泛義的稱呼,故加頓號分開。如卷六甘草條墨蓋子下引《百一方》云:"食牛、羊肉中毒者,煮甘草汁,服之一二升,當愈。"句中"牛羊肉"理解爲牛肉與羊肉,故用頓號分割。

三、版式

《證類本草》刻本的版式符號異常複雜,本書排版方式雖然改變,但對原刻本的版式信息,儘量予以保留。基本格式説明如下:

原書《神農本草經》文爲陰刻大字(白字),《名醫别録》文、《新修本草》以來新增藥物正文爲陽刻大字(黑字),原書用作標目的"陶隱居""唐本注""今注(按)""臣禹錫等謹按"等爲陰刻小字,原書注釋皆陽刻小字,一仍其舊。

墨蓋子部分,箋釋本仍以"【"(墨蓋子符號)作爲唐慎微增添内容之標記。墨蓋子下的内容,原書爲接排,爲方便閲讀,改爲以引書爲單位分段;原書大字標題皆仍其舊。

重修本草之記

此書世行久矣,諸家因革不同,今取《證類》本尤善者爲窠模,增以寇氏《衍義》,別本中方論多者,悉爲補入。又有本經、別録、先附、分條之類,其數舊多差互,今亦考正。

凡藥有異名者,取其俗稱注之目録各條下,俾讀者易識,如蚤休云紫何車、假蘇云荆芥之類是也。圖像失真者,據所嘗見,皆更寫之,如竹分淡、苦、菫三種,食鹽著古今二法之類是也。字畫謬誤,殊關利害,如升斗、疽疸、上下、千十、未末之類,無慮千數,或證以別本,質以諸書,悉爲釐正。疑者闕之,敬俟來哲。仍廣其脊行,以便綴緝,庶歷久不壞。其間致力極意,諸所營制,難以具載,不敢一毫苟簡。與舊本頗異,故目之曰重修。天下賢士夫以舊鑒新,自知矣。

泰和甲子下己酉冬日南至晦明軒謹記。

〔箋釋〕

這是張存惠晦明軒重刻《證類本草》的牌記,略相當於新刻本的凡例,重刻時間"泰和甲子下己酉",即金章宗泰和四年甲子之後的己酉年，公元 1249 年。《牧齋有學集》卷四十八"跋本草"條涉及此本"泰和甲子下己酉"的考證，其略云："平水所刻本草，題泰和甲子下己酉歲，金章宗太和四年甲子、宋寧宗嘉泰四年也。至己酉歲，爲宋理宗淳祐九年，距甲子四十五年，金源之亡已十六年矣，猶書泰和甲子者，蒙古雖滅金，未立年號，又當女后攝政國内大亂之時，而金人猶不忘故國，故以己酉係太和甲子之下。"按，張存惠所刻《增節標目音注精義資治通鑑》牌記"泰和甲子下癸丑歲孟冬朔日平陽張宅晦明軒謹識"，正與此同例。

重修證類本草序

自古人俞穴鍼石之法不大傳，而後世亦鮮有得其妙者，遂專用湯液丸粒理疾。至於刳腸、剖臆、刮骨、續筋之神奇，以爲別術所得，終非神農家事。

維聖哲審證以制方，因方而見藥，故方家言盛行，而神農之經不可一朝而舍也。其書大抵源於神農氏。自神農氏而下，名"本草"者，固非一家。又有所謂唐本、蜀本者。迄於有宋政和間，天子留意生人，乃命宏儒名醫詮定諸家之説，爲之圖繪，使人驗其草木根莖花實之微，與夫玉石、金土、蟲魚、飛走之狀，以辨其藥之真贋而易知；爲之類例，使人別其物産風氣之殊宜，君臣佐使之異用，甘辛鹹苦酸之異味，温涼寒熱、緩急、有毒無毒之不同而易見，其書始大備而加察焉。

行於中州者，舊有解人龐氏本，兵烟蕩析之餘，所存無幾，故人罕得恣窺。今平陽張君魏卿，惜其寖遂湮墜，乃命工刻梓。實因龐氏本，仍附以寇氏《衍義》，比之舊本益備而加察焉。書成過余，屬爲序引。余謂人之所甚重者生也；衛生之資，所甚急者藥也；藥之考訂，使無以乙亂丙，誤用妄投之失者,神農家書也。開卷之際,指掌斯見。政如止水鑑形,洪鍾答響,顧安所逃遯其形聲哉？養老慈幼之家,固當家置一本,況業醫者之流乎？然其論著,自梁陶隱居,唐宋以來諸人備矣,余言其贅乎？世固有無用之學,無益之書,余特嘉張君愛物之周,用心之勤,能爲是大有益之書,以暨群生,以圖永久,非若世之市兒販夫,僥倖目前,規規然專以利爲也,故喜聞而樂道之。君諱存惠,字魏卿。

歲己酉孟秋望日貽溪麻革信之序。

〔箋釋〕

此爲金元時文學家麻革於 1249 年爲張存惠重刻《證類本草》所作序言。序中提及張存惠校訂所據底本爲"解人龐氏本",此本不傳,所依據的應該是曹孝忠所校訂的《政和證類本草》。

麻革在序末提到張存惠字魏卿,本書目録之末鐫有鐘形陽文印"晦明軒記"、琴形陽文印"平陽府張宅印",結合書末劉祁跋語,提到"今歲游平水,會郡人張存惠魏卿介吾友弋君唐佐來言,其家重刊《證類本草》已出,及增入宋人寇宗奭《衍義》,完焉新書,求爲序引"云云,乃知張存惠字魏卿,齋號晦明軒,山西平陽人。有關張存惠的資料極少,據元好問《遺山集》卷三十六《集諸家通鑑節要序》謂《集諸家通鑑節要》的作者弋轂字唐佐,"時授館平陽張存惠魏卿家,張精於星曆之學,州里以好事見稱"。這就是現在所能了解到的張存惠的全部信息,備注於此,以供參考。

政和新修經史證類備用本草序

成周六典,列醫師於天官,聚毒藥以共醫事。蓋雖治道緒餘,仁民愛物之意寓焉。聖人有不能後也。國朝闡神農書,康濟斯民,嘉祐中,兩命儒臣圖經補注,訓義剖治,亦已詳矣。而重熙累洽,文物滋盛,士之聞見益廣,視前世書猶可緝熙而賡續者。蜀人唐慎微近以醫術稱,因本草舊經,衍以證類,醫方之外,旁摭經史,至仙經、道書,下逮百家之說,兼收並録,其義明,其理博,覽之者可以洞達。臣因侍燕間,親奉玉音,以謂此書寔可垂濟,迺詔節使臣楊戩總工刊寫,繼又命臣校正而潤色之。

臣仰惟睿聖當天,慈仁在宥,誕振三墳,躋民壽域,肇設學校,俾革俗弊;復詔天下進以奇方善術,將爲《聖濟經》,以幸天下萬世。臣以匪才叨列是職,兢臨淵谷。而《證類本草》誠爲治病之總括,又得以釐而正之,榮幸深矣。謹奉明詔,欽帥官聯,朝夕講究,删繁緝紊,務底厥理。諸有援引誤謬,則斷以經傳;字畫鄙俚,則正以《字説》;餘或訛戾殽互繕録之不當者,又復隨筆刊正,無慮數千,遂完然爲成書,凡六十餘萬言,請目以《政和新修經史證類備用本草》云。

政和六年九月一日,中衞大夫、康州防禦使、句當龍德宫、總轄修建明堂所醫藥、提舉入内醫官、編類《聖濟經》、提舉太醫學臣曹孝忠謹序。

〔箋釋〕

此條是曹孝忠爲《政和證類本草》所作序言。宋徽宗政和六年(1116),醫官曹孝忠以《大觀本草》爲底本奉敕整理,改書名爲《政和新修經史證類備用本草》,簡稱《政和證類本草》,或《政和本草》,因爲是官修,所以又稱"政和監本"。書成後遭靖康之變,金人將書版擄去,故《政和本草》主要在北方流行,而不爲南宋醫家所知。政和六年初刊本早佚,現存者以張存惠晦明軒本(即本書)年代最早。

序言提到,唐慎微所撰《證類本草》曾經宋徽宗御覽,讚揚此書"寔可垂濟",因此令醫官曹孝忠校訂潤色,彰化軍節度使宦官楊戩負責刊刻。序言說:"蜀人唐慎微近以醫術稱,因本草舊經,衍以證類,醫方之外,旁摭經史,至仙經、道書,下逮百家之説,兼收並録,其義明,其理博,覽之者可以洞達。"乃是代表官方立場的定性之語,由此奠定了《證類本草》的學術地位。

曹孝忠在序言中描述修訂工作:"諸有援引誤謬,則斷以經傳;字畫鄙俚,則正以《字説》;餘或訛戾殽互繕録之不當者,又復隨筆刊正,無慮數千。"因爲《大觀本草》至今尚存,對勘之下,這一説法顯然誇張。具體而言:《政和本草》將《大觀本草》卷三十、卷三十一合併爲一,故全書變爲三十卷,部分藥物順序有所調整;《政和本草》卷四根據《本草圖經》增加石蛇、黑羊石、白羊石,卷三十增加金燈、天仙藤,卷十五脱漏人口中涎及唾,卷十脱漏由跋、鳶尾。

證類本草所出經史方書

毛詩注疏	尚書注疏	禮記注疏	周禮注疏
春秋左傳注疏	爾雅注疏	史記	前漢書
後漢書	三國志	晉書	南北史
宋書	隋書	唐書	文選
孔子家語	莊子	列子	荀子
淮南子	抱朴子	山海經	説文
通典	素問	巢氏病源	蜀本草
吳氏本草	食療本草	四聲本草	删繁本草
食性本草	唐本草餘	南海藥譜	藥性論
本草性事類	日華子本草	雷公炮炙論	藥總訣
陳藏器本草拾遺	藥對	張仲景方	聖惠方
千金方	千金翼	千金髓	外臺祕要
靈苑方	肘後方	經効方	集驗方
斗門方	十全方	廣利方	梅師方
范汪方	産寶方	勝金方	廣濟方
小品方	葛氏方	玉函方	百一方
鬼遺方	崔氏方	陳巽方	劉氏方

9

杜壬方	孫兆方	修真方	扁鵲方
塞上方	老唐方	歐陽方	蘇恭方
近効方	必効方	成汭方	張詠方
姚氏方	深師方	救急方	徐文伯方
崔知悌方	張文仲方	姚和衆方	食醫心鏡
子母秘録	王氏博濟	簡要濟衆	御藥院方
楊氏産乳	孫用和方	姚大夫方	蘇學士方
初虞世方	席延賞方	楊文蔚方	太倉公方
支太醫方	高供奉方	楊堯夫方	秦運副方
家傳驗方	十全博救方	續十全方	新續十全方
金匱玉函方	兵部手集方	張潞大効方	篋中祕寶方
錢氏篋中方	乘閑集効方	韋宙獨行方	文潞公藥準
服氣精義方	小兒宮氣方	譚氏小兒方	古今録驗方
拾遺諸方	劉禹錫傳信方	續傳信方	李世勣方
經驗後方	孫真人食忌	治勞瘵方	催生諸方
頭疼諸方	治瘧諸方	治瘡諸方	治痢諸方
背癰諸方	治疽諸方	海藥	孫兆口訣
崔氏海上集	産書	仙方	金光明經
斗門經	太上八帝玄變經		三洞要録
青霞子	道書八帝聖化經		神仙祕旨
寶藏論	太清服煉靈砂法		丹房鏡源
神仙傳	東華真人煮石經		明皇雜録

列仙傳　　馬明先生金丹訣　　修真祕旨

神異經　　葉天師枕中記　　酉陽雜俎

異物志　　伯夷叔齊外說　　朝野僉載

房室經　　孫真人枕中記　　修真祕訣

廣五行記　　左慈祕訣　神仙芝草經　夏禹神仙經

靈芝瑞草經　神仙服餌法　太清草木記　太清石壁記

紫靈元君傳　感應神仙傳　耳珠先生法　黃帝問天老

賈相公牛經　崔豹古今注　孝經援神契　周成王傳

魯定公記　顏氏家訓　何晏九州記　秦穆公傳

蜀王本記　龍魚河圖　漢武帝內傳　魏文帝令

四時纂要　齊民要術　荊楚歲時記　張司空記

續齊諧記　陳承別說　南岳夫人傳　崔魏公傳

太平廣記　天寶遺事　唐武后外傳　唐寶臣傳

李孝伯傳　李司封傳　沈存中筆談　何君謨傳

柳宗元傳　北夢瑣言　楊文公談苑　宋王微讚

劉元紹書　庾肩吾啟　唐李文公集　壺居士傳

野人閑話　王莽書　宋齊丘化書　博物志

太陰號　玄中記　徐表南方記　顧含傳

李預書　廣異記　李畋該聞集　稽神錄

歸田錄　白澤圖　狐剛子粉圖　洞微志

搜神記　華山記　顧微廣州記　南蠻記

南越記　南州記　韓終採藥詩　張協賦

江淹頌　　　　茆亭話　　　本事詩　　　異術

異苑　　　　　典術　　　　楚詞　　　　廣韻

簡文帝勸醫文　　纂文　　　　本草衍義

【凡二百四十七家。

〔箋釋〕

　　　以上是《證類本草》的引用書目，本草、方書以外，廣涉
經史子集各類。這份書目並不完整，書名題稱也不規範，
應非唐慎微所列，而是曹孝忠修訂整理時所添。

重修政和經史證類備用本草卷第一

序例上 韓保昇云：按藥有玉石、草木、蟲獸，而直云本草者，爲諸藥中草類最多也。

嘉祐補注總叙

舊說《本草經》神農所作，而不經見，《漢書·藝文志》亦無録焉。《平帝紀》云：元始五年，舉天下通知方術、本草者，在所爲駕，一封軺傳，遣詣京師。《樓護傳》稱護少誦醫經、本草、方術數十萬言。本草之名，蓋見於此。而英公李世勣等注引班固叙《黄帝内外經》云"本草石之寒温，原疾病之深淺"，此乃論經方之語，而無本草之名，惟梁《七録》載《神農本草》三卷，推以爲始。斯爲失矣。或疑其間所載生出郡縣有後漢地名者，以爲似張仲景、華佗輩所爲，是又不然也。《淮南子》云神農嘗百草之滋味，一日而七十毒，由是醫方興焉。蓋上世未著文字，師學相傳，謂之"本草"。

兩漢以來，名醫益衆，張機、華佗輩始因古學，附以

13

新説,通爲編述,本草縣是見於經録。然舊經才三卷,藥止三百六十五種,至梁陶隱居又進《名醫別録》,亦三百六十五種,因而注釋,分爲七卷。唐顯慶中,監門衛長史蘇恭①又擿其差謬,表請刊定。乃命司空英國公李世勣等,與恭參考得失,又增一百一十四種,分門部類,廣爲二十卷,世謂之"唐本草"。國朝開寶中,兩詔醫工劉翰、道士馬志等相與撰集;又取醫家嘗用有效者一百三十三種,而附益之;仍命翰林學士盧多遜、李昉、王祐、扈蒙等重爲刊定,乃有詳定、重定之目,並鏤板摹行。由此,醫者用藥遂知適從。而僞蜀孟昶亦嘗命其學士韓保昇等,以唐本圖經參比爲書,稍或增廣,世謂之"蜀本草",今亦傳行。

是書自漢迄今甫千歲,其間三經譔著,所增藥六百餘種,收採彌廣,可謂大備。而知醫者猶以爲傳行既久,後來講求浸多,參校近之所用,頗亦漏略,宜有纂録,以備頤生斁疾之用。嘉祐二年八月,有詔臣禹錫、臣億、臣頌、臣洞等再加校正。臣等亦既被命,遂更研覈。

竊謂前世醫工原診用藥,隨效輒記,遂至增多。獒見諸書浩博難究,雖屢加删定,而去取非一。或本經已載,而所述粗略;或俚俗嘗用,而大醫未聞,嚮非因事詳

---

① 蘇恭:《新修本草》(即序言所稱之"唐本草")的編者爲蘇敬,宋人避諱,改"敬"爲"恭",本書正文皆稱爲"蘇恭"。

著,則遺散多矣。乃請因其疏捂,更爲補注。應諸家醫書、藥譜所載物品功用,並從採掇,惟名近迂僻,類乎怪誕,則所不取,自餘經史百家,雖非方餌之急,其間或有參說藥驗,較然可據者,亦兼收載。務從該洽,以副詔意。

凡名“本草”者非一家,今以開寶重定本爲正。其分布卷類、經注雜糅、間以朱墨,並從舊例,不復釐改。

凡補注並據諸書所説,其意義與舊文相參者,則從删削,以避重複;其舊已著見,而意有未完,後書復言,亦具存之;欲詳而易曉,仍每條並以朱書其端云“臣等謹按某書云某事”;其別立條者,則解於其末,云“見某書”。

凡所引書,以唐、蜀二本草爲先,他書則以所著先後爲次第。

凡書舊名“本草”者,今所引用,但著其所作人名曰“某人”,惟唐、蜀本則曰“唐本云”“蜀本云”。

凡字朱、墨之別,所謂《神農本經》者以朱字;名醫因《神農》舊條而有增補者,以墨字間於朱字;餘所增者,皆別立條,並以墨字。

凡陶隱居所進者,謂之《名醫別録》,並以其注附於末;凡顯慶所增者,亦注其末曰“唐本先附”;凡開寶所增者,亦注其末曰“今附”;凡今所增補,舊經未有者,於逐條後開列云“新補”。

凡藥舊分上中下三品，今之新補，難於詳辨，但以類附見，如綠礬次於礬石、山薑花次於豆蔻、扶栘次於水楊之類是也。

凡藥有功用，本經未見而舊注已曾引據，今之所增，但涉相類，更不立條，並附本注之末曰"續注"，如地衣附於垣衣、燕覆附於通草、馬藻附於海藻之類是也。

凡舊注出於陶氏者，曰"陶隱居云"；出於顯慶者，曰"唐本注"；出於開寶者，曰"今注"；其開寶考據傳記者，別曰"今按""今詳""又按"，皆以朱字別於其端。

凡藥名，本經已見而功用未備，今有所益者，亦附於本注之末。

凡藥有今世已嘗用，而諸書未見，無所辨證者，如葫蘆巴、海帶之類，則請從太醫眾論參議，別立爲條，曰"新定"。

舊藥九百八十三種；新補八十二種，附於注者不預焉；新定一十七種。總新、舊一千八十二條，皆隨類粗釋。推以十五凡，則補注之意可見矣。舊著開寶、英公、陶氏三序，皆有義例，所不可去，仍載於首篇云。

新舊藥合一千八十二種：

三百六十種神農本經

一百八十二種名醫別錄

一百一十四種唐本先附

一百三十三種今附

一百九十四種有名未用

八十二種新補

一十七種新定

〔箋釋〕

　　這是《嘉祐本草》序言和凡例，此文亦見《蘇魏公文集》卷六十五，題爲"補註神農本草總序"，應是蘇頌所撰，本書未署撰人。《文集》本無"新舊藥合一千八十二種"以下數句，"仍載於首篇云"句後有"臣等所被校正詔書曰《神農本草》，今既成書，因以題篇，不復加別號云"。按，"嘉祐本草"爲後世所稱之名，本書正式名稱當爲"補註神農本草"，此即蘇頌説"今既成書，因以題篇"之意。

　　序言首先解釋"本草"一詞的來歷，作者認爲，上古無文字，醫學經驗依靠師生授受。因爲神農嘗百草始有醫方，所以將藥物學稱爲"本草"。然後叙説本草編纂沿革。按照作者的意思，三卷本的《神農本草經》由張仲景、華佗編定，載藥365種；梁代陶弘景根據魏晋名醫所録，增加365種藥物，加以注釋，編爲七卷《本草經集注》；唐代蘇敬發起修訂，由李勣主持其事，完成載藥844種的《新修本草》。宋太宗開寶年間，兩度修訂本草，編成《開寶新詳定本草》和《開寶重定本草》。五代後蜀韓保昇也曾受命編定本草，即所謂《重廣英公本草》，宋人稱之爲"蜀本草"。至宋仁宗嘉祐二年(1057)，掌禹錫、林億、蘇頌、張洞奉敕重修，即《嘉祐補注本草》。

序的最後是《嘉祐補注本草》的凡例，即文中所説“推
以十五凡，則補注之意可見矣”。但從“凡名‘本草’者非
一家”起算，至“凡藥有今世已嘗用”，僅十四凡，其間恐有
訛誤。凡例主要涉及文獻標注和載藥數目。凡例明確指
出，《嘉祐補注本草》是《開寶重定本草》的修訂本，故以
《開寶》爲藍本添加内容。

本草圖經序

昔神農嘗百草之滋味，以捄萬民之疾苦，後世師祖，
由是本草之學興焉。漢魏以來，名醫相繼，傳其書者，則
有吳普、李當之藥録，陶隱居、蘇恭等注解。國初兩詔近
臣，總領上醫，兼集諸家之説，則有《開寶重定本草》。
其言藥之良毒，性之寒温，味之甘苦，可謂備且詳矣。然
而五方物産，風氣異宜，名類既多，贗僞難別。以虵牀當
蘼蕪，以薺苨亂人參，古人猶且患之，況今醫師所用皆出
於市賈，市賈所得，蓋自山野之人隨時採獲，無復究其所
從來，以此爲療，欲其中病，不亦遠乎？

昔唐永徽①中，删定本草之外，復有圖經相輔而行。
圖以載其形色，經以釋其同異。而明皇御製，又有《天
寶單方藥圖》。皆所以叙物真濫，使人易知，原診處方，
有所依據。二書失傳且久，散落殆盡，雖鴻都祕府亦無

18

---

① 永徽：永徽（650-655）爲唐高宗年號，删定本草其實是在顯慶（656-661）年
間，蘇頌誤記時間。後文“用永徽故事”，也屬同樣的錯誤。

其本。《天寶方》書但存一卷,類例粗見,本末可尋,宜乎聖君哲輔留意於蒐輯也。

先是,詔命儒臣重校《神農本草》等凡八書,光禄卿直祕閣臣禹錫、尚書祠部郎中祕閣校理臣億、太常博士集賢校理臣頌、殿中丞臣檢、光禄寺丞臣保衡相次被選,仍領醫官秦宗古、朱有章等,編繹累年。既而《補注本草》成書奏御,又詔天下郡縣圖上所産藥本,用永徽故事,重命編述。臣禹錫以謂:考正群書,資衆見則其功易就;論著文字,出異手則其體不一。今天下所上繪事千名,其解説物類,皆據世醫之所聞見,事有詳略,言多鄙俚,向非專壹整比,緣飾以文,則前後不倫,披尋難曉。乃以臣頌向嘗刻意此書,於是建言奏請,俾專撰述。臣頌既被旨,則裒集衆説,類聚詮次,粗有條目。

其間玉石、金土之名,草木、蟲魚之別,有一物而雜出諸郡者,有同名而形類全別者,則參用古今之説,互相發明。其荄梗之細大,華實之榮落,雖與舊説相戾,並兼存之;崖略不備,則稍援舊注,以足成文意;注又不足,乃更旁引經史及方書、小説,以條悉其本原。若陸英爲蒴藋花,則據《爾雅》之訓以言之,諸香同本,則用《嶺表録異》以證之之類是也。生出郡縣,則以本經爲先,今時所宜次之,若菟絲生於朝鮮,今則出於兔句,奚毒生於少室,今乃來自三蜀之類是也。收採時月有不同者,亦兩存其説,若赤箭,本經但著採根,今乃并取莖苗之類是也。生於外夷者,則據今傳聞,或用書傳所載,若玉屑、玉泉,今人但云玉出於于闐,不究所得之因,乃用平居誨《行程記》爲質之類是也。藥有上中下品,皆用本經爲次第。其性類相近,而人未的識,或出於遠方,莫能形似者,但於前條附之,若溲疏附於枸杞、琥珀附於茯苓之類是也。又古方書所載簡而要者,昔人已述其明驗,今世亦常用之,及今諸郡醫工所陳經效之藥,皆并載其方,用天寶之例也。自餘書傳所無,今醫又不能解,則不敢以臆説淺見傅會其文,故但闕而不錄。又有今醫所用,而舊經不載者,並以類次,系於末卷,曰"本經外類"。其間功用尤著,與舊名附近者,則次於逐條載之,若通脱次於木通、石蛇次於石蠏之類是也。

總二十卷,目錄一卷。撰次甫就,將備親覽。恭惟主上以至仁厚德函養生類,一物失所,則爲之惻然。且謂札瘥薦臻,四時代有,救恤之惠,無先醫術。蚤歲屢敕近臣讎校岐黃內經,重定鍼艾俞穴,或範金揭石,或鏤板聯編。憫南方蠱惑之妖,於是作《慶曆善救方》以賜之;思下民資用之闕,於是作《簡要濟衆方》以示之。今復廣藥譜之未備,圖地產之所宜,物色萬殊,指掌斯見,將使合和者得十全之效,飲餌者無未達之疑。納斯民於壽康,召和氣於穹壤,太平之致,茲有助焉。臣學不該通,職預編述,仰奉宸旨,深愧寡聞。

嘉祐六年九月日,朝奉郎、太常博士、充集賢校理、新差知潁州軍州、兼管内勸農及管句開治溝洫河道事、騎都尉、借紫臣蘇頌謹上。

〔箋釋〕

以上是嘉祐六年(1061)蘇頌(1020-1101)奉敕撰成《本草圖經》後,爲該書所作的序言,此文亦載《蘇魏公文集》卷六十五。

北宋朝廷特別重視醫事,太祖開寶年間兩度編修本草,仁宗嘉祐二年再次修訂,以掌禹錫、林億、蘇頌、張洞主理其事。次年,掌禹錫提出重修本草圖譜的建議。上表説:“本草舊本,經注中載述藥性功狀,甚有疏略不備處,已將諸家本草及諸書史中應係該説藥品功狀者,採拾補注,漸有次第。及見唐顯慶中詔修本草書,當時修定注釋本經外,又有諸般藥品繪畫成圖及別撰圖經等,辨別諸藥,最爲詳備。後來失傳,罕有完本。欲下諸路、州、縣應係產藥去處,並令識別人仔細辨認根莖苗葉花實形色大小,並蟲魚、鳥獸、玉石等,堪入藥用者,逐件畫圖,並一一開説著花、結實、收採時月及所用功效。其番夷所產藥,即令詢問權場、市舶、商客,亦依此供析。並取逐味各一二兩或一二枚封角,因入京人差齎送當所投納,以憑照證,畫成本草圖,並別撰圖經。所冀與今本草經並行,使後人用藥知所依據。”所奏得到允可,於是“詔天下郡縣圖上所產藥本”。

但收到各州郡送來的材料參差不齊,“今天下所上繪事千名,其解説物類,皆據世醫之所聞見,事有詳略,言多鄙俚,向非專壹整比,緣飾以文,則前後不倫,披尋難曉"。掌禹錫認爲:"考正群書,資衆見則其功易就;論著文字,出異手則其體不一。"因爲蘇頌"向嘗刻意此書",於是掌禹錫"建言奏請,俾專撰述"。蘇頌經過數年努力,"哀集衆説,類聚詮次",終於在嘉祐六年十月編撰成書,交校正醫書局修寫,嘉祐七年十二月進呈,奉敕鏤板施行。

　　這是繼《新修本草》之後,又一次全國範圍的藥物資源普查,各地上報的資料由蘇頌統籌,編輯過程如蘇象先《魏公譚訓》所描述:"祖父(指蘇頌)嘉祐中,奉詔同修《本草圖經》。時掌禹錫大卿爲官長,博而寡要,昧於才識。筆削定著,皆出祖父之手。"《本草圖經》藥圖與説明文字相結合,二者基本呼應,其體例如《寶慶本草折衷》所説:"每種藥先畫諸州所供者爲圖,繼著形色功效,旁參群籍,疏以爲經。亦多引同類之物,並附經内。"《本草圖經》原書早已亡佚,唐慎微將之與《嘉祐本草》合編爲《證類本草》,故其主體内容,包括這篇序言,皆通過《證類本草》得以保存。《證類本草》中有《本草圖經》條文 600 餘首,插圖 900 餘幅。

　　關於本書的書名,有"本草圖經"與"圖經本草"兩種説法。《郡齋讀書後志》云:"《圖經本草》二十卷,目録一卷。右皇朝蘇頌等撰。先是,詔掌禹錫、林億等六人重校《神農本草》,累年成書奏御。又詔郡縣圖上所産藥本,用永徽故事,重命編述,於是頌再與禹錫等哀集衆説,類聚詮次,各有條目云。嘉祐六年上。"《文獻通考》《文淵閣書目》等都稱此爲"圖經本草";更因爲《本草綱目》"歷代諸家本草"也以"圖經本草"立條目,尤其助長這一名稱的流行;晚近胡乃長輯復本(福建科技出版社,1988年),書名即用"圖經本草"。

但據《蘇魏公文集》,不僅載有"本草圖經序",其爲掌禹錫所作墓誌也說:"删修《地理新書》,重纂《類編補注神農本草》,編撰《本草圖經》,公皆在其選。"《證類本草》載校正醫書所嘉祐六年五月奏云:"《本草圖經》係太常博士集賢校理蘇頌分定編撰,將欲了當,奉敕差知潁州,所有圖經文字,欲令本官一面編撰了當。"《嘉祐本草》狼杷草條,掌禹錫說:"太宗皇帝御書記其主療,甚爲精至,謹用書於《本草圖經》外類篇首云。"由此看來,此書之原名仍當以"本草圖經"爲準,故尚志鈞輯復本(安徽科技出版社,1994年)即用"本草圖經"爲書名。

"圖經本草"之名也非全無來歷。葉德輝《書林清話》記宋本《王氏脉經》後附刻有紹聖三年(1096)國子監牒文云:"今有《千金翼方》《金匱要略方》《王氏脉經》《補注本草》《圖經本草》等五件醫書,日用而不可闕。本監雖見印賣,皆是大字,醫人往往無錢請買,兼外州軍尤不可得。欲乞開作小字,重行校對出賣,及降外州軍施行。"可見紹聖年間所刻小字本,已經改名爲"圖經本草"。

此書在大觀年間(1107-1110)可能再次鏤版,書名也是"圖經本草"。南宋程玘寫過一篇《書本草圖經後》,載所著《洺水集》中，其略云：“《圖經本草》一部，金陵秦丞相家書也，予嘉泰甲子（1204）在建康時得於鬻故書者。所用之紙間有大觀間往還門狀；又有一幅，乃司馬溫公手簡。溫公薨於元祐改元，至大觀已逾二十年矣。黃鐘大呂，不登清廟，乃與瓦缶俱棄道旁，爲樵兒牧孺踩躪，是可歎也。”

　　從這段跋文來看，程玼稱此書爲“本草圖經”，故末後說“溫公手簡予已付若愚，《本草圖經》已付其厓”，即將保存於書中的司馬光手札交給兒子程若愚，把這部《本草圖經》送給孫子程其厓。而首句卻稱“《圖經本草》一部”，則“圖經本草”應該是這一刻本的書名。程玼說此書印刷在大觀年間使用過的名帖背面，甚至還有一份年代更早的司馬光手札；又說，此書玉石部第一卷末尾，有某人紹興四年五月三日題記，謂圖書得來不易，應妥善保管云云，故此爲北宋大觀年間或略晚一些的刻本，書名仍是“圖經本草”。

　　改題“圖經本草”的原因不詳，不過，《舊唐書・經籍志》《新唐書・藝文志》著錄《新修本草》的圖經部分，都作“《本草圖經》七卷”，將蘇頌編纂的《本草圖經》改題爲《圖經本草》，或許是避免與《新修本草圖經》書名混淆的緣故。南宋以來的文獻家所見主要是題爲“圖經本草”的版本，故著錄多用“圖經本草”，其本名“本草圖經”，漸少人知。

開寶重定序

三墳之書，神農預其一；百藥既辨，本草存其錄。舊經三卷，世所流傳，名醫別録，互爲編纂。至梁正白先生陶景①，乃以別録參其本經，朱墨雜書，時謂明白；而又考彼功用，爲之注釋，列爲七卷，南國行焉。逮乎有唐，別加參校，增藥餘八百味，添注爲二十一卷，本經漏功則補之，陶氏誤説則證之。然而載歷年祀，又踰四百。朱字、墨字，無本得同；舊注、新注，其文互闕。非聖主撫大同之運，永無疆之休，其何以改而正之哉？乃命盡考傳誤，刊爲定本。類例非允，從而革焉。至如筆頭灰，兔毫也，而在草部，今移附兔頭骨之下；半天河、地漿，皆水也，亦在草部，今移附土石類之間。敗皷皮移附於獸皮，胡桐淚改從於木類。紫鑛亦木也，自玉石品而取焉；伏翼實禽也，由蟲魚部而移焉。橘柚附於果實，食鹽附於光鹽。生薑、乾薑，同歸一説。至於雞腸、蘩蔞、陸英、蒴藋，以類相似，從而附之。仍採陳藏器《拾遺》、李含光《音義》，或討源於別本，或傳效於醫家，參而較之，辨其臧否。至如突屈白，舊説灰類，今是木根；天麻根，解似赤箭，今又全異。去非取是，特立新條。自餘刊正，不可悉數。下採衆議，定爲印板。乃以白字爲神農所説，墨字爲名醫所傳，唐附、今附，各加顯注。詳其解釋，審其形性，證謬誤而辨之者，署爲“今注”；考文記而述之者，

① 梁正白先生陶景：即梁代陶弘景，謚貞白。宋代避仁宗趙禎諱，改爲“正”；避太宗父趙弘殷諱，删去“弘”字。

卷第一　序例上

25

又爲“今按”。義既刊定，理亦詳明。

　　今以新舊藥合九百八十三種，并目録，二十一卷，廣頒天下，傳而行焉。

〔箋釋〕

　　本卷後文《補注所引書傳》提到兩種“開寶本草”，一本是《開寶新詳定本草》，“開寶六年，詔尚藥奉御劉翰，道士馬志，翰林醫官翟煦、張素、王從藴、吳復圭、王光祐、陳昭遇、安自良等九人，詳校諸本，仍取陳藏器《拾遺》諸書相參，頗有刊正別名及增益品目，馬志爲之注解。仍命左司員外郎知制誥扈蒙、翰林學士盧多遜等刊定，凡二十卷，御製序，鏤板於國子監”。一本是《開寶重定本草》，“開寶七年，詔以新定本草所釋藥類或有未允，又命劉翰、馬志等重詳定，頗有增損，仍命翰林學士李昉、知制誥王祐、扈蒙等重看詳。凡神農所説，以白字別之；名醫所傳，即以墨字。並目録，共二十一卷”。

　　按此説法，宋太宗開寶年間曾經兩度修訂本草，開寶六年(973)先成《開寶新詳定本草》，此本得到宋太宗的首肯，並御製序言，正式雕版印刷。書成以後不久，忽然嫌其注釋未詳，重爲修訂，次年編成《開寶重定本草》以取代前書。檢《續資治通鑑長編》，僅在開寶六年四月戊申(二十五日)條下云：“知制誥王祐等上《重定神農本草》二十卷，上制序，摹印以頒天下。”開寶七年下未見有修本草事。畢竟《續資治通鑑長編》於南宋撰著，可信度不及掌禹錫、蘇頌的記録，故當以《(嘉祐本草)補注所引書傳》的説法

證類本草箋釋

爲準。

朝廷決定將已經編成鏤版的圖書收回重訂,應該是很大的舉動,《補注所引書傳》含混地解釋説,乃是嫌其"所釋藥類或有未允"的緣故。從今天保存在《證類本草》中的《開寶重定本草》來看,這些標記爲"今按""今注"的内容並不詳贍,實在看不出原來那本《開寶新詳定本草》又會如何地詮釋"未允"。從參與人員來看,修訂本的技術工作仍然由劉翰、馬志主持,而行政負責人由扈蒙、盧多遜調整爲李昉、王祐、扈蒙。這是否暗示,舊本在技術上並没有嚴重不妥,而是政治層面有一些問題需要處理。

今天看到的《開寶重定本草》乃是以《新修本草》爲藍本進行增補,而在此之前,五代後蜀韓保昇奉敕編定本草,已經對《新修本草》進行增補,故書名爲《重廣英公本草》。或許存在這樣的可能,《開寶重定本草》乃是以後蜀所編《重廣英公本草》爲藍本進行增補,書成以後才忽然意識到犯了一個事關國體的大錯誤,因爲宋朝視孟蜀爲僭僞,如果承接《重廣英公本草》續編本草,即相當於認可後蜀國家的合法性,於是倉促重編一本《開寶重定本草》,撇開《重廣英公本草》,而徑與《新修本草》相銜接。

新編的《開寶重定本草》中凡採納《重廣英公本草》的内容,皆稱爲"別本注",而不出現具體書名。直到嘉祐年間重修本草,大宋一統將近百年,已不太在意五代的割據,其引用《重廣英公本草》之處,則徑稱爲"蜀本"或"蜀本圖經"。儘管如此,《補注所引書傳》在"重廣英公本草"條仍

然很有立場地强調,此書乃是"僞蜀"翰林學士韓保昇等取
《唐本草》並圖經,更加删定,稍增注釋而成。

唐本序

禮部郎中孔志約撰

　　蓋聞天地之大德曰生,運陰陽以播物;含靈之所保
曰命,資亭育以盡年。蟄穴棲巢,感物之情蓋寡;範金揉
木,逐欲之道方滋。而五味或爽,時昧甘辛之節;六氣斯
沴,易愆寒燠之宜。中外交侵,形神分戰。飲食伺釁,成
腸胃之眚;風濕候隙,構手足之災。機(當作"幾")纏膚
腠,莫知救止;漸固膏肓,期於夭折。暨炎暉紀物,識藥
石之功;雲瑞名官,窮診候之術。草木咸得其性,鬼神無
所遁情。刳麝剸犀,驅洩邪惡;飛丹鍊石,引納清和。大
庇蒼生,普濟黔首。功侔造化,恩邁財成。日用不知,于
今是賴。岐①、和、彭、緩,騰絕軌於前;李、華、張、吳,振
英聲於後。昔秦政煨燔,兹經不預;永嘉喪亂,斯道
尚存。

　　梁陶景雅好攝生,研精藥術,以爲《本草經》者,神
農之所作,不刊之書也,惜其年代浸遠,簡編殘蠹,與桐、
雷衆記,頗或踳駮。興言撰緝,勒成一家。亦以瑚琢經
方,潤色醫業。然而時鍾鼎峙,聞見闕於殊方;事非僉

---

① "岐":底本作"歧",據文意改。下同者不再出校。

議，詮釋拘於獨學。至如重建平之防己，棄槐里之半夏。秋採榆人，冬收雲實。謬粱米之黃、白，混荊子之牡、蔓，異蘩蔞於雞腸，合由跋於鳶尾。防葵、狼毒，妄曰同根；鉤吻、黃精，引爲連類。鈆錫莫辨，橙柚不分。凡此比例，蓋亦多矣。自時厥後，以迄于今，雖方技分鑣，名醫繼軌，更相祖述，罕能釐正。乃復採杜蘅於及己，求忍冬於絡石；捨陟釐而取荊藤，退飛廉而用馬薊。承疑行妄，曾無有覺，疾瘵多殆，良深慨歎。

　　既而朝議郎行右監門府長史騎都尉臣蘇恭，摭陶氏之乖違，辨俗用之紕紊，遂表請修定，深副聖懷。乃詔太尉揚州都督監修國史上柱國趙國公臣无忌、太中大夫行尚藥奉御臣許孝崇等二十二人，與蘇恭詳撰。

　　竊以動植形生，因方舛性；春秋節變，感氣殊功。離其本土，則質同而效異；乖於採摘，乃物是而時非。名實既爽，寒溫多謬，用之凡庶，其欺已甚，施之君父，逆莫大焉。於是上稟神規，下詢衆議，普頒天下，營求藥物。羽、毛、鱗、介，無遠不臻；根、莖、花、實，有名咸萃。遂乃詳探祕要，博綜方術。《本經》雖闕，有驗必書；《別錄》雖存，無稽必正。考其同異，擇其去取。鈆翰昭章，定群言之得失；丹青綺煥，備庶物之形容。

　　撰本草并圖經、目錄等，凡成五十四卷。**臣禹錫等謹按，蜀本草**序作五十三卷，及唐英公《進本草表》云：勒成本草二十卷,目録一卷,藥圖二十五卷,圖經七卷,凡五十三卷。又英公序云:撰本草并圖經、目録等,凡成五十三卷。據此三者,合作五十三卷。又據李含光《本草音義》云:正經二十卷,目録一卷,又別立圖二十五卷,目録一卷,圖經七卷,凡五十四卷。二説不同,今並注之。庶以網羅今古,開滌耳目,盡醫方之妙極,拯生靈之性命,傳萬祀而無昧,懸百王而不朽。

〔箋釋〕

以上是《新修本草》的序言,唐代孔志約撰,宋人習慣稱《新修本草》爲"唐本草",又省作"唐本",故以"唐本序"爲標題。因爲此書由英國公李勣奏進,所以也稱"英公本草"。《新修本草》本草部分二十卷,收載藥物 844 種,通過《開寶本草》《嘉祐本草》匯入《證類本草》,其主體内容因之得以保存。

據《唐會要》卷八十二云:"顯慶二年(657),右監門府長史蘇敬上言,陶弘景所撰本草,事多舛謬,請加删補。詔令檢校中書令許敬宗、太常寺丞吕才、太史令李淳風、禮部郎中孔志約、尚藥奉御許孝崇,並諸名醫等二十人,增損舊本,徵天下郡縣所出藥物,並書圖之。仍令司空李勣總監定之。並圖合成五十五卷。至四年正月十七日撰成。"

孔志約是大儒孔穎達之子,他以禮部郎中的身份參與《新修本草》工作並撰序言。此序作於編撰完成之後而進呈以前。序言將修撰動機概括爲"盡醫方之妙極,拯生靈之性命";指出陶弘景所著《本草經集注》作爲當時通行的本草書,厥功雖偉,但時代所限,不免"聞見闕於殊方",而一家之言，更見"詮釋拘於獨學"；涉及藥物名實、産地、採收等項，疏漏甚多，綿延至今，"承疑行妄，曾無有覺"；如果將錯就錯，"用之凡庶，其欺已甚，施之君父，逆莫大焉"。因此，當蘇敬奏"陶弘景所撰本草，事多舛謬，請加删補"，迅速獲得批准，組織人馬進行編撰工作。針對陶著的弊病，乃以"上稟神規，下詢衆議，普頒天下，營求藥物"的方式加以矯正。

梁陶隱居序

　　隱居先生在乎茅山巖嶺之上，以吐納餘暇，頗遊意方技。覽本草藥性，以爲盡聖人之心，故撰而論之。

　　舊説皆稱《神農本經》，余以爲信然。昔神農氏之王天下也，畫八卦，以通鬼神之情；造耕種，以省殺生之弊；宣藥療疾，以拯夭傷之命。此三道者，歷衆聖而滋彰。文王、孔子，彖象繇辭，幽贊人天；后稷、伊尹，播厥百穀，惠被群生；岐、黄、彭、扁，振揚輔導，恩流含氣。並歲踰三千，民到于今賴之。但軒轅以前，文字未傳，如六爻指垂，畫象稼穡，即事成迹，至於藥性所主，當以識識相因，不爾，何由得聞？至于桐、雷，乃著在於編簡。此書應與《素問》同類，但後人多更修飾之爾。秦皇所焚，醫方、卜術不預，故猶得全録。而遭漢獻遷徙，晉懷奔进，文籍焚靡，臣禹錫等謹按，蜀本作"廢"，音糜。千不遺一。今之所存，有此四卷，臣禹錫等謹按，唐本亦作四卷。

31

韓保昇又云:《神農本草》上、中、下并序録,合四卷。今按,"四"字當作"三",傳寫之誤也。何則?按梁《七録》云《神農本草》三卷,又據今本經陶序後朱書云"《本草經》卷上、卷中、卷下",卷上注云"序藥性之源本,論病名之形診",卷中云"玉石、草、木三品",卷下云"蟲獸、果菜、米食三品",即不云三卷外別有序録,明知韓保昇所云,承據誤本,妄生曲説,今當從三卷爲正。是其本經。所出郡縣,乃後漢時制,疑仲景、元化等所記。

又云有《桐君採藥録》,説其花葉形色;《藥對》四卷,論其佐使相須。魏、晉已來,吳普、臣禹錫等謹按,蜀本注云:普,廣陵人也,華佗弟子,撰本草一卷。李當之臣禹錫等謹按,蜀本注云:華佗弟子,脩神農舊經,而世少行用。等更復損益,或五百九十五,或四百四十一,或三百一十九;或三品混糅,冷熱舛錯,草石不分,蟲獸無辨;且所主治,互有得失。醫家不能備見,則識智有淺深。今輒苞綜諸經,研括煩省,以《神農本經》三品,合三百六十五爲主,又進名醫副品,亦三百六十五,合七百三十種,精麤皆取,無復遺落,分別科條,區畛音軫。物類,兼注諳音暗。時用,土地所出,及仙經道術所須,并此序録,合爲七卷,雖未足追踵前良,蓋亦一家撰製。吾去世之後,可貽諸知音爾。

〔箋釋〕

陶弘景(456-536)整理《神農本草經》,將魏晉以來名醫添補的內容，以"附經爲説"的方式增入，並加以注釋，編爲《本草經集注》，收載藥物 730 種。全書七卷，已亡佚，但其主體部分通過《新修本草》《證類本草》保存下來，敦煌、吐魯番等地曾出土原書的部分殘葉。該書卷一爲"序録"，其中"序"是序言，"録"則是本草凡例，略相當於後世藥物書之總論。以上是《本草經集注》的序言部分，講述本草源流、編纂緣起，及本書的主要特點。

《本草經》流傳至齊梁時代，版本繁多，内容蕪雜，據陶弘景説："魏晉已來，吴普、李當之等更復損益，或五百九十五，或四百四十一，或三百一十九；或三品混糅，冷熱舛錯，草石不分，蟲獸無辨；且所主治，互有得失。"不僅如此，如《藥總訣·序》云："本草之書，歷代久遠，既靡師授，又無注訓，傳寫之人，遺誤相系，字義殘闕，莫之是正。"針對以上情況，陶弘景乃"苞綜諸經，研括煩省，以《神農本經》三品，合三百六十五爲主，又進名醫副品，亦三百六十五，合七百三十種，精麤皆取，無復遺落，分别科條，區畛物類，兼注詺時用，土地所出，及仙經道術所須"，撰成《本草經集注》七卷。

序言開篇即説："隱居先生在乎茅山巖嶺之上，以吐納餘暇，頗遊意方技。覽本草藥性，以爲盡聖人之心，故撰而論之。"故《本草經集注》著作時間當在永明十年（492）陶弘景隱居茅山以後。序録又説："自余投纓宅嶺，猶不忘此，日夜玩味，恒覺欣欣。今撰此三卷，並《效驗方》五卷，又《補闕葛氏肘後》三卷。"由此知《本草經集注》年代當略晚於齊東昏侯永元二年(500)成書的《補闕葛氏肘後方》。
又《本草經集注》人參條陶弘景注:"百濟今臣屬高麗。"
按,《南史·百濟傳》云:"梁天監元年,進(百濟王牟)大號
征東將軍,尋爲高句麗所破。"《梁書》記載相同,乃知"百
濟今臣屬高麗"一事發生在梁天監元年(502)以後。由此
確定《本草經集注》著成於梁初。

本草經卷上 序藥性之源本,論病名之形診,題記品錄,詳覽
施用。

本草經卷中 玉石、草、木三品。

本草經卷下 蟲獸、果菜、米食三品,有名未用三品。

右三卷,其中、下二卷,藥合七百三十種,各別有目
錄,並朱、墨雜書并子注,今大書分爲七卷。**唐本注:**《漢
書·藝文志》有黄帝内、外經。班固論云:"經方者,本草石之寒
温,原疾病之深淺。"乃班固論經方之語,而無本草之名,惟梁
《七録》有《神農本草》三卷,陶據此以别録加之爲七卷。序云
"三品混糅,冷熱舛錯,草石不分,蟲獸無辨",豈使草木同品,蟲
獸共條,披覽既難,圖繪非易? 今以序爲一卷,例爲一卷,玉石三
品爲三卷,草三品爲六卷,木三品爲三卷,禽獸爲一卷,蟲魚爲一
卷,果爲一卷,菜爲一卷,米穀爲一卷,有名未用爲一卷,合二十
卷。其十八卷中,藥合八百五十種:三百六十一種"本經",一百
八十一種"别録",一百一十五種"新附",一百九十三種"有名未
用"。

上藥一百二十種爲君,主養命以應天。無毒,多服、

久服不傷人。欲輕身益氣，不老延年者，本上經。

中藥一百二十種爲臣，主養性以應人。無毒、有毒，斟酌其宜。欲遏病補虛羸者，本中經。

下藥一百二十五種爲佐、使，主治病以應地。多毒，不可久服。欲除寒熱邪氣，破積聚，愈疾者，本下經。

三品合三百六十五種，法三百六十五度，一度應一日，以成一歲，倍其數，合七百三十名也。臣禹錫等謹按，本草例：《神農本經》以朱書，《名醫別錄》以墨書。《神農本經》藥三百六十五種，今此言倍其數，合七百三十名，是併《名醫別錄》副品而言也。則此一節，《別錄》之文也，當作墨書矣。蓋傳寫浸久，朱、墨錯亂之所致耳。遂令後世覽之者，捃摭此類，以謂非神農之書，乃後人附託之文者，率以此故也。

右本説如此。今按，上品藥性，亦皆能遣疾，但其勢力和厚，不爲倉卒之效，然而歲月常服，必獲大益。病既愈矣，命亦兼申。天道仁育，故云應天。一百二十種者，當謂寅、卯、辰、巳之月，法萬物生榮時也。

中品藥性，療病之辭漸深，輕身之説稍薄，於服之者，祛患當速，而延齡爲緩。人懷性情，故云應人。一百二十種者，當謂午、未、申、酉之月，法萬物成熟時也。

下品藥性，專主攻擊，毒烈之氣，傾損中和，不可常服，疾愈即止。地體收殺，故云應地。一百二十五種者，當謂戌、亥、子、丑之月，法萬物枯藏時也，兼以閏之，盈數加之。

凡合和之體，不必偏用之，自隨人患，參而共行。但
君臣配隸，依後所說，若單服之者，所不論爾。

〔箋釋〕

《本草經集注》對《神農本草經》經文皆有闡釋。此段
討論《本草經》藥物分上中下三品的意義。可注意的是，
《本草經》三品的劃分依據，乃是根據毒性的有無與強弱。
謂上品藥"無毒，多服、久服不傷人"，其中"多服不傷人"
類似現代毒理學所謂的"急性毒性"，而"久服不傷人"類
似長期毒性。陶弘景在注釋中說到，下品藥因爲毒性強
烈，所以"不可常服，疾愈即止"，其所顧慮者，也是藥物的
急性毒性與長期毒性。

藥有君、臣、佐、使，以相宣攝。合和宜用一君、二
臣、三佐、五使；又可一君、三臣、九佐、使也。

右本說如此。今按，用藥猶如立人之制，若多君少
臣，多臣少佐，則氣力不周也。而檢仙經、世俗諸方，亦
不必皆爾。大抵養命之藥則多君，養性之藥則多臣，療
病之藥則多佐。猶依本性所主，而兼復斟酌，詳用此者
益當爲善。又恐上品君中復各有貴賤，譬如列國諸侯，
雖並得稱制，而猶歸宗周；臣佐之中，亦當如此。所以門
冬、遠志，別有君臣；甘草國老，大黃將軍，明其優劣，皆
不同秩。自非農、岐之徒，孰敢詮正？正應領略輕重，爲
其分劑也。

藥有陰陽配合，臣禹錫等謹按，蜀本注云：凡天地萬物，皆有陰陽、大小，各有色類，尋究其理，並有法象。故毛羽之類，皆生於陽而屬於陰；鱗介之類，皆生於陰而屬於陽。所以空青法木，故色青而主肝；丹砂法火，故色赤而主心；雲母法金，故色白而主肺；雌黃法土，故色黃而主脾；磁石法水，故色黑而主腎。餘皆以此推之，例可知也。子母兄弟，臣禹錫等謹按，蜀本注云：若榆皮爲母、厚朴爲子之類是也。根莖花實，草石骨肉。有單行者，有相須者，有相使者，有相畏者，有相惡者，有相反者，有相殺者。凡此七情，合和視之，當用相須、相使者良，勿用相惡、相反者。若有毒宜制，可用相畏、相殺者；不爾，勿合用也。臣禹錫等謹按，蜀本注云：凡三百六十五種，有單行者七十一種，相須者十二種，相使者九十種，相畏者七十八種，相惡者六十種，相反者十八種，相殺者三十六種。凡此七情，合和視之。

右本說如此。今按，其主療雖同，而性理不和，更以成患。今檢舊方用藥，亦有相惡、相反者，服之乃不爲害。或能有制持之者，猶如寇、賈輔漢，程、周佐吳，大體既正，不得以私情爲害。雖爾，恐不如不用。今仙方甘草丸，有防己、細辛；俗方玉石散，用栝樓、乾薑。略舉大體如此，其餘復有數十條，別注在後。半夏有毒，用之必須生薑，此是取其所畏，以相制爾。其相須、相使者，不必同類，猶如和羹調食，魚肉、葱豉各有所宜，共相宣發也。

　　《本草經》提出君、臣、佐、使的組方原則,規定處方中君、臣藥物的比例,強調君藥的唯一性;又總結七情配伍規律,相須、相使屬有益配伍,相惡、相反爲有害配伍,出於特殊需要(如削弱降低毒性),可以使用相畏、相殺配伍。陶弘景認爲處方君臣問題,可以從權處理,不必拘泥;七情在古方中雖有例外的情況,但實際施用,仍以遵守爲宜。

　　藥物君臣配伍可以追溯到先秦,《莊子·徐無鬼》說:"藥也其實董也,桔梗也,雞癰也,豕零也,是時爲帝者也,何可勝言。"《莊子》所舉諸藥並不拘於上品,與《本草經》上藥爲君的主張不同,故成玄英疏云:"帝,君主也。夫藥無貴賤,瘉病則良,藥病相當,故便爲君主。"《本草經》上藥爲君的主張顯然受儒家尊君思想影響,不僅強調處方中君藥的唯一性,而且因爲上藥應天,方具有"爲君"的資格,更是君權神授理論之折射。

　　藥有酸、鹹、甘、苦、辛五味,又有寒、熱、溫、涼四氣,及有毒、無毒,陰乾、暴乾,採造時月,生熟,土地所出,真僞陳新,並各有法。

　　右本說如此。又有分劑秤兩,輕重多少,皆須甄別。若用得其宜,與病相會,入口必愈,身安壽延;若冷熱乖衷,真假非類,分兩違舛,湯丸失度,當差反劇,以至殞命。醫者意也,古之所謂良醫者,蓋善以意量得其節也。

諺云："俗無良醫,枉死者半;拙醫療病,不如不療。"喻如宰夫,以鱓音善。鼊爲蓴羹,食之更足成病,豈充飢之可望乎? 故仲景云:"如此死者,愚醫殺之也。"

藥性有宜丸者,宜散者,宜水煮者,宜酒漬者,宜膏煎者,亦有一物兼宜者,亦有不可入湯酒者,並隨藥性,不得違越。

右本説如此。又按,病有宜服丸者,服散者,服湯者,服酒者,服膏煎者,亦兼參用,察病之源,以爲其制也。

〔箋釋〕

　　四氣五味、有毒無毒,屬於臨床藥學的基本理論;陰乾暴乾、採造時月、土地所出等,屬於藥材學範疇;宜丸宜散、不入湯酒等,屬於調劑學範疇。

欲療病,先察其源,先候病機。五臟未虛,六腑未竭,血脉未亂,精神未散,服藥必活;若病已成,可得半愈;病勢已過,命將難全。

右本説如此。按,今自非明醫,聽聲察色,至乎診脉,孰能知未病之病乎? 且未病之人,亦無肯自療。故桓侯怠於皮膚之微,以致骨髓之痼。今非但識悟之爲難,亦乃信受之弗易。倉公有言曰:"病不肯服藥,一死也;信巫不信醫,二死也;輕身薄命,不能將慎,三死也。"夫病之所由來雖多端,而皆關於邪。邪者,不正之因，謂非人身之常理。風寒暑濕，飢飽勞逸，皆各是邪，非獨鬼氣疫癘者矣。人生氣中，如魚在水，水濁則魚瘦，氣昏則人病。邪氣之傷人最爲深重，經絡既受此氣，傳入藏腑，隨其虛實冷熱，結以成病，病又相生，故流變遂廣。精神者，本宅身以爲用。身既受邪，精神亦亂。神既亂矣，則鬼靈斯入，鬼力漸強，神守稍弱，豈得不致於死乎？古人譬之植楊，斯理當矣。但病亦別有先從鬼神來者，則宜以祈禱袪之，雖曰可袪，猶因藥療致愈，昔李子豫有赤丸之例是也。其藥療無益者，是則不可袪，晉景公膏肓之例是也。大都鬼神之害則多端，疾病之源惟一種，蓋有輕重者爾。《真誥》中有言曰：常不能慎事上者，自致百痾之本，而怨咎於神靈乎？當風臥濕，反責佗人於失覆，皆癡人也。夫慎事上者，謂舉動之事，必皆慎思。若飲食恣情，陰陽不節，最爲百痾之本，致使虛損內起，風濕外侵，所以共成其害。如此者，豈得關於神明乎？惟當勤於藥術療理爾。

〔箋釋〕

這段討論病源，陶弘景強調外來之"邪"爲致病的主因；引道書《真誥》云云，強調攝養的重要性。如若不然，"虛損內起，風濕外侵"，內外交困，發爲疾病。

《真誥》引文出自卷七，《道藏》本作："學道者常不能慎事，尚自致百屙，歸咎於神靈。當風臥濕，反責佗於失覆，皆癡人也，安可以告玄妙哉？"與《本草經集注》引文頗有出入。此陶弘景引用自己的著作,内容上的長短出入,皆有討論的必要。

其中"學道者"與句末"安可以告玄妙哉",應是陶弘景引用時删去,不影響文意,這也與他不願意在醫學著作中過多討論宗教問題的習慣一致。

引文"上者",《道藏》本作"尚",與下句連讀,參考後文用"夫慎事上者"發起,乃知引文一定如此,由此懷疑《道藏》本《真誥》作"尚"乃是傳寫之訛。從意思來看,引文與《道藏》本小别。引文的意思是:若不慎事尊上者,乃招致諸疾,反歸咎於神靈不佑。《道藏》本的意思是:學道之人自不謹慎,尚且招致諸疾,反歸咎於神靈不保佑。參考陶弘景在《本草經集注》中的解釋,"夫慎事上者,謂舉動之事,必皆慎思",此言對待尊長,一舉一動都應該考慮周到,如果不如此,則招致百痾。引文所陳述的情況,其内在宗教邏輯是:不尊重尊長,由此招受報應,發生各種疾病,自己不知檢討,反而抱怨神靈未能保佑。至於"之本"二字,以及表疑問之"乎"字,《本草經集注》後文陶弘景解釋中也提到"百痾之本"和"關於神明乎",此既可能是《道藏》本脱漏,也可能是《本草經集注》在傳寫中,抄寫者根據後文解釋而衍增,因爲敦煌出土的《本草經集注·序録》此句就没有"之本""乎"字。所幸這兩處異文幾乎不影響文意,可以不必討論。此外,引文"怨咎",《道藏》本作"歸咎";引文"佗人",《道藏》本作"佗",皆無害文意,亦可以忽略。

另外,"失覆"字,引文與《道藏》本没有歧義,意思是説:自己迎風卧處濕地,招致種種疾病,卻怨旁人没有替自己蓋被子,這些都屬於癡人的行爲。敦煌本《本草經集注·序録》作"失福",意思變成:迎風卧處濕地,招致種種疾病,卻怨旁人没有福分,這些都屬於癡人的行爲。作"失福"顯然不妥。

若用毒藥療病,先起如黍粟,病去即止,不去倍之,不去十之,取去爲度。

右本説如此。按,今藥中單行一兩種有毒物,只如巴豆、甘遂之輩,不可便令至劑爾。如經所言:一物一毒,服一丸如細麻;二物一毒,服二丸如大麻;三物一毒,服三丸如胡豆;四物一毒,服四丸如小豆;五物一毒,服五丸如大豆;六物一毒,服六丸如梧子;從此至十,皆如梧子,以數爲丸。而毒中又有輕重,且如狼毒、鉤吻,豈同附子、芫花輩邪? 凡此之類,皆須量宜。**臣禹錫等謹按,唐本:**舊云"三物一毒,服三丸如小豆;四物一毒,服四丸如大豆;五物一毒,服五丸如兔矢"。注云:謹按,兔矢大於梧子,等差不類,今以胡豆替小豆,小豆替大豆,大豆替兔矢,以爲折衷。

〔箋釋〕

這段涉及毒劇藥物使用原則。《本草經》説,毒劇藥宜從極小劑量開始,逐漸增量,以痊愈爲度。陶弘景補充説,不僅要考慮處方中毒藥味數多少,還要注意不同種類的毒藥毒性大小,綜合各種因素來確定劑量。

療寒以熱藥,療熱以寒藥,飲食不消以吐下藥,鬼疰蟲毒以毒藥,癰腫瘡瘤以瘡藥,風濕以風濕藥,各隨其所宜。

右本説如此。又按,藥性,一物兼主十餘病者,取其偏長爲本;復應觀人之虛實、補瀉、男女、老少、苦樂榮悴、鄉壤風俗,並各不同。褚澄療寡婦、尼僧,異乎妻妾,此是達其性懷之所致也。

〔箋釋〕

"寒者熱之,熱者寒之"是《黄帝内經》提出的藥物治療基本原則,與《本草經》一脉相承。陶弘景進一步補充,藥物方面,一藥多效,用其所長;機體方面,因人制宜。

褚澄傳記見《南齊書》卷二十三,謂其"善醫術,建元中爲吴郡太守,豫章王感疾,太祖召澄爲治,立愈"。《太平聖惠方》卷六十一云:"晉尚書褚澄療寡婦、尼僧,雖無房室之勞,而有憂思之苦,此乃深達其性者也。"此與陶弘景説"褚澄療寡婦、尼僧,異乎妻妾"相合。

病在胸膈以上者,先食後服藥;病在心腹以下者,先服藥而後食;病在四肢、血脉者,宜空腹而在旦;病在骨髓者,宜飽滿而在夜。

43

右本説如此。按，其非但藥性之多方，其節適早晚，復須條理。今方家所云"先食""後食"，蓋此義也。又有須酒服者、飲服者、冷服者、煖服者。服湯則有疎、有數，煮湯則有生、有熟，各有法用，並宜審詳爾。

〔箋釋〕

　　　服藥細節屬於調劑學的討論，飯前飯後，時間早晚，溫服凉服，皆應考慮。

夫大病之主，有中風，傷寒，寒熱，溫瘧，中惡，霍亂，大腹水腫，腸澼下痢，大小便不通，賁独上氣，欬逆嘔吐，黄疸，消渴，留飲，癖食，堅積，癥瘕，驚邪，癲癇，鬼疰；喉痹，齒痛，耳聾，目盲；金瘡，踠烏卧切。折，癰腫，惡瘡，痔瘻，癭瘤；男子五勞七傷，虛乏羸瘦；女子帶下崩中，血閉陰蝕；蟲蛇蠱毒所傷。此大略宗兆，其間變動枝葉，各宜依端緒以取之。

右本説如此。按，今藥之所主，止説病之一名，假令中風，乃有數十種，傷寒證候，亦有二十餘條，更復就中求其類例，大體歸其始終，以本性爲根宗，然後配合證，以合藥爾。病之變狀，不可一槩言之。所以醫方千卷，猶未盡其理。春秋已前，及和、緩之書蔑聞，而道經略載扁鵲數法，其用藥猶是本草家意。至漢淳于意及華佗等方，今時有存者，亦皆條理藥性。惟張仲景一部，最爲衆方之祖，又悉依本草。但其善診脉，明氣候，以意消息之爾。至於刳腸剖臆、刮骨續筋之法，乃別術所得，非神農家事。自晉代已來，有張苗、宮泰、劉德、史脱、靳邵、趙泉、李子豫等一代良醫。其貴勝阮德如、張茂先、裴①逸民、皇甫士安，及江左葛洪、蔡謨、商仲堪諸名人等，並研精藥術。宋有羊欣、元徽、胡洽、秦承祖，齊有尚書褚澄，徐文伯、嗣伯群從兄弟，療病亦十愈其八九。凡此諸人，各有所撰用方，觀其指趣，莫非本草者乎？或時用別藥，亦循其性度，非相踰越。《范汪方》百餘卷，及葛洪《肘後》，其中有細碎單行經用者，或田舍試驗之法，或殊域異識之術。如藕皮散血，起自庖人；牽牛逐水，近出野老。鮓店蒜齏，乃是下蛇之藥；路邊地菘，而爲金瘡所祕。此蓋天地間物，莫不爲天地間用，觸遇則會，非其主對矣。

〔箋釋〕

　　《本草經》羅列常見疾病，大致按照内科疾病、五官科疾病、外科疾病、男子、婦人、蟲蛇咬傷歸類。陶弘景指出，古代醫家如扁鵲、倉公、華佗、張仲景，用藥皆遵循本草，可與醫方相參，並簡略介紹魏晉以來名醫的情況及其醫學著作。這一段提到許多魏晉以來的名醫以及通曉醫藥的名

45

———————————

　　①　裴：底本作“輩”，則此句標點爲：“其貴勝阮德如、張茂先輩，逸民皇甫士安，及江左葛洪、蔡謨、商仲堪諸名人等。”據敦煌本《本草經集注·序錄》改。按，裴逸民即裴頠，字逸民，西晉名臣，亦通醫術。

人，簡述如下。

張苗。《太平御覽》卷七百二十二引《晉書》云："張苗，雅好醫術，善消息診處。陳廩丘得病，連服藥發汗，汗不出。眾醫皆云發汗不出者死。自思可蒸之如中風法，令溫氣於外迎之，必得汗也。復以問苗，云：魯有人疲極汗出，臥簟中冷得病，苦增寒，諸醫與散，四日凡八過發汗，汗不出。苗乃燒地，布桃葉於上蒸之，即得大汗。便於被下傅粉，身極燥乃起，即愈。廩丘如其言，果差。"按，此亦見《千金要方》卷九，乃陳廩丘與張苗討論傷寒發汗事，非陳廩丘得病不出汗也。廩丘也是醫生，《外臺秘要》引用其醫論。此外，《外臺秘要》卷十九張苗以七物獨活湯治療騎士息王恕母、士度良母中風口不得語。林億《備急千金要方序》提到"張苗之《藥對》，叔和之《脉法》"，是知張苗還著有《藥對》。

宦泰。《太平御覽》卷七百二十二引《晉書》云："宦泰，幼好墳典，雅尚方術，有一藝長於己者，必千里尋之。以此精心，善極諸疾，於氣尤精，製三物散方治喘嗽上氣，甚有異效，世所貴焉。"《外臺秘要》引用其醫方。

劉德。《太平御覽》卷七百二十二引《晉書》云："劉德，彭城人也。少以醫方自達眾疾，於虛勞尤爲精妙，療之，隨手而愈，猶是向風千里而至者多矣。官至太醫校尉。"

史脱。《太平御覽》卷七百二十二引《晉書》云："史脱，性器沉毅，志行敦簡。善診候，明消息，多辯論。以醫術精博，拜太醫校尉。治黃疸病最爲高手。”《外臺秘要》引用其醫方。

　　靳邵。《太平御覽》卷七百二十二引《晉書》云：“靳邵，性明敏，有才術。本草經方誦覽通究，裁方治療，意出衆表。創製五石散方，晉朝士大夫無不服餌，皆獲異效。”靳邵的著作有《服石論》，佚文尚存於《千金方》《外臺秘要》《醫心方》中。

　　趙泉。《太平御覽》卷七百二十二引《晉書》云：“趙泉，性好醫方，拯救無倦，善療衆疾，於瘧尤工，甚爲當時所歎伏焉。”《千金要方》卷九黃膏方有云：“千金不傳，此趙泉方也。”

　　李子豫。《搜神後記》云：“李子豫，少善醫方，當代稱其通靈。許永爲豫州刺史，鎮歷陽，其弟得病，心腹疼痛十餘年，殆死。忽一夜，聞屏風後有鬼謂腹中鬼曰：‘何不速殺之？不然，李子豫當從此過，以赤丸打汝，汝其死矣。’腹中鬼對曰：‘吾不畏之。’及旦，許永遂使人候子豫，果來。未入門，病者自聞中有呻吟聲。及子豫入視，曰：‘鬼病也。’遂於巾箱中出八毒赤丸子與服之。須臾，腹中雷鳴鼓轉，大利數行，遂差。今八毒丸方是也。”關於八毒赤丸，陶弘景在《本草經集注·序錄》中解釋説：“病亦別有先從鬼神來者，則宜以祈禱祛之，雖曰可祛，猶因藥療致益，李子豫有赤丸之例是也。”今《外臺秘要》卷十三引《古今録驗》八毒赤丸云：“療五尸癥積，及惡氣痛、蠱疰鬼氣，無所不療，即是李子豫赤丸方。”

阮德如即阮侃,《醫説》卷一云:"阮侃,字德如,陳留尉氏人也。幼而聰惠,長而好學,性沉静有大度。以秀才爲郎,游心方伎,無不通會,於本草經方療治之法尤所耽尚。官至河内太守。"

張茂先即張華,著《博物志》。《晉書》謂其"學業優博,辭藻温麗,朗瞻多通,圖緯方伎之書莫不詳覽",《醫説》言其"精於經方本草,診論工奇,理療多效"。

裴逸民即裴頠,《晉書》本傳稱其"弘雅有遠識,博學稽古","通博多聞,兼明醫術"。

皇甫士安即皇甫謐,《太平御覽》卷七百二十二引《晉書》曰:"皇甫謐,字士安,幼沉静寡欲,有高尚之志,以著述爲務,自號玄晏先生。後得風痹疾,因而學醫,習覽經方,手不輟卷,遂盡其妙。"

葛洪。《太平御覽》卷七百二十二引《晉中興書》曰:"葛洪,字稚川,丹陽句容人。幼覽衆書,近得萬卷,自號抱朴子。善養性之術,撰經用救驗方三卷,號曰《肘後方》。又撰《玉函方》一百卷,於今行用。"

蔡謨傳見房玄齡《晉書》,本傳未言其醫藥事,《古今圖書集成·醫部全録》云:"蔡謨,字道明,陳留考城人也。以儒道自達,吏治知名,有道風。性尚醫學,博覽本草方書,手不釋卷,授揚州刺史。爲人治病,有奇效。"

商仲堪即殷仲堪,宋代避宣祖趙弘殷之諱所改。《晉書》本傳謂"父病積年,仲堪衣不解帶,躬學醫術,究其精妙,執藥揮淚,遂眇一目"。據《隋書·經籍志》,殷仲堪撰有《殷荆州要方》一卷。

需説明者，敦煌本《本草經集注·序録》此處作“殷淵源”，不知何時被妄人改爲“殷仲堪”，再因避諱的緣故寫成“商仲堪”。按，殷淵源即殷浩，《世説新語·術解》記其醫事：“殷中軍妙解經脉，中年都廢。有常所給使，忽叩頭流血。浩問其故，云：‘有死事，終不可説。’詰問良久，乃云：‘小人母年垂百歲，抱疾來久，若蒙官一脉，便有活理，訖就屠戮無恨。’浩感其至性，遂令舁來，爲診脉處方。始服一劑湯便愈。於是悉焚經方。”

羊欣。《宋書》本傳謂其“素好黄老，常手自書章，有病不服藥，飲符水而已。兼善醫術，撰藥方十卷”。《太平御覽》卷七百二十二引《宋書》云：“羊欣，字敬元，性好文儒，兼善醫藥，撰方三十卷，爲代所重焉。”羊欣醫學著作見於著録者有《羊中散藥方》三十卷，《療下湯丸散方》十卷，《羊中散雜湯丸散酒方》一卷。

元徽，據敦煌本《本草經集注·序録》，作“王微”。《宋書》本傳稱王微“少好學，無不通覽，善屬文，能書畫，兼解音律、醫方、陰陽、術數”，並載其與何偃書云：“生平好服上藥，起年十二時病虚耳。所撰《服食方》中，粗言之矣。自此始信攝養有徵，故門冬、昌、术，隨時參進。寒温相補，欲以扶護危羸，見冀白首。家貧乏役，至於春秋令節，輒自將兩三門生入草採之。吾實倦遊醫部，頗曉和藥，尤信本草，欲其必行，是以躬親，意在取精。世人便言希仙好異，矯慕不羈，不同家頗有駡之者。”

胡洽即胡道洽,以避齊高帝蕭道成諱故稱胡洽,其事迹見劉敬叔《異苑》卷八:"胡道洽者,自云廣陵人,好音樂、醫術之事。體有臊氣,恒以名香自防,唯忌猛犬。自審死日,誡弟子曰:'氣絕便殯,勿令狗見我屍也。'死於山陽,殮畢,覺棺空,即開看,不見屍體,時人咸謂狐也。"胡道洽著作見於《隋書·經籍志》者有《胡洽百病方》二卷,《新唐書·藝文志》作《胡居士治百病要方》三卷。

秦承祖爲宋太醫令,《唐六典》卷十四云:"宋元嘉二十年,太醫令秦承祖奏置醫學,以廣教授。"《太平御覽》卷七百二十二引《宋書》云:"秦承祖性耿介,專好藝術。於方藥不問貴賤,皆治療之,多所全護,當時稱之爲工手。撰方二十卷,大行於世。"

褚澄已見前。徐文伯、嗣伯群從兄弟爲濮陽太守徐熙曾孫,累世爲醫。徐文伯爲徐道度子,《南史》載:"宋文帝云:'天下有五絕,而皆出錢唐。'謂杜道鞠彈棋、范悦詩、褚欣遠模書、褚胤圍棋、徐道度療疾也。"徐嗣伯爲徐叔嚮子,亦究心醫術。《南史》贊曰:"徐氏妙理通靈,蓋非常所至,雖古之和、鵲,何以加兹?"文伯著作有《藥方》二卷、《療婦人瘕》一卷,嗣伯著《落年方》三卷、《藥方》五卷。

徐文伯活動時間從宋到梁初,與陶弘景同時而稍早,其最晚記載見《南史·范雲傳》:"武帝九錫之出,雲忽中疾,居二日半,召醫徐文伯視之。文伯曰:'緩之一月乃復,欲速即時愈,政恐二年不復可救。'雲曰:'朝聞夕死,而況二年。'文伯乃下火而壯焉,重衣以覆之。有頃,汗流於背即起。二年果卒。”

顔光禄亦云:詮三品藥性,以本草爲主。道經仙方、
服食斷穀、延年却老,乃至飛丹鍊石之奇,雲騰羽化之
妙,莫不以藥道爲先。用藥之理,一同本草,但制御之途
小異世法。猶如粱肉,主於濟命,華夷禽獸,皆共仰資。
其爲主理即同,其爲性靈則異爾。大略所用不多,遠至
二十餘物,或單行數種,便致大益,是其服食歲月深積。
即本草所云久服之效,不如俗人微覺便止,故能臻其所
極,以致遐齡,豈但充體愈疾而已哉? 今庸醫處療,皆恥
看本草,或倚約舊方,或聞人傳説,或遇其所憶,便攬筆
疏之,俄然戴面,以此表奇。其畏惡相反,故自寡昧,而
藥類違僻,分兩參差,亦不以爲疑脱。或偶爾值差,則自
信方驗;若旬月未瘳,則言病源深結。了不反求諸己,詳
思得失,虛構聲稱,多納金帛,非惟在顯宜責,固將居幽
貽譴矣。其五經四部,軍國禮服,若詳用乖越者,猶可
矣,止於事迹非宜爾;至於湯藥,一物有謬,便性命及之。
千乘之君,百金之長,何不深思戒慎邪?

昔許太子侍藥不嘗,招弑君之惡;季孫饋藥,仲尼有
未達之辭,知其藥性之不可輕信也。晉時有一才人,欲
刊正《周易》及諸藥方,先與祖訥共論,祖云:辨釋經典,
縱有異同,不足以傷風教,至於湯藥,小小不達,便致壽

夭所由，則後人受弊不少，何可輕以裁斷。祖之此言，可爲仁識，足爲龜鏡矣。按《論語》云："人而無恒，不可以作巫醫。"明此二法，不可以權飾妄造。所以醫不三世，不服其藥；九折臂者，乃成良醫，蓋謂學功須深故也。復患今之承藉者，多恃銜名價，亦不能精心研習，實爲可惜。虛傳聲美，聞風競往；自有新學該明，而名稱未播，貴勝以爲始習，多不信用，委命虛名，諒可惜也。京邑諸人，皆尚聲譽，不取實事。

余祖世已來，務敦方藥，本有《范汪方》一部，斟酌詳用，多獲其效，內護家門，傍及親族。其有虛心告請者，不限貴賤，皆摩踵救之。凡所救活，數百千人。自余投纓宅嶺，猶不忘此，日夜翫味，常覺欣欣。今亦撰方三卷，并《效驗方》五卷，又補葛氏《肘後方》三卷。蓋欲承嗣善業，令諸子姓不敢失墜，可以輔身濟物者也。

〔箋釋〕

以上感歎醫方本草對士大夫之重要意義，即所謂"內護家門，傍及親族"，並且可以"輔身濟物"。儒家崇尚孝道，侍疾嘗藥、養老奉親是爲人子的本職，此即顏之推所言："微解藥性，小小和合，居家得以救急，亦爲勝事。"陶弘景也說，若詳知醫事，則可"內護家門，傍及親族"。不僅如此，儒家經典多涉草木蟲魚之名，其名實真贗，本草載之最詳，對"一事不知，以爲深恥"的陶弘景來說，也具有極大的吸引力，這從《本草經集注》蠮螉條對細腰蜂生命活動的仔細觀察,以及對《詩經》"螟蛉有子,蜾蠃負之"舊注的辯正可以得到證明。陶弘景之重視醫藥,尤其是本草學術,還有宗教方面的原因。

　　魏晉以來興起的神仙道教對教徒的道德素質有較高的要求,《抱朴子內篇·對俗》云:"或問曰:'爲道者當先立功德,審然否?'抱朴子答曰:'有之。按《玉鈐經》中篇云,立功爲上,除過次之。爲道者以救人危使免禍,護人疾病,令不枉死,爲上功也。'"可見熟諳醫術,救死扶傷,正可用爲道士建功立德。由此亦知陶弘景的乃祖乃父行醫濟世,實出於信仰的需要。陶弘景更是如此,《三洞珠囊》引《道學傳》稱其"好行陰德,拯濟困窮,恒合諸驗藥給施疾者"。至於陶弘景撰著《效驗施用藥方》、增補《肘後百一方》、作《本草經集注》的宗旨,《本草經集注·序錄》言之甚明:"蓋欲承嗣善業,令諸子姪弗敢失墜,可以輔身濟物者也。"由此我們可以確認,行善立功是陶弘景重視醫藥的第一動因。

　　養生祛疾應該是原因之二。全真教興起之前,道教一直以肉體的長生久視爲終極目標,身體健康則是長生的初階,儘管在道教徒們看來,藥石灸艾與行氣房中金丹之術相比,屬微末小技,但"百病不愈,安得長生",故葛洪專門指出:"古之初爲道者,莫不兼修醫術,以救近禍焉。"深諳醫藥之術的陶弘景自然懂得其中的道理,在《養性延命錄·序》中提到:"兼餌良藥,則百年耆壽是常分也。"題名陶弘景撰的《輔行訣臟腑用藥法要·序》說得更加清楚:

"隱居曰：凡學道輩，欲求永年，先須袪疾。或有夙痾，或患時恙，一依五臟補瀉法例，服藥數劑，必使臟氣平和，乃可進修内視之道。不爾，五精不續，真一難守，不入真景也。服藥袪疾，雖係微事，亦初學之要領也。"

煉餌服食的需要，則是原因之三。道教服食、餌丹，皆不離藥物。主服食的道士，對藥物品質要求尤高，《隋書・經籍志》提到，陶弘景爲梁武帝試合神丹不成，乃言"中原隔絶，藥物不精故也"。其撰著《本草經集注》的目的，也不單爲醫藥之用，故《序錄》云："道經仙方、服食斷穀、延年却老，乃至飛丹轉石之奇，雲騰羽化之妙，莫不以藥道爲先。用藥之理，又一同本草，但制御之途小異世法。"服食得法，則"能臻其所極，以致遐齡，豈但充體愈疾而已哉"。

今按，諸藥採造之法，既並用見成，非能自採，不復具論其事，惟合藥須解節度，例之左。

按，諸藥所生，皆的有境界。秦漢已前，當言列國，今郡縣之名，後人所改爾。江東已來，小小雜藥，多出近道，氣力性理，不及本邦。假令荆、益不通，則全用歷陽當歸，錢塘三建，豈得相似？所以療病不及往人，亦當緣此故也。蜀藥及北藥，雖有去來，亦非復精者。且市人不解藥性，惟尚形飾。上黨人參，世不復售。華陰細辛，棄之如芥。且各隨俗相競，不能多備，諸族故往往遺漏，今之所存，二百許種爾。衆醫都不識藥，惟聽市人；市人又不辨究，皆委採送之家；採送之家，傳習造作，真偽好惡，並皆莫測。所以鍾乳醋煮令白，細辛水漬使直，黃耆蜜蒸爲甜，當歸酒灑取潤，螵蛸膠著桑枝，蜈蚣朱足令赤。諸有此等，皆非事實，俗用既久，轉以成法，非復可改，末如之何。又依方分藥，不量剥除。只如遠志、牡丹，纔不收半；地黃、門冬，三分耗一。凡去皮除心之屬，分兩皆不復相應，病家惟依此用，不知更秤取足。又王公貴勝，合藥之日，悉付群下。其中好藥貴石，無不竊換。乃有紫石英、丹砂吞出洗取，一片動經十數過賣。諸有此例，巧僞百端，雖復監檢，終不能覺。以此療病，固難即效，如斯並是藥家之盈虛，不得咎醫人之淺拙也。

　　凡採藥時月，皆是建寅歲首，則從漢太初後所記也。其根物多以二月、八月採者，謂春初津潤始萌，未衝枝葉，勢力淳濃故也；至秋枝葉乾枯，津潤歸流於下。今即事驗之，春寧宜早，秋寧宜晚，華、實、莖、葉，乃各隨其成熟爾。歲月亦有早晏，不必都依本文也。經說陰乾者，謂就六甲陰中乾之。又依遁甲法，甲子旬陰中在癸酉，以藥著酉地也。實謂不必然，正是不露日暴，於陰影處乾之爾，所以亦有云暴乾故也。若幸可兩用，益當爲善。

今按，本草採藥陰乾者，皆多惡。至如鹿茸，經稱陰乾，皆悉爛令壞。今火乾易得且良。草木根苗，陰之皆惡。九月已前採者，悉宜日乾；十月已後採者，陰乾乃好。

　　以上談論藥材之産地及採收加工,對僞劣藥品深惡
痛絶。

　　古秤惟有銖兩,而無分名;今則以十黍爲一銖,六銖
爲一分,四分成一兩,十六兩爲一斤。雖有子穀秬黍之
制,從來均之已久,正爾依此用之。臣禹錫等謹按,唐本又
云:但古秤皆複,今南秤是也。晉秤始後漢末已來,分一斤爲二
斤,一兩爲二兩耳。金銀絲綿,並與藥同,無輕重矣。古方唯有
仲景,而已涉今秤,若用古秤,作湯則水爲殊少。故知非複秤,悉
用今者耳。

〔箋釋〕

　　度量衡古今變遷複雜,藥量又有特殊性,陶弘景以來
異説紛呈,熊長雲博士研究認爲:陶弘景對於衡制的叙述,
是研究中古衡制變化的最重要的文獻之一,歷來争訟不
休。事實上,蜀、吴衡制較漢制發生較大調整。根據實物
測定的蜀漢衡制標準,當約 460 克一斤,爲漢制兩倍。吴
制見於孫思邈《千金要方》,即"吴人以二兩爲一兩",也是
兩倍於漢制,這即是所謂複秤。到西晉後期,官方秤制又
曾改革,將兩倍於古制的複秤調爲原來的二分之一,與漢
制約等,此後宋齊梁陳沿而不改,亦即陶弘景所謂晉秤、今
秤。要之,東漢秤與晉秤,都當約 230 克一斤;吴秤、蜀秤
當約 460 克一斤。吴秤、蜀秤即陶弘景所稱之南秤、複秤。
陶弘景所言古秤,是相對於晉秤的今秤而言,指吴秤。根

據陶弘景的看法，張仲景用的是今秤，即漢秤。據現有研究，張仲景所用漢秤當約230克一斤，即14.375克一兩。

今方家所云等分者，非分兩之分，謂諸藥斤兩多少皆同爾。先視病之大小輕重所須，乃以意裁之。凡此之類，皆是丸散。丸散竟依節度用之，湯酒之中無等分也。

凡散藥，有云刀圭者，十分方寸匕之一，準如梧桐子大也。方寸匕者，作匕正方一寸，抄散取不落爲度。錢五匕者，今五銖錢邊五字者以抄之，亦令不落爲度。一撮者，四刀圭也。十撮爲一勺，十勺爲一合。以藥升分之者，謂藥有虛實輕重，不得用斤兩，則以升平之。藥升方作，上徑一寸，下徑六分，深八分，内散藥，勿按抑之，正爾微動令平調爾。今人分藥，不復用此。

凡丸藥，有云如細麻者，即胡麻也，不必扁扁，但令較略大小相稱爾。如黍粟亦然，以十六黍爲一大豆也。如大麻子者，準三細麻也。如胡豆者，即今青斑豆是也，以二大麻子準之。如小豆者，今赤小豆也，粒有大小，以三大麻子準之。如大豆者，以二小豆準之。如梧子者，以二大豆準之。一方寸匕散，蜜和得如梧子，準十丸爲度。如彈丸及雞子黃者，以十梧子準之。**唐本注**云：方寸匕散爲丸如梧子，得十六丸如彈丸一枚；若雞子黃者，准四十丸。今彈丸同雞子黃，此甚不等。

〔箋釋〕

　　陶弘景對調劑學涉及的非標準計量單位，儘可能予以規範和定量。

　　凡湯酒膏藥，舊方皆云㕮方汝切。咀子與切。者，謂秤畢擣之如大豆，又使吹去細末，此於事殊不允當。藥有易碎、難碎，多末、少末，秤兩則不復均平，今皆細切之，較略令如㕮咀者，乃得無末，而又粒片調和也。**唐本注**云：㕮咀，正謂商量斟酌之，餘解皆理外生情爾。**臣禹錫等**看詳：㕮咀，即上文細切之義，非商量斟酌也。

　　凡丸散藥，亦先切細，暴燥，乃擣之。有各擣者，有合擣者，並隨方所言。其潤濕藥，如天門冬、乾地黃輩，皆先切暴，獨擣令偏碎，更出細擘，暴乾。若逢陰雨，亦以微火烘火工切。之，既燥，小停冷，乃擣之。

　　凡濕藥，燥皆大秏，當先增分兩，須得屑乃秤之爲正。其湯酒中不如此也。

　　凡篩丸藥，用重密絹令細，於蜜丸易熟。若篩散草藥，用輕疏絹，於酒中服即不泥。其石藥，亦用絹篩令如丸者。凡篩丸散藥畢，皆更合於臼中，以杵擣之數百過，視其色理和同爲佳也。

　　凡湯酒膏中用諸石，皆細擣之如粟米，亦可以葛布篩令調，並以新綿別裹內中。其雄黃、朱砂輩，細末如粉。

證類本草箋釋

58

凡煮湯，欲微火令小沸。其水數依方多少，大略二十兩藥用水一斗，煮取四升，以此爲準。然則利湯欲生，少水而多取；補湯欲熟，多水而少取。好詳視之，不得令水多少。用新布，兩人以尺木絞之，澄去垽魚靳切。濁，紙覆令密。溫湯勿令鎗器中有水氣，於熟湯上煮令煖亦好。服湯寧令小沸，熱易下，冷則嘔湧。

凡云分再服、三服者，要令勢力相及，并視人之強羸，病之輕重，以爲進退增減之，不必悉依方説也。

凡漬藥酒，皆須細切，生絹袋盛之，乃入酒密封，隨寒暑日數，視其濃烈，便可漉出，不必待至酒盡也。滓可暴燥微擣，更漬飲之；亦可散服。

凡建中、腎瀝諸補湯，滓合兩劑，加水煮竭飲之，亦敵一劑新藥，貧人可當依此用，皆應先暴令燥。

凡合膏，初以苦酒漬令淹浹，不用多汁，密覆勿洩。云晬祖對切。時者，周時也，從今旦至明旦。亦有止一宿者。煮膏，當三上三下，以洩其熱勢，令藥味得出。上之，使币币沸，乃下之，使沸靜良久乃止，寧欲小小生。其中有薤白者，以兩頭微焦黃爲候；有白芷、附子者，亦令小黃色爲度。豬肪皆勿令經水，臘月者彌佳。絞膏亦以新布絞之。若是可服之膏，膏滓亦可酒煮飲之。可摩之膏，膏滓則宜以傅病上，此蓋欲兼盡其藥力故也。

凡膏中有雄黃、朱砂輩，皆別擣細研如麪，須絞膏畢乃投中,以物疾攪,至于凝强,勿使沈聚在下不調也。有水銀者,於凝膏中研令消散;胡粉亦爾。

凡湯酒中用大黃,不須細剉。作湯者,先以水浸令淹浹,密覆一宿,明旦煮湯,臨熟乃内湯中,又煮兩三沸便絞出,則勢力猛,易得快利。丸散中用大黃,舊皆蒸之,今不須爾。

凡湯中用麻黃,皆先別煮兩三沸,掠去其沫,更益水如本數,乃内餘藥,不爾,令人煩。麻黃皆折去節,令理通,寸剉之;小草、瞿麥五分剉之;細辛、白前三分剉之;丸散膏中,則細剉也。

凡湯中用完物,皆擘破,乾棗、栀子、栝樓之類是也。用細核物,亦打破,山茱萸、五味子、蕤核、決明子之類是也。細花子物,正爾完用之,旋復花、菊花、地膚子、葵子之類是也。米麥豆輩,亦完用之。諸蟲,先微炙之,惟螵蛸當中破之。生薑、射干皆薄切之。芒消、飴糖、阿膠皆須絞湯畢,内汁中,更上火兩三沸,烊盡乃服之。

凡用麥門冬,皆微潤抽去心;杏人①、桃人,湯柔撻去皮;巴豆,打破,剥其皮,刮去心,不爾,令人悶;石韋,刮去毛;辛夷,去毛及心;鬼箭,削取羽皮;藜蘆,剔取根微炙;枳實,去其瓤,亦炙之;椒,去實,於鐺中微熬令汗

① 人,種子類如杏仁、桃仁之類,宋以前多寫作“人”,即“杏人”、“桃人”。後皆同此,不復詳注。

證類本草箋釋

出，則有勢力；礜石，於瓦上若鐵物中熬令沸，汁盡即止；礜石，皆以黃土泥苞使燥，燒之半日，令熟而解散；犀角、羚羊角，皆鎊刮作屑；諸齒骨，並炙擣碎之；皂莢，去皮、子炙之。

凡湯并丸散用天雄、附子、烏頭、烏喙、側子，皆熪灰中炮令微坼，削去黑皮，乃秤之。惟薑附湯及膏酒中生用，亦削皮，乃秤之，直理破作七八片，隨其大小，但削除外黑尖處令盡。

凡湯酒丸散膏中用半夏皆且完，用熱湯洗去上滑，以手挼之，皮釋隨剝去，更復易湯洗令滑盡，不爾，戟人咽喉。舊方云二十許過，今六七過便足。亦可㸑之，一兩沸一易水，如此三四過，仍挼洗畢，便暴乾。隨其大小破爲細片，乃秤之以入湯。若膏酒丸散，皆須暴燥，乃秤之。

凡丸散用阿膠，皆先炙，使通體沸起，燥，乃可擣。有不沸處，更炙之。

凡丸中用蠟，皆烊投少蜜中，攪調以和藥。若用熟艾，先細擘，合諸藥擣令散。不可篩者，別擣內散中和之。

凡用蜜，皆先火煎，掠去其沫，令色微黃，則丸經久不壞。掠之多少，隨蜜精麤。

凡丸散用巴豆、杏人、桃人、葶藶、胡麻諸有膏膩藥，皆先熬黄黑，別擣令如膏，指捴莫結切。視泯泯爾；乃以向成散稍稍下臼中，合研擣，令消散；仍復都以輕疎絹篩度之，須盡，又内臼中，依法擣數百杵也。湯膏中用，亦有熬之者，雖生，並擣破之。

凡用桂心、厚朴、杜仲、秦皮、木蘭之輩，皆削去上虚軟甲錯處，取裏有味者秤之。茯苓、豬苓削除黑皮，牡丹、巴戟天、遠志、野葛等皆搥破去心，紫苑洗去土，皆畢，乃秤之。薤白、葱白，除青令盡；莽草、石南、茵芋、澤蘭，皆剔取葉及嫩莖，去大枝；鬼臼、黄連，皆除根毛；蜀椒，去閉口者及目，熬之。

凡狼毒、枳實、橘皮、半夏、麻黄、吳茱萸，皆欲得陳久者良。其餘須精新也。

凡方云巴豆若干枚者，粒有大小，當先去心皮，乃秤之，以一分准十六枚。附子、烏頭若干枚者，去皮畢，以半兩准一枚。枳實若干枚者，去穰畢，以一分准二枚。橘皮一分准三枚。棗有大小，三枚准一兩。云乾薑一累者，以重一兩爲正。

凡方云半夏一升者，洗畢，秤五兩爲正。蜀椒一升者，三兩爲正。吳茱萸一升者，五兩爲正。菟絲子一升，九兩爲正。菴藺子一升，四兩爲正。蛇牀子一升，三兩半爲正。地膚子一升，四兩爲正。此其不同也。云某子一升者，其子各有虚實、輕重，不可通以秤准，皆取平升爲正。

凡方云用桂一尺者，削去皮畢，重半兩爲正；甘草一尺者，重二兩爲正；云某草一束者，以重三兩爲正；云一把者，重二兩爲正；云蜜一斤者，有七合；豬膏一斤者，有一升二合也。

右合藥分劑料理法則。

〔箋釋〕

以上是調劑學、製劑學基本原則，涉及方書中的度量衡折算、藥材檢擇加工、常見劑型中特殊藥材處理、製劑輔料的製作等，總稱爲“合藥分劑料理法則”。《嘉祐本草》又從《藥對》《千金方》《本草拾遺》中摘取相關內容附錄於後。

臣禹錫等謹按徐之才藥對孫思邈千金方陳藏器本草拾遺序例如後

夫衆病積聚，皆起於虛也，虛生百病。積者，五藏之所積；聚者，六腑之所聚。如斯等疾，多從舊方，不假增損。虛而勞者，其弊萬端，宜應隨病增減。古之善爲醫者，皆自採藥，審其體性所主，取其時節早晚。早則藥勢未成，晚則盛勢已歇。今之爲醫，不自採藥，且不委節氣早晚，又不知冷熱消息，分兩多少，徒有療病之名，永無必愈之效，此實浮惑。聊復審其冷熱，記增損之主爾。虛勞而頭痛復熱，加枸杞、萎蕤；虛而欲吐，加人參；虛而不安，

亦加人參；虛而多夢紛紜，加龍骨；虛而多熱，加地黃、牡
蠣、地膚子、甘草；虛而冷，加當歸、芎藭、乾薑；虛而損，加
鍾乳、棘刺、蓯蓉、巴戟天；虛而大熱，加黃芩、天門冬；虛
而多忘，加茯神、遠志；虛而驚悸不安，加龍齒、沙參、紫石
英、小草，若冷則用紫石英、小草，若客熱即用沙參，龍齒
不冷不熱皆用之；虛而口乾，加麥門冬、知母；虛而吸吸，
加胡麻、覆盆子、柏子人；虛而多氣兼微欬，加五味子、大
棗；虛而身強腰中不利，加礠石、杜仲；虛而多冷，加桂心、
吳茱萸、附子、烏頭；虛而勞，小便赤，加黃芩；虛而客熱，
加地骨皮、白水黃耆；白水，地名。虛而冷，用隴西黃耆；虛
而痰，復有氣，用生薑、半夏、枳實；虛而小腸利，加桑螵
蛸、龍骨、雞膍胵；虛而小腸不利，加茯苓、澤瀉；虛而損，
溺白，加厚朴。諸藥無有一一歷而用之，但據體性冷熱，
的相主對，聊叙增損之一隅，夫處方者宜准此。

〔箋釋〕

　　此段以虛爲主要病因，扼要介紹虛病而兼夾他症的配
伍情況。

64

　　凡諸藥子人，皆去皮尖及雙人者，仍切之。
　　凡烏梅皆去核，入丸散，熬之。大棗擘去核。
　　凡用麥蘖、麴、大豆黃卷、澤蘭、蕪荑、殭蠶、乾漆、蜂
房，皆微炒。

凡湯中用麝香、犀角、鹿角、羚羊角、牛黃、蒲黃、丹砂，須熟末如粉，臨服內湯中，攪令調和服之。

凡茯苓、芍藥，補藥須白者，瀉藥惟赤者。

凡石蟹，皆以槌極打令碎，乃入臼，不爾，搗，不可熟。牛膝、石斛等入湯酒，拍碎用之。

凡菟絲子，煖湯淘汰去沙土，乾，漉，暖酒漬，經一宿漉出，暴，微白，皆搗之；不盡者，更以酒漬，經三五日乃出，更曬微乾，搗之，須臾悉盡，極易碎。

凡斑貓等諸蟲，皆去足翅微熬，用牡蠣熬令黃。

凡諸湯用酒者，皆臨熟下之。

凡用銀屑，以水銀和成泥。

凡用鍾乳等諸石，以玉槌水研三日三夜，漂鍊，務令極細。

諸藥有宣、通、補、洩、輕、重、澀、滑、燥、濕，此十種者，是藥之大體，而本經都不言之，後人亦所未述，遂令調合湯丸，有昧於此者。至如宣可去壅，即薑、橘之屬是也；通可去滯，即通草、防己之屬是也；補可去弱，即人參、羊肉之屬是也；洩可去閉，即葶藶、大黃之屬是也；輕可去實，即麻黃、葛根之屬是[1]也；重可去怯，即磁石、鐵粉之屬是也；澀可去脫，即牡蠣、龍骨之屬是也；滑可去著，即冬葵、榆皮之屬是也；燥可去濕，即桑白皮、赤小豆

---

① 是：底本無此字，據上下文補。

之屬是也；濕可去枯，即紫石英、白石英之屬是也。只如
此體，皆有所屬。凡用藥者，審而詳之，則靡所遺失矣。

〔箋釋〕

　　"宣、通、補、洩、輕、重、澀、滑、燥、濕"即"十劑"，後世
作爲方劑分類原則，一般認爲這段文字出自《本草拾遺》。

　　凡五方之氣俱能損人，人生其中，即隨氣受疾，雖習
成其性，亦各有所資，乃天生萬物以與人，亦人窮急以致
物。今嶺南多毒，足解毒藥之物，即金蛇、白藥之屬是
也；江①湖多氣，足破氣之物，即薑、橘、吳茱萸之屬是
也；寒溫不節，足療溫之藥，即柴胡、麻黃之屬是也；涼氣
多風，足理風之物，即防風、獨活之屬是也；濕氣多痺，足
主痺之物，即魚、鼈、螺、蜆之屬是也；陰氣多血，足主血
之物，即地錦、石血之屬是也；嶺氣多瘴，足主瘴之物，即
常山、鹽麩、涪醋之屬是也；石氣多毒，足主毒之物，即犀
角、麝香、羚羊角之屬是也；水氣多痢，足主痢之物，即黃
連、黃蘗之屬是也；野氣多蠱，足主蠱之物，即②蘘荷、茜
根之屬是也；沙氣多狐，足主短狐之物，即鸕鷀、鸂鶒之
屬是也。大略如此，各隨所生。中央氣交，兼有諸病，故
醫人之療，亦隨方之能，若易地而居，即致乖舛矣。故古

① 江：底本無此字，據劉甲本補。
② 即：底本無此字，據上下文補。

方或多補養，或多導洩，或衆味，或單行。補養即去風，導洩即去氣，衆味則貴要，單行乃貧下。豈前賢之偏有所好？或復用不遂其宜耳。

補注所引書傳

補注本草所引書傳，内醫書十六家援據最多，今取撰人名氏，及略述義例，附于末卷，庶使覽之者知所從來。餘非醫家所切，不復存此。具列如左。

《開寶新詳定本草》開寶六年，詔尚藥奉御劉翰、道士馬志、翰林醫官翟煦、張素、王從蘊、吳復圭、王光祐、陳昭遇、安自良等九人，詳校諸本，仍取陳藏器《拾遺》諸書相參，頗有刊正別名及增益品目，馬志爲之注解。仍命左司員外郎知制誥扈蒙、翰林學士盧多遜等刊定，凡二十卷，御製序，鏤板于國子監。

《開寶重定本草》開寶七年，詔以新定本草所釋藥類或有未允，又命劉翰、馬志等重詳定，頗有增損，仍命翰林學士李昉、知制誥王祐、扈蒙等重看詳。凡神農所説，以白字別之；名醫所傳，即以墨字。并目録，共二十一卷。

《唐新脩本草》唐司空英國公李勣等奉勅脩。初，陶隱居因《神農本經》三卷增脩爲七卷。顯慶中，監門府長史蘇恭表請脩定，因命太尉趙國公長孫无忌、尚藥奉御許孝宗與恭等二十二人重廣定爲二十卷，今謂之《唐本草》。

《蜀重廣英公本草》僞蜀翰林學士韓保昇等與諸醫工取《唐本草》并圖經相參校，更加删定，稍增注釋，孟昶自爲序。凡二十卷，今謂之《蜀本草》。

《吳氏本草》魏廣陵人吳普撰。普，華佗弟子，脩《神農本草》成四百四十一種。《唐·經籍志》尚存六卷，今廣內不復有，惟諸子書多見引據。其說藥性寒溫、五味最爲詳悉。

《藥總訣》梁陶隱居撰。論次藥品五味、寒熱之性、主療疾病，及採畜時月之法，凡二卷。一本題云《藥像敦訣》，不著撰人名氏，文字並相類。

《藥性論》不著撰人名氏，集衆藥品類，分其性味、君臣、主病之効，凡四卷。一本題曰陶隱居撰，然所記藥性、功狀，與本草有相戾者，疑非隱居所爲。

《藥對》北齊尚書令西陽王徐之才撰。以衆藥名品、君臣、佐使、性毒、相反，及所主疾病，分類而記之，凡二卷。舊本草多引以爲據，其言治病用藥最詳。

《食療本草》唐同州刺史孟詵撰，張鼎又補其不足者八十九種，并舊爲二百二十七條，皆説食藥治病之効①，凡三卷。

《本草拾遺》唐開元中京兆府三原縣尉陳藏器撰。以《神農本經》雖有陶、蘇補集之説，然遺逸尚多，故別爲序例一卷，拾遺六卷，解紛三卷，總曰《本草拾遺》，共十卷。

《四聲本草》唐蘭陵處士蕭炳撰。取本草藥名每上一字，以四聲相從，以便討閱，凡五卷。前進士王收撰序。

《删繁本草》唐潤州醫博士兼節度隨軍楊損之撰。以本草諸書所載藥類頗繁，難於看檢，删去其不急，并有名未用之類，

---

① 皆説食藥治病之効：底本無此句，據劉甲本補。

爲五卷。不著年代，疑開元後人。

《**本草性事類**》京兆醫工杜善方撰。不詳何代人，以本草藥名隨類解釋，刪去重複，又附以諸藥制使、畏惡、解毒、相反、相宜者爲一類，共一卷。

《**南海藥譜**》不著撰人名氏。雜記南方藥所産郡縣，及療疾之驗，頗無倫次。似唐末人所作，凡二卷。

《**食性本草**》僞唐陪戎副尉劍州醫學助教陳士良撰。以古有食醫之官，因食養以治百病，故取《神農本經》洎陶隱居、蘇恭、孟詵、陳藏器諸藥關於飲食者類之，附以己說；又載食醫諸方，及五時調養藏腑之術。集賢殿學士徐鍇爲之序。

《**日華子諸家本草**》國初開寶中四明人撰。不著姓氏，但云日華子大明。序集諸家本草，近世所用藥，各以寒溫、性味、華實、蟲獸爲類，其言近用，功狀甚悉，凡二十卷。

〔箋釋〕

以上是《嘉祐本草》的主要參考文獻，共包括十六部前代本草，介紹雖然簡單，仍可了解這些文獻的基本情況。

林樞密重廣本草圖經序

良醫之不能以無藥愈疾，猶良將不能以無兵勝敵也。兵之形易見，善用者，能以其所以殺者生人；藥之性難窮，不善用者，返以其所以生者殺人。吁，可畏哉！寒熱溫凉，辛甘緩急，品類萬殊，非一日而七十毒者，孰能辨之？彼《玉函》《金匱》《肘後》《囊中》，《千金》之所

傳,《外臺》之所秘,其爲方,不知其幾何。由是言之,則
非獨察脈、用方之爲難,而辨藥最其難者。金石之珍,草
木之怪,飛潛動植之廣且衆也。風氣不同,南北不通,或
非中國之所有,或人力之所不可到,乃欲真僞無逃於指
掌之間,則本草、圖經二者,何可須臾離也。世所傳曰
《神農氏本草》三卷,梁陶隱居離以爲七,唐蘇恭、李勣
之徒又附益爲二十卷,別圖藥形以爲經,其書略備矣。
開寶中,太祖皇帝命盧多遜等考驗得失,增藥尤多,號爲
《開寶本草》。仁宗皇帝嘉祐初,又使掌禹錫、林億、蘇
頌、張洞爲之補注,因唐圖經別爲繪畫,復增藥至千有餘
種。於是收拾遺逸,訂正訛繆,刊在有司,布之天下,其
爲壽養生人之術,無一不具。然世之醫者,習故守陋,妄
意穿鑿,操數湯劑,幸而數中,自謂足以應無窮之病,詰
其論説,則漠然不知。顧本草與圖經,殆虛文耳。況偏
州下邑,雖有願見者,何所售之? 閬中陳氏子承,少好
學,尤喜於醫,該通諸家之説,嘗患二書傳者不博,而學
者不兼有也,乃合爲一,又附以古今論説,與己所見聞,
70 列爲二十三卷,名曰《重廣補注神農本草并圖經》。書
著其説,圖見其形,一啓帙而兩得之。不待至乎殊方絶
域、山巔水涯,而品類萬殊者森在目前,譬夫談輿地者觀
於職方,閲戰具者之入武庫也。承之先世爲將相,歐陽
子所謂四世六公者。承其曾孫,少孤,奉其母江淮間,閉

門蔬食以爲養,君子稱其孝。間有奇疾,衆醫瞁眙,不知所出,承徐察其脉,曰當投某劑,某刻良愈,無不然者。然則承之學,雖出於圖書,而精識超絶兹二者,又安能域之哉?鬼臾區、岐伯遠矣,吾不得而知也;其視秦越人、淳于倉公、華佗①輩爲何如,識者當能知之。

元祐七年四月朔,左朝請大夫、充天章閣待制、知杭州軍州事、兼管内勸農事、充兩浙西路兵馬鈐轄、兼提舉本路兵馬巡檢公事、上輕車都尉、賜紫金魚袋長樂林希序。

〔箋釋〕

大觀二年,艾晟校訂唐慎微《證類本草》,將陳承《重廣補注神農本草并圖經》的内容附録其中,此爲林希爲陳承著作所撰序言,也被艾晟收入本書。

雷公炮炙論序

若夫世人使藥,豈知自有君臣?既辨君臣,寧分相制。秖如枕毛今鹽草也。霑溺,立銷班腫之毒;象膽揮黏,乃知藥有情異。鮭魚插樹立便乾枯,用狗塗之,以犬膽灌之,插魚處,立如故也。却當榮盛。無名無名異,形似玉柳石,又如石灰味別。止楚截指而似去甲毛,聖石開盲明目而如雲離日。當歸止血破血,頭尾効各不同;頭止血,

---

① 佗:底本作"它",據文意改。

尾破血。**蕊子熟生，足睡不眠立據。弊箪淡鹵，**常使者甑中箪，能淡鹽味。**如酒霑交；**今蜜枳緻枝，又云交加枝。**鐵遇神砂，如泥似粉。石經鶴糞，化作塵飛；枕見橘花，似髓**①。**斷絃折劍，遇鸞血而如初；**以鸞血煉作膠，粘折處，鐵物永不斷。**海竭江枯，投游波**鷾子是也。**而立泛。令鈆拒火，須仗修天；**今呼爲補天石。**如要形堅，豈忘紫背？**有紫背天葵，如常食葵菜，秖是背紫面青，能堅鈆形。**留砒住鼎，全賴宗心。**別有宗心草，今呼石竹，不是食者楤，恐誤。其草出欸州，生處多蟲獸。**雌得芹花，**其草名爲立起，其形如芍藥，花色青，可長三尺已來，葉上黃班色，味苦澀，堪用，煮雌黃立住火。**立便成庚；硇遇赤鬚，**其草名赤鬚，今呼爲虎鬚草是，用煑硇砂，即生火驗。**水留金鼎。水中生火，非猾髓而莫能；**海中有獸名曰猾，以髓入在油中，其油沾水，水中火生，不可救之，用酒噴之即㶆，勿於屋下收。**長齒生牙，賴雄鼠之骨末。**其齒若折，年多不生者，取雄鼠脊骨作末，揩折處，齒立生如故。**髮眉墮落，塗半夏而立生；**眉髮墮落者，以生半夏莖煉之，取涎塗髮落處，立生。**目辟眼瞤，有五花而自正。**五加皮是也。其葉有雄雌，三葉爲雄，五葉爲雌，須使五葉者，作末，酒浸飲之，其目瞤者正。**脚生肉枕，裩繫苦根；**脚有肉枕者，取莨苦根，於裩帶上繫之，感應永不痛。**囊皺旋多，夜煎竹木。**多小便

---

① 各本皆如此，"石經鶴糞，化作塵飛；枕見橘花，似髓"爲對文，故疑"似髓"原應爲四字，脫兩字，遂致文句不通。

者，夜煎萆薢一件服之，永不夜起也。**體寒腹大，全賴鸕鶿**；若患腹大如皷，米飲調鸕鶿末服，立枯如故也。**血泛經過，飲調瓜子**。甜苽子内仁搗作末，去油，飲調服之，立絕。**咳逆數數，酒服熟雄**；天雄炮過，以酒調一錢匕服，立定也。**遍體瘡風，冷調生側**。附子傍生者曰側子，作末，冷酒服，立差也。**腸虛瀉痢，須假草零**；搗五倍子作末，以熟水下之，立止也。**久渴心煩，宜投竹瀝。除癥去塊，全仗硝硇**；硝、硇即硇砂、硝石二味，於乳鉢中研作粉，同鍜了，酒服，神效也。**益食加觴，須煎蘆朴**。不食者，并飲酒少者，煎逆水蘆根并厚朴二味，湯服。**强筋健骨，須是蓯鱓**；蓯蓉并鱓魚二味，作末，以黃精汁丸服之，可力倍常十也，出《乾寧記》宰①。**駐色延年，精蒸神錦**。出顏色，服黃精自然汁拌細研神錦，於柳木甑中蒸七日了，以木蜜丸服，顏皃可如幼女之容色也。**知瘡所在，口點陰膠**。陰膠即是甑中氣垢，少許於口中，即知藏腑所起，直徹至住處知痛，足可醫也。**産後肌浮，甘皮酒服**；産後肌浮，酒服甘皮，立愈。**口瘡舌坼，立愈黃蘇**。口瘡舌坼，以根黃塗蘇炙作末，含之立差。**腦痛欲亡，鼻投硝末**；頭痛者，以硝石作末内鼻中，立止。**心痛欲死，速覓延胡**。以延胡索作散，酒服之，立愈也。**如斯百種，是藥之功。**

　　某忝遇明時，謬看醫理，雖尋聖法，難可窮微。略陳藥餌之功能，豈溺仙人之要術？其制藥炮、熬、煮、炙，不

---

① 宰：底本如此，《乾寧記》應該是書名，“宰”則不知何意，姑仍之。

能記年月哉。欲審元由，須看海集。某不量短見，直録炮、熬、煮、炙，列藥制方，分爲上中下三卷，有三百件名，具陳于後。

〔箋釋〕

以上是《雷公炮炙論》序言，先用駢賦體叙述單方療效，然後簡單説明著作《炮炙論》的宗旨。《本草品彙精要》於此後有按語説："《雷公炮製》序，上古之文也，雖義理高古，文勢似欠接續，意往古逮今，年紀既多，不無脱落。"

凡方云丸如細麻子許者，取重四兩鯉魚目比之。

云如大麻子許者，取重六兩鯉魚目比之。

云如小豆許者，取重八兩鯉魚目比之。

云如大豆許者，取重十兩鯉魚目比之。

云如兔蕈俗云兔屎。許者，取重十二兩鯉魚目比之。

云如梧桐子許者，取重十四兩鯉魚目比之。

云如彈子許者，取重十六兩鯉魚目比之。

一十五箇白珠爲準，是一彈丸也。

凡云水一溢、二溢至十溢者，每溢秤之，重十二兩爲度。

凡云一兩、一分、一銖者，正用今絲綿秤也。勿得將四銖爲一分，有誤，必所損，兼傷藥力。

凡云散，只作散；丸，只作丸。或酒煮，或醋，或乳煎，一如法則。

凡方煉蜜，每一斤秖煉得十二兩半，或一分。是數若火少，若火過，並用不得也。

凡膏煎中用脂，先須煉去革膜了，方可用也。

凡修事諸藥物等，一一並須專心，勿令交雜，或先熬後煮，或先煮後熬，不得改移，一依法則。

凡修合丸藥，用蜜，秖用蜜；用餳，秖用餳；用糖，秖用糖，勿交雜用，必宣瀉人也。

〔箋釋〕

以上是《雷公炮炙論》序例中的調劑學原則，類似《本草經集注》之"合藥分劑料理法則"。

新添本草衍義序

序例上

衍義總序

天地以生成爲德，有生所甚重者，身也。身以安樂爲本，安樂所可致者，以保養爲本。世之人必本其本，則本必固。本既固，疾病何由而生？夭橫何由而至？此攝生之道無逾於此。夫草木無知，猶假灌溉，矧人爲萬物之靈，豈不資以保養？然保養之義，其理萬計，約而言之，其術有三：一養神，二惜氣，三隄疾。忘情去智，恬憺虛無，離事全真，内外無寄，如是則神不内耗，境不外惑，真一不雜，則神自寧矣。此養神也。抱一元之本根，固歸精之真氣，三焦定位，六賊忘形，識界既空，大同斯契，則氣自定矣。此惜氣也。飲食適時，温凉合度，出處無犯於八邪，瘵瘵不可以勉强，則身自安矣。此隄疾也。三者甚易行，然人自以謂難行而不肯行，如此雖有長生之法，人罕專尚，遂至永謝。是以疾病交攻，天和頓失，聖人憫之，故假以保救之術，輔以蠲痾之藥，俾有識無識，咸臻壽域。所以國家編撰《聖惠》，校正《素問》，重定本草，別爲《圖經》。至于張仲景《傷寒論》及《千金》《金匱》《外臺》之類，粲然列於書府。今復考拾天下醫生，補以名職，分隸曹屬，普救世人之疾苦。兹蓋全聖至德之君，合天地之至仁，接物厚生，大賚天下。故野無遺逸之藥，世無不識之病。然本草二部，其間撰著之人，或執用己私，失於商較，致使學者撿據之間不得無惑。今則併考諸家之說，參之實事，有未盡厥理者衍之，以臻其理；如東壁土、倒流水、冬灰之類。隱避不斷者伸之，以見其情；如水自菊下過而水香，鼴鼠溺精墜地而生子。文簡誤脫者證之，以明其義；如玉泉、石蜜之類。諱避而易名者原之，以存其名。如山藥避本朝諱，及唐避代宗諱。使是非歸一，治療有源，撿用之際，曉然無惑。是以搜求訪緝者十有餘年，採拾衆善，脉療疾苦，和合收蓄之功，率皆周盡。尠疾爲聖人所謹，無常不可以爲醫，豈容易言哉？

宗奭常謂：疾病所可憑者醫也，醫可據者方也，方可恃者藥也。苟知病之虛實，方之可否，若不能達藥性之良毒，辨方宜之早晚，真僞相亂，新陳相錯，則曷由去道人陳宿之蠱，唐甄立言仕爲太常丞，善醫術。有道人心腹懣煩，彌二歲。診曰：腹有蠱，誤食髮而然。令餌雄黄一劑，少選，吐一蚘，如拇指無目，燒之有髮氣，乃愈。生張果駢潔之齒？

唐張果召見，元宗①謂高力士曰：吾聞飲堇無苦者，奇士也。時天寒，取以飲，果三進，頹然曰非佳酒，乃寢。頃，視齒燋縮，顧左右取鐵如意，擊墮之，藏帶中，更出藥傅其齗。良久，齒已生，粲然駢潔，帝益神之。此書之意，於是乎作。今則編次成書，謹依二經類例，分門條析，仍衍序例爲三卷。内有名未用及意義已盡者，更不編入。其《神農本經》《名醫別録》，唐本先附、今附、新補、新定之目，緣本經已著目録内，更不聲説，依舊作二十卷乃②目録一卷，目之曰《本草衍義》。若博愛衛生之士，志意或同，則更爲詮脩，以稱聖朝好生之德。

時政和六年丙申歲記。

〔箋釋〕

　　這是寇宗奭《本草衍義》序言，叙説著作動機，乃是補足《嘉祐本草》與《本草圖經》之未備。後人將《本草衍義》併入《證類本草》之中，序例放在《證類》卷一之後，各論則插入各藥物條文之後。

本草之名自黄帝、岐伯始。其《補注·總叙》言："舊説《本草經》者，神農之所作，而不經見；《平③帝紀》元始五年，舉天下通知方術、本草者，所在輶傳，遣詣京

---

① 元宗：即唐玄宗，宋人避諱所改。
② 乃：從文意看，似爲"及"或"仍"之訛。
③ 見平：底本原作"乎"，據文意改。

師，此但見本草之名，終不能斷自何代而作；又《樓護傳》稱，護少誦醫經、本草、方術，數十萬言；本草之名，蓋見於此。”是尤不然也。《世本》曰“神農嘗百草以和藥濟人”，然亦不著本草之名，皆未臻厥理。嘗讀《帝王世紀》曰：“黃帝使岐伯嘗味草木，定《本草經》，造醫方以療衆疾。”則知本草之名，自黃帝、岐伯始。其《淮南子》之言神農嘗百草之滋味，一日七十毒，亦無本草之說。是知此書，乃上古聖賢具生知之智，故能辨天下品物之性味，合世人疾病之所宜，後之賢智之士，從而和之者。又增廣其品，至一千八十二名，《補注本草》稱一千八十二種，然一種有分兩用者，有三用者，其“種”字爲“名”字，於義方允。可謂大備。然其間注說不盡，或捨理別趣者，往往多矣。是以衍撫餘義，期於必當，非足以發明聖賢之意，冀有補於闕疑。

夫天地既判，生萬物者，惟五氣爾。五氣定位，則五味生。五味生，則千變萬化，至於不可窮已。故曰生物者氣也，成之者味也。以奇生，則成而耦；以耦生，則成而奇。寒氣堅，故其味可用以㪍[①]；熱氣㪍，故其味可用以堅；風氣散，故其味可用以收；燥氣收，故其味可用以散。土者，沖氣之所生，沖氣則無所不和，故其味可用以緩。氣堅則壯，故苦可以養氣。脉㪍則和，故鹹可以養

---

① 㪍：即“耎”，軟弱之意。

脉。骨收則强，故酸可以養骨。筋散則不攣，故辛可以養筋。肉緩則不壅，故甘可以養肉。堅之而後可以炎，收之而後可以散，欲緩則用甘，不欲則弗用，用之不可太過，太過亦病矣。古之養生治疾者，必先通乎此；不通乎此，而能已人之疾者，蓋寡矣。

夫安樂之道，在能保養者得之。況招來和氣之藥少，攻決之藥多，不可不察也。是知人之生須假保養，無犯和氣，以資生命。纔失將護，便致病生，苟或處治乖方，旋見顛越。防患須在閑日，故曰安不忘危，存不忘亡，此聖人之預戒也。

攝養之道，莫若守中，守中則無過與不及之害。經曰：春秋冬夏，四時陰陽，生病起於過用。蓋不適其性，而强云爲逐，强處即病生。五臟受氣，蓋有常分，用之過耗，是以病生。善養生者，既無過耗之弊，又能保守真元，何患乎外邪所中也。故善服藥，不若善保養；不善保養，不若善服藥。世有不善保養，又不善服藥，倉卒病生，而歸咎於神天。噫，是亦未嘗思也，可不慎歟？

夫未聞道者，放逸其心，逆於生樂。以精神徇智巧，以憂畏徇得失，以勞苦徇禮節，以身世徇財利，四徇不置，心爲之疾矣。極力勞形，躁暴氣逆，當風縱酒，食嗜辛鹹，肝爲之病矣。飲食生冷，溫凉失度，久坐久臥，大飽大饑，脾爲之病矣。呼叫過常，辨爭陪答，冒犯寒暄，恣食鹹苦，肺爲之病矣。久坐濕地，强力入水，縱慾勞形，三田漏溢，腎爲之病矣。五病既作，故未老而羸，未羸而病，病至則重，重則必斃。嗚呼，是皆弗思而自取之也。衛生之士，須謹此五者，可致終身無苦。經曰不治已病治未病，正爲此矣。

夫善養生者養内，不善養生者養外。養外者實外，以充快悦澤，貪欲恣情爲務，殊不知外實則内虚也。善養内者實内，使臟腑安和，三焦各守其位，飲食常適其宜。故莊周曰：人之可畏者，衽席飲食之間，而不知爲之戒者，過也。若能常如是畏謹，疾病何緣而起？壽考焉得不長？賢者造形而悟，愚者臨病不知，誠可畏也。

夫柔情難縮而不斷，不可不以智慧決也，故幃箔不可不遠。斯言至近易，其事至難行，蓋人之智慧淺陋，不能勝其貪欲也。故佛書曰：諸苦所因，貪欲爲本。若滅貪欲，何所依止？是知貪欲不滅，苦亦不滅；貪欲滅，苦亦滅。聖人言近而指遠，不可不思，不可不懼。善攝生者，不勞神，不苦形，神形既安，禍患何由而致也。

夫人之生，以氣血爲本，人之病，未有不先傷其氣血者。世有童男室女，積想在心，思慮過當，多致勞損，男則神色先散，女則月水先閉。何以致然？蓋愁憂思慮則傷心，心傷則血逆竭。血逆竭，故神色先散，而月水先閉也。火既受病，不能榮養其子，故不嗜食。脾既虚，則金氣虧，故發嗽。嗽既作，水氣絶，故四肢乾。木氣不充，故多怒，鬢髮焦，筋痿。俟五臟傳遍，故卒不能死，然終死矣。此一種於諸勞中最爲難治，蓋病起於五臟之中，無有已期，藥力不可及也。若或自能改易心志，用藥扶接，如此則可得九死一生。舉此爲例，其餘諸勞，可按脉與證而治之。

夫治病有八要，八要不審，病不能去。非病不去，無可去之術也。故須審辨八要，庶不違誤。其一曰虛，五虛是也。脉細、皮寒、氣少、泄利前後、飲食不入，此爲五虛。二曰實，五實是也。脉盛、皮熱、腹脹、前後不通、悶瞀，此五實也。三曰冷，臟腑受其積冷是也。四曰熱，臟腑受其積熱是也。五曰邪，非臟腑正病也。六曰正，非外邪所中也。七曰内，病不在外也。八曰外，病不在内也。既先審此八要，參之六脉，審度所起之源，繼以望聞問切加諸病者，豈有不可治之疾也？夫不可治者有六失：失於不審，失於不信，失於過時，失於不擇醫，失於不識病，失於不知藥。六失之中，有一於此，即爲難治。非止醫家之罪，亦病家之罪也。矧又醫不慈仁，病者猜鄙，二理交馳，於病何益？由是言之，醫者不可不慈仁，不慈仁則招禍；病者不可猜鄙，猜鄙則招禍。惟賢者洞達物情，各就安樂，亦治病之一說耳。

以上簡説本草沿革、疾病與保養、疾病與治療諸事。

"合藥分劑料理法則"中言："凡方云用桂一尺者，削去皮畢，重半兩爲正。"既言廣而不言狹，如何便以半兩爲正？且桂即皮也，若言削去皮畢，即是全無桂也。今定長一尺，闊一寸，削去皮上麤虛無味者，約爲半兩，然終不見當日用桂一尺之本意，亦前人之失也。

序例"藥有酸、鹹、甘、苦、辛五味，寒、熱、温、凉四氣"，今詳之：凡稱氣者，即是香臭之氣，其寒熱温凉則是藥之性。且如鵝條中云白鵝脂性冷，不可言其氣冷也，況自有藥性。論其四氣，則是香、臭、臊、腥，故不可以寒、熱、温、凉配之。如蒜、阿魏、鮑魚、汗韈，則其氣臭；雞、魚、鴨、蛇，則其氣腥；腎、狐狸、白馬莖、褌近隱處、人中白，則其氣臊；沈、檀、龍、麝，則其氣香。如此則方可以氣言之。其序例中"氣"字，恐後世誤書，當改爲"性"字，則於義方允。

〔箋釋〕

四氣五味之説見於《本草經》。寇宗奭認爲，"氣"乃是氣嗅之意，故將寒熱温凉稱爲"四氣"不妥，宜改稱"四性"。

今人用巴豆，皆去油訖生用。兹必爲本經言"生温熟寒",故欲避寒而即温也。不知寒不足避,當避其大毒。矧本經全無去油之説,故陶隱居云"熬令黄黑",然亦太過矣。日華子云"炒不如去心膜,煑五度,換水,各煑一沸"爲佳。其杏仁、桃仁、葶藶、胡麻,亦不須熬至黑,但慢火炒令赤黄色,斯可矣。

凡服藥多少,雖有所説"一物一毒,服一丸如細麻"之例,今更合别論。緣人氣有虚實,年有老少,病有新久,藥有多毒少毒,更在逐事斟量,不可舉此爲例。但古人凡設例者,皆是假令,豈可執以爲定法?

本草第一序例言,犀角、羚羊角、鹿角,一槩末如粉,臨服内湯中。然今昔藥法中,有生磨者,煎取汁者。且如丸藥中用蠟,取其能固護藥之氣味,勢力全備,以過關鬲而作效也。今若投之蜜相和,雖易爲丸劑,然下咽亦易散化,如何得到臟中?若其間更有毒藥,則便與人作病,豈徒無益,而又害之,全非用蠟之本意。至如桂心,於①得更有上虚軟甲錯可削之也?凡此之類,亦更加詳究。

今人用麻黄,皆合擣諸藥中。張仲景方中,皆言去上沫。序例中言,"先别煑三兩沸,掠去其沫,更益水如本數,乃内餘藥,不爾,令人發煩",甚得用麻黄之意,醫

---

① 於:與"烏"通,表反問。後文"烏能盡其術也",《本草衍義》單行本即作"於能盡其術也"。

家可持此説。然云"折去節,令通理,寸剉之",寸剉之,
不若碎剉如豆大爲佳,藥味易出,而無遺力也。

陶隱居云:"藥有宣、通、補、洩、輕、重、澀、滑、燥、
濕,此十種。"今詳之,惟寒熱二種何獨見遺? 如寒可去
熱,大黄、朴消之屬是也;如熱可去寒,附子、桂之屬是
也。今特補此二種,以盡厥旨。

〔箋釋〕
　　　以上針對本草序例中不合理處提出意見。

序例中

人之生,實陰陽之氣所聚耳,若不能調和陰陽之
氣,則害其生。故《寶命全形篇論》曰"人以天地之氣
生",又曰"天地合氣,命之曰人",是以陽化氣、陰成形
也。夫遊魂爲變者,陽化氣也;精氣爲物者,陰成形
也。陰陽氣合,神在其中矣。故《陰陽應象大論》曰
"天地之動靜,神明爲之綱紀",即知神明不可以陰陽
攝也。《易》所以言"陰陽不測之謂神",蓋爲此矣。故
曰:神不可大用,大用即竭;形不可大勞,大勞則斃。
是知精、氣、神,人之大本,不可不謹養。智者養其神,
惜其氣,以固其本。世有不謹衛生之經者,動皆觸犯。
既以犯養生之禁,須假以外術保救,不可坐以待斃。
本草之經,於是興焉。既知保救之理,不可不窮保救

之事,衍義①於是存焉。二者其名雖異,其理僅同。欲使有知無知盡臻壽域,率至安樂之鄉,適是意者,求其意而可矣。

養心之道,未可忽也。六欲七情千變萬化,出没不定,其言至簡,其義無窮,而以一心對無窮之事,不亦勞乎?心苟不明,不爲物所病者,未之有也,故明達之士遂至忘心;心既忘矣,則六欲七情無能爲也;六欲七情無能爲,故内事不生;内事不生,故外患不能入;外患不能入,則本草之用,寔世之芻狗耳。若未能達是意而至是地,則未有不緣六欲七情而起憂患者;憂患既作,則此書一日不可闕也。愚何人哉,必欲斯文絕人之憂患乎?

右隱居以謂“凡篩丸散藥畢,皆更合於臼中,以杵擣數百過”,如此恐乾末渝蕩不可擣,不若令力士合研爲佳。又曰“凡湯酒膏中用諸石,皆細擣之如粟,亦可以葛布篩令調匀,並以綿裹内中,其雄黃、朱砂輩,細末如粉”。今詳之,凡諸石雖是湯酒中,亦須稍細,藥力方盡出,効亦速。但臨服須澄濾後再上火,不爾,恐遺藥力不見効。湯酒中尚庶幾,若在服食膏中,豈得更如粟也?不合如此立例,當在臨時應用詳酌爾。又説“㕮咀”兩字,唐本注謂爲商量斟酌,非也。《嘉祐》復符陶隱居説爲細切,亦非也。儒家以謂有含味之意,如人以口齒咀

87

_____

① 衍義:此處是推衍經義之意,並非指《本草衍義》其書。

嚙,雖破而不塵,但使含味耳。張仲景方多言㕮咀,其義
如此。

　　病人有既不洞曉醫藥,復自行臆度,如此則九死一
生。或醫人未識其病,或以財勢所迫,占奪強治,如此之
輩,醫家、病家不可不察也。要在聰明賢達之士掌之,則
病無不濟,醫無不功。世間如此之事甚多,故須一一該
舉,以隄或然。

　　夫人有貴賤少長,病當別論;病有新久虛實,理當別
藥。蓋人心如面,各各不同,惟其心不同,臟腑亦異。臟
腑既異,乃以一藥治眾人之病,其可得乎?故張仲景曰:
又有土地高下不同,物性剛柔,飧居亦異。是故黃帝興
四方之問,岐伯舉四治之能,臨病之功,宜須兩審。如是
則依方合藥,一概而用,亦以疎矣。且如貴豪之家,形樂
志苦者也。衣食足則形樂,心慮多則志苦。岐伯曰:病
生於脉。形樂則外實,志苦則內虛,故病生於脉。所養
既與貧下異,憂樂思慮不同,當各逐其人而治之。後世
醫者,直委此一節,閉絕不行,所失甚矣。嘗有一醫官,
暑月與貴人飲。貴人曰:我昨日飲食所傷,今日食減。
醫曰:可餌消化藥,佗人當服十丸,公當減其半。下嚥未
久,疎逐不已,幾致斃。以此較之,虛實相遼,不可不察,
故曰病當別論。又一男子,暑月患血痢,醫妄以凉藥逆
制,專用黃蓮、阿膠、木香藥治之。此藥始感便治則可,

今病久腸虛，理不可服，踰旬不已，幾致委頓。故曰理當別藥。如是論之，誠在醫之通變。又須經歷，則萬無一失。引此爲例，餘可効此。

凡用藥，必須擇州土所宜者，則藥力具，用之有據。如上黨人參、川蜀當歸、齊州半夏、華州細辛；又如東壁土、冬月灰、半天河水、熱湯、漿水之類，其物至微，其用至廣，蓋亦有理。若不推究厥理，治病徒費其功，終亦不能活人。聖賢之意不易盡知，然捨理何求哉？

凡人少、長、老，其氣血有盛、壯、衰三等。故岐伯曰：少火之氣壯，壯火之氣衰。蓋少火生氣，壯火散氣，況復衰火，不可不知也。故治法亦當分三等。其少日服餌之藥，於壯老之時，皆須別處之，決不可忽也。世有不留心於此者，往往不信，遂致困危，哀哉！

今人使理中湯、丸，倉卒之間多不効者，何也？是不知仲景之意，爲必効藥，蓋用藥之人有差殊耳。如治胸痺，心中痞堅，氣結胸滿，脅下逆氣搶心，治中湯主之。人參、朮、乾薑、甘草四物等，共一十二兩，水八升，煮取三升，每服一升，日三服，以知爲度。或作丸，須雞子黃大，皆奇効。今人以一丸如楊梅許，服之，病既不去，乃曰藥不神；非藥之罪，用藥者之罪也。今引以爲例，他可倣此。然年高及素虛寒人，當逐宜減甘草。

夫高醫以蓄藥爲能，蒼卒之間，防不可售者所須也。

若桑寄生、桑螵蛸、鹿角膠、天靈蓋、虎膽、蟾酥、野駝、螢、蓬蘽、空青、婆娑石、石蠏、冬灰、臘雪水、松黃之類，如此者甚多，不能一一遍舉。唐元澹字行冲，嘗謂狄仁傑曰："下之事上，譬富家儲積以自資也。脯腊膹胰，以供滋膳；參术芝桂，以防疾痰。門下充旨味者多矣，願以小人備一藥，可乎？"仁傑笑曰："公正吾藥籠中物，不可一日無也。"然梁公因事而言，獨譬之以藥，則有以見天下萬物之中，尤不可闕者也。知斯道者，知斯意而已。

凡爲醫者，須略通古今，粗守仁義，絕馳騖能所之心，專博施救拔之意，如此則心識自明，神物來相，又何必戚戚沽名，齦齦求利也。如或不然，則曷以致姜撫沽譽之愆，逳華佗之矜能受戮乎？

嘗讀《唐·方技傳》有云：醫要在視脉，唯用一物攻之，氣純而愈速。一藥偶得，佗藥相制，弗能專力，此難愈之驗也。今詳之，病有大小、新久、虛實，豈可止以一藥攻之？若初受病，小則庶幾；若病大多日，或虛或實，豈得不以他藥佐使？如人用硫黃，皆知此物大熱，然石性緩，倉卒之間，下咽不易便作効。故智者又以附子、乾薑、桂之類相佐使以發之，將併力攻疾，庶幾速效。若單用硫黃，其可得乎？故知許嗣宗之言未可全信，賢者當審度之。

夫用藥如用刑，刑不可誤，誤即干人命。用藥亦然，一誤即便隔生死。然刑有鞫司，鞫成然後議定，議定然後書罪，蓋人命一死，不可復生，故須如此詳謹。今醫人纔到病家，便以所見用藥。若高醫識病知脉，藥又相當，如此，即應手作効。或庸下之流，孟浪亂投湯劑，逡巡便致困危。如此殺人，何太容易！世間此事甚多，良由病家不擇醫，平日未嘗留心於醫術也，可不懼哉？

序例下

治婦人雖有別科，然亦有不能盡聖人之法者。今豪足之家，居奧室之中，處帷幔之內，復以帛幪手臂，既不能行望色之神，又不能殫切脉之巧，四者有二闕焉。黃帝有言曰：凡治病，察其形氣色澤，形氣相得，謂之可治；色澤以浮，謂之易已；形氣相失，謂之難治；色夭不澤，謂之難已。又曰：診病之道，觀人勇怯、骨肉、皮膚，能知其情，以爲診法。若患人脉病不相應，既不得見其形，醫人止據脉供藥，其可得乎？如此言之，烏能盡其術也？此醫家之公患，世不能革。醫者不免盡理質問，病家見所問繁，還爲醫業不精，往往得藥不肯服，似此甚多。扁鵲見齊侯之色，尚不肯信，況其不得見者乎？嗚呼，可謂難也已。

又婦人病溫已十二日，診之，其脉六七至而澀，寸稍大，尺稍小，發寒熱，頰赤，口乾，不了了，耳聾。問之，病後數日,經水乃行,此屬少陽熱入血室也。若治不對病,則必死。乃按其證,與小柴胡湯服之;二日,又與小柴胡湯加桂枝乾薑湯;一日,寒熱遂已。又云"我臍下急痛",又與抵党丸,微利,臍下痛痊,身漸涼和,脉漸匀,尚不了了,乃復與小柴胡湯。次日云"我但胸中熱燥,口鼻乾",又少與調胃承氣湯,不得利。次日又云"心下痛",又與大陷胸丸半服,利三行。而次日虛煩不寧,時妄有所見,時復狂言。雖知其尚有燥屎,以其極虛,不敢攻之。遂與竹葉湯,去其煩熱。其夜大便自通,至曉兩次,中有燥屎數枚,而狂言虛煩盡解。但咳嗽唾沫,此肺虛也,若不治,恐乘虛而成肺痿,遂與小柴胡,去人參、大棗、生薑,加乾薑、五味子湯。一日欬減,二日而病悉愈。已上皆用張仲景方。

有婦人病吐逆,大小便不通,煩亂,四肢冷,漸無脉,凡一日半。與大承氣湯兩劑,至夜半漸得大便通,脉漸生,翼日乃安。此關格之病,極難治,醫者當審謹也。經曰:關則吐逆,格則不得小便。如此亦有不得大便者。

有小兒病虛滑,食略化,大便日十餘次,四肢柴瘦,腹大,食訖又饑。此疾正是大腸移熱於胃,善食而瘦,又謂之食㑊者。時五六月間,脉洪大,按之則絕。今六脉既單洪,則夏之氣獨然,按之絕,則無胃氣也。經曰:夏脉洪,洪多胃氣少曰病,但洪無胃氣曰死。夏以胃氣爲本,治療失於過時,後不逾旬果卒。

有人病久嗽,肺虛生寒熱,以款冬花焚三兩芽,俟煙出,以筆管吸其煙,滿口則嚥之,至倦則已。凡數日之間五七作,差。

有人病瘧月餘,日又以藥吐下之,氣遂弱,疾未愈。觀其病與脉,乃夏傷暑,秋又傷風,乃與柴胡湯一劑。安後,又飲食不節,寒熱復作。此蓋前以傷暑,今以飲食不慎,遂致吐逆不食,脅下牽急而痛,寒熱無時,病名痰瘧。以十棗湯一服,下痰水數升,明日又與理中散二錢,遂愈。

有人苦風痰、頭痛、顛掉、吐逆、飲食減,醫以為傷冷物,遂以藥溫之,不愈。又以丸藥下之,遂厥。復與金液丹後,譫言,吐逆,顛掉,不省人,狂若見鬼,循衣摸床,手足冷,脉伏。此胃中有結熱,故昏瞀不省人;以陽氣不能布於外,陰氣不持於內,即顛掉而厥。遂與大承氣湯,至一劑,乃愈。方見仲景。後服金鉑丸,方見《刪繁》。

有男子年六十一,腳腫生瘡,忽食猪肉不安。醫以藥利之,稍愈。時出外中風,汗出後,頭面暴腫起,紫黑色,多睡,耳輪上有浮泡小瘡,黃汁出。乃與小續命湯中加羌活一倍,服之遂愈。

有人年五十四,素羸,多中寒,近服兔絲有効。小年常服生硫黃數斤,脉左上二部、右下二部弦緊有力。五七年來,病右手足筋急拘攣,言語稍遲。遂與仲景小續命湯,加薏苡人一兩,以治筋急;減黄芩、人參、芍藥各半,以避中寒;杏仁只用一百五枚。後云尚覺大冷,因令盡去人參、芍藥、黄芩三物,卻加當歸一兩半,遂安。今人用小續命湯者比比皆是,既不能逐證加減,遂至危殆,人亦不知。今小續命湯,世所須也,故舉以爲例,可不謹哉?

夫八節之正氣,生活人者也;八節之虛邪,殺人者也。非正氣則爲邪,非真實則爲虛。所謂正氣者,春溫、夏熱、秋涼、冬寒,此天之氣也。若春在經絡,夏在肌肉,秋在皮膚,冬在骨髓,此人之氣也。在處爲實,不在處爲虛。故曰若以身之虛,逢時之虛邪不正之氣,兩虛相感,始以皮膚、經絡,次傳至臟腑,逮於骨髓,則藥力難及矣。如此,則醫家治病,正宜用藥抵截散補,防其深固而不可救也。又嘗須保護胃氣。舉斯爲例,餘可效此。

〔箋釋〕

《本草衍義》序例,除序言外的其他部分結構散漫,接近劄記體例,應該是針對《嘉祐本草》所作的注解文字。此《序例下》主要是病案,從語氣來看,應該是作者自己的行醫記録。

重修政和經史證類備用本草卷第二

序例下

謹按，諸藥一種雖主數病，而性理亦有偏著，立方之日，或致疑混；復恐單行經用，赴急抄撮，不必皆得研究。今宜指抄病源所主藥名，便可於此處療，若欲的尋，亦兼易解。其甘苦之味可略，有毒無毒易知，惟冷熱須明。今依《本經》《別錄》，注於本條之下。其有不宜入湯酒、宜入湯酒者，今亦條於後矣。**今詳：**唐本以朱點爲熱，墨點爲冷，無點爲平，多有差互；今於逐藥之下，依《本經》《別錄》而注焉①。

　　凡墨蓋子下並唐慎微續添

〔箋釋〕

　　　　《本草經集注》序例一卷，《新修本草》將其裁割成兩部分，分別安排在卷一、卷二，《證類本草》循其體例。本卷主要包括諸病通用藥、諸藥畏惡等內容，皆屬於臨床藥學範疇。

95

————————————

　　① 　所謂"依《本經》《別錄》而注焉"，即分別標注源自《本草經》或《名醫別錄》內容的藥物。

療風通用

防風 溫。

防己 平,溫①。

秦艽 平,微溫。

獨活 平,微溫。

芎藭 溫。

羌活 平,微溫。

麻黄 溫,微溫。

臣禹錫等謹按,蜀本②

鹿藥溫。

天麻平。

海桐皮平。

蚰蜒平。

威靈仙溫。

藥對③

楓香平。治瘰癧毒。臣。

薏苡人微寒。主風筋攣急,屈伸不得。君。

萎蕤平。治中風,暴熱,不能轉動者。君。

96

---

① "防己",表示療風出自《本草經》;"平",表示防己之平性出自《本草經》;"溫",表示防己之溫性出自《名醫別録》。以下皆同。

② 意謂此以下數藥載入"療風通用",乃據《蜀本草》增補。以下皆同。

③ 此省略"臣禹錫等謹按",亦是掌禹錫《嘉祐本草》據《藥對》增補者。《藥對》除標注寒熱,還有簡單功效描述,並標明在處方中的君臣地位。以下皆同。

巴戟天微溫。治風邪氣。君。

側子大熱。治濕風，大風，拘急。使。

鼈頭血治口僻。臣。

山茱萸平。治風氣。臣。

淡竹瀝及葉大寒。主風痓疾。臣。

牛膝平。主風攣急。君。

細辛溫。主風攣急。君。

昌蒲溫。君。　并桂心大熱。吹鼻中，主風瘖。君。

梁上塵微寒。以小豆大吹鼻中，治中風。使。

葛根平。主暴中風。臣。

白鮮皮寒。治風，不得屈伸，風熱。臣。

白薇大寒。治暴風身熱，四肢急滿，不知人。臣。

【菊花平①。

【天門冬平，大寒。

【附子溫，大熱。

【杜若微溫。

【麥門冬平，微寒。

【羚羊角溫，微寒。

【犀角寒，微寒。

【藁本溫，微寒。

【天雄溫，大溫。

---

① 　"菊花"以下，藥名前有"【"標記，表示爲唐慎微《證類本草》續添。以下皆同。

【黄耆微温。

【蒺藜子温,微寒。

【枲私以反。耳實、温。葉微寒。

【狗脊平,微温。

【莽草温。

【栢子人平。

【蔓荆實微寒,微温。

【當歸温,大温。

【烏喙微温。

【萆薢平。

【羊躑躅温。

【欒荆温。

【辛夷温。

【小天蓼温。

【乾蠍温。

【烏虵温。

【天南星温。

【烏頭温,大熱。

【白花虵温。

【酸棗人平。

【鼠黏子平。

【牛黄平。

【枳殼微寒。

【牡荊微寒,平。

風眩

菊花 平。

飛廉 平。

羊躑躅 温。

虎掌 温,微寒。

杜若 微温。

茯神平。

茯苓 平。

白芷 温。

鴟頭平。

臣禹錫等謹按,蜀本

伏牛花平。

藥對

芎藭温。臣。

防風微温。主頭眩顛倒,大風濕痺。臣。

人參微温。主頭眩轉。君。

兔頭骨平。臣。

【蔓荊實微寒。

【署預温,平。

99

【术温。

【蘼蕪温。

頭面風

莒藭 温。

署預 温,平。

天雄 温,大温。

山茱萸 平,微温。

莽草 温。

辛夷 温。

牡荆實温。

蔓荆實 微寒,平,温。

藁本 温,微温,微寒。

蘼蕪 温。

葈耳 温。

臣禹錫等謹按,蜀本

何首烏微温。

藥對

皂莢温。主風眩。使。

巴戟天微温。主頭面風。君。

白芷温。主頭面風。臣。

防風温。治頭面來去風氣。臣。

【蜂子微寒,微溫。

【杜若微溫。

【菓耳實、溫。葉微寒。

中風脚弱

石斛 平。

石鍾乳 溫。

殷蘖 溫。

孔公蘖 溫。

石硫黄 溫,大熱。

附子 溫,大熱。

豉寒。

丹參 微寒。

五加皮 溫,微寒。

竹瀝大寒。

大豆 平。

天雄 溫,大溫。

側子大熱。

臣禹錫等謹按,藥對

木防己平。治攣急。臣。

獨活微溫。主脚弱。君。

松節溫。治脚膝弱。君。

牛膝平。治痛痹。君。

【胡麻平。

久風濕痹

昌蒲 温,平。

茵芋 温,微温。

天雄 温,大温。

附子 温,大熱。

烏頭 温,大熱。

蜀椒 温,大熱。

牛膝平。

天門冬 平,大寒。

术 温。

丹參 微寒。

石龍芮 平。

茵蔯蒿 平,微寒。

細辛 温。

松節温。

側子大熱。

松葉温。

臣禹錫等謹按,藥對

薏苡人微寒。治中風,濕痹,筋攣。君。

羊躑躅温。治風。使。

栢子人平。治風濕痺。君。

獨活微温。治風,四肢無力,拘急。君。

【天門冬平,大寒。

【菜耳實、温。葉微寒。

【蔓荆實微寒,微温。

賊風攣痛

茵芌 温,微温。

附子 温,大熱。

側子大熱。

麻黄 温,微温。

芎藭 温。

杜仲 平,温。

萆薢 平。

狗脊 平,微温。

白鮮皮 寒。

白及 平,微寒。

菜耳 温。

猪椒温。

【石斛平。

【漢防己平,温。

暴風瘙癢

蛇床子 平。

莔藘 溫。

烏啄 微溫。

蒺蔾子 溫,微寒。

景天 平。

茺蔚子 微溫,微寒。

青葙子 微寒。

楓香脂 平。

藜蘆 寒,微寒。

臣禹錫等謹按,蜀本

烏蛇 平。

藥對

葶藶子 寒。主中暴風。使。

枳實 微寒。主大風在皮膚中癢。君。

穀莖 主身癮胗,煮水洗。臣。

【枳殼 微寒。

傷寒

麻黃 溫,微溫。

葛根 平。

杏人 溫。

前胡微寒。

柴胡 平,微寒。

大青大寒。

龍膽 寒,大寒。

芍藥 平,微寒。

薰草平。

升麻平,微寒。

牡丹 寒,微寒。

虎掌 溫,微寒。

术 溫。

防己 平,溫。

石膏 微寒,大寒。

牡蠣 平,微寒。

貝母 平,微寒。

鼈甲 平。

犀角 寒,微寒。

羚羊角 寒,微寒。

葱白平。

生薑微溫。

豉寒。

人溺寒。

芒消大寒。

臣禹錫等謹按，藥對

栝樓寒。主煩熱渴，發黃。臣。

葱根寒。主頭痛，發表。臣。

大黃大寒。使。

雄黃平。君。

白鮮皮寒。主時病，出汗。臣。

射干微溫。治時氣病，鼻塞，喉痺，陰毒。使。

茵蔯蒿平，微寒。主發黃。臣。

梔子大寒。臣。

青竹筎微寒。主頭痛。臣。

寒水石大寒。主五內大熱。臣。

水牛角平。主溫病。使。

紫草寒。主骨肉中痛。臣。

菜耳微寒。臣。

虎骨平。主傷寒。

【**知母**寒。

【**半夏**平，生微寒，熟溫。

106

大熱

凝水石 寒，大寒。

石膏 微寒，大寒。

滑石 寒，大寒。

證類本草箋釋

黄芩 平,大寒。

知母 寒。

白鮮皮 寒。

玄參 微寒。

大黃 寒,大寒。

沙參 微寒。

苦參 寒。

茵陳蒿 平,微寒。

鼠李根皮微寒。

竹瀝大寒。

栀子 寒,大寒。

蛇莓大寒。亡改切。

人糞汁寒。

白頸蚯蚓 寒,大寒。

芒消大寒。

臣禹錫等謹按,藥對

梓白皮寒。除熱。使。

地膚子寒。主去皮膚中熱氣。

小麥微寒。主胃中熱。使。

木蘭皮寒。主身大熱暴熱面皰。臣。

水中萍寒。主暴熱身癢。臣①。

107

---

① 臣:底本原無此字,據劉甲本補。

理石_寒。君。

石膽_寒。主肝藏中熱。臣。

牛黃_平。主小兒熱癇,口不開。君。

羚羊角_{微寒}。主熱在肌膚。臣。

垣衣_{大寒}。主發瘡。

白薇_{大寒}。臣。

景天_平。主身熱,小兒發熱驚氣。君。

升麻_{微寒}。主熱毒。君。

龍齒角_平。主小兒身熱。臣。

葶藶_寒。主身暴熱,利小便。使。

藍葉實_寒。主五心煩悶。君。

蜞蟘_寒。主狂語,頭發熱。使。

楝實_寒。作湯浴通身熱,主溫病。使。

荊瀝_{大寒}。主胸中痰熱。臣。

勞復

鼠屎_{微寒}。

豉_寒。

竹瀝_{大寒}。

人糞汁_寒。

臣禹錫等謹按,蜀本

大黃_{大寒}。

證類本草箋釋

108

葱白平。

犀角寒。

防己平。

虎掌温。

牡蠣微寒。

生薑微温。

芒消大寒。

【鱉甲平。

【柴胡平，微寒。

【麥門冬①　平，微寒。

温瘧

常山 寒，微寒。

蜀漆 平，微温。

牡蠣 平，微寒。

鱉甲 平。

麝香 温。

麻黄 温，微温。

大青大寒。

防葵 寒。

猪苓 平。

---

①　柴胡、麥門冬前"【"：底本原無，據劉甲本補。

防己 平,温。

茵芋 温,微温。

巴豆 温,生温熟寒。

白頭翁 温。

女青 平。

芫花 温,微温。

白薇 平,大寒。

松蘿 平。

臣禹錫等謹按,蜀本

天靈蓋平。

蕘花寒。

茵蔯蒿平。

藥對

龜甲平。臣。

小麥微寒。

羊躑躅温。使。

白斂微寒。主温瘧寒熱。使。

蔛葍根温。使。

當歸温。主瘧寒熱。君。

竹葉平。合常山煮,主孩子久瘧極良。雞子黃和常山爲
丸,用竹葉湯下,主久瘧。

【桃人平。

【烏梅平。

【雄黃平,大溫。

【昌蒲溫。

【莽草溫。

中惡

麝香 溫。

雄黃 平,寒,大溫。

丹砂 微寒。

升麻平,微寒。

乾薑 溫,大熱。

巴豆 溫,生溫熟寒。

當歸 溫,大溫。

芍藥 平,微寒。

吳茱萸 溫,大熱。

鬼箭 寒。

桃梟 微溫。

桃皮平。

桃膠微溫。

烏頭 溫,大溫。

烏雌雞血平。

臣禹錫等謹按,蜀本

海桐皮平。

肉豆蔻温。

蓬莪茂温。

牛黄平。君。

芎藭温。臣。

苦參寒。君。

梔子大寒。臣。

葈耳葉微寒。臣。

桔梗微温。臣。

桃花平。使。

霍亂

人參 微寒,微温。

术 温。

附子 温,大熱。

桂心大熱。

乾薑 温,大熱。

橘皮 温。

厚朴 温,大温。

香薷微温。

藘舌微温。

高良薑_{大溫}。

木瓜_溫。

　　臣禹錫等謹按，蜀本

小蒜_溫。

雞屎白_{微寒}。

藕豆葉

雞舌香_{微溫}。

豆蔻_溫。

楠材_{微溫}。

蓬莪茂_溫。

肉豆蔻_溫。

海桐皮_平。

　　藥對

吳茱萸_{大熱}。臣。

【丁香_溫。

轉筋

小蒜_溫。

113

木瓜_溫。

橘皮　溫。

雞舌香_溫。

楠材_{微溫}。

豆蔻温。

香薷微温。

杉木微温。

藊豆微温。

生薑微温。臣禹錫等謹按,本經朱字"乾薑温";墨字"生薑微温"。若從朱字,則是乾薑,即不當言微温;若從微温,則是生薑,即當作墨字。然二薑俱不主轉筋,難以改正。

嘔哕

厚朴温,大温。

香薷微温。

麂舌微温。

附子温,大熱。

小蒜温。

楠材微温。

高良薑大温。

木瓜温。

桂大熱。

橘皮温。

雞舌香微温。

臣禹錫等謹按,蜀本

枇杷葉平。

麝香温。

肉豆蔻温。

藥對

青竹筎微寒。主呟嘔。臣。

蘆根寒。生主呟。

通草平。主呟。臣。

生蘡薁藤汁寒。

【人参微寒，微温。

【丁香温。

【术温。

大腹水腫

大戟 寒，大寒。

甘遂 寒，大寒。

澤漆 微寒。

葶藶 寒，大寒。

芫花 温，微温。

巴豆 温，生温熟寒。

猪苓 平。

防己 平，温。

澤蘭 微温。

桑根白皮 寒。

商陸 平。

115

澤瀉 寒。

郁李人 平。

海藻 寒。

昆布寒。

苦瓠 寒。

小豆 平。

瓜蒂 寒。

鼍魚 寒。

鯉魚寒。

大豆 平。

藋花 寒，微寒。

黃牛溺寒。

臣禹錫等謹按，蜀本

海松子小溫。

藥對

香薷微溫。主水腫。臣。

穀米微寒。主逐水腫，利小便。臣。

通草平。主利水腫及小便。臣。

麥門冬微寒。臣。

椒目寒。主除風水滿。使。

柳花寒。主腹腫。使。

雄黃平。君。

白术温。逐風水結腫。君。

秦艽微温。主下大水。臣。

腸澼下痢

赤石脂大温。

龍骨 平,微寒。

牡蠣 平,微寒。

乾薑 温,大熱。

黃連 寒,微寒。

黃芩 平,大寒。

當歸 温,大温。

附子 温,大熱。

禹餘糧 寒,平。

藜蘆 寒,微寒。

蘗木 寒。

雲實 温。

礬石 寒。

阿膠 平,微温。

熟艾微温。

陟釐大温。

石硫黃 温,大熱。

蠟 微温。

烏梅_平。

石榴皮_平。

枳實 _寒,微寒。

臣禹錫等謹按,蜀本

使君子_溫。

金櫻子_平,溫。

藥對

白石脂_平。主水痢。臣。

牛角鰓_溫。治痢。臣。

滑石_寒。主澼下。君。

地榆_{微寒}。止血痢。

桂心_{大熱}。主下痢。君。

吳茱萸_溫,大熱。主冷下洩。臣。

鯽魚頭_溫。主下痢。

厚朴_溫,大溫。主下洩腹痛。臣。

白朮_溫。主胃虛冷痢。君。

蜜_平。主赤白痢。君。

龜甲_平。主下洩。臣。

久蜆殼_寒。主下痢。使。

薤白_溫。主下赤白痢。臣。

白頭翁_溫。主毒痢止痛。使。

猬皮_平。主赤白痢。臣。

證類本草箋釋

蚺蛇膽寒。主下痢、蠱蟲。使。

柏葉微温。主血痢。君。

蒲黃平。主下血。臣。

小豆花平。主下痢。使。

麴温。主腹脹、冷積、下痢。臣。

猪懸蹄微寒。主下漏洩。使。

雞子平。主下痢。

貝子平。主下血。

白蘘荷微温。主赤白痢。臣。

葛穀平。主十年赤白痢。臣。

青羊脂温。主下血。臣。

蓯蓉微温。主赤白下痢。臣。

赤白花鼠尾草微寒。主赤白下痢。使。

【**赤地利**平。

【**桃花石**温。

大便不通

大黃 寒，大寒。

巴豆 温，生温熟寒。

石蜜 平，微温。

麻子 平。

牛膽大寒。

猪膽微寒。

【朴消寒，大寒。

【芒消大寒。

【大戟寒，大寒。

【檳榔温。

【牽牛子寒。

【郁李人平。

小便淋

滑石 寒，大寒。

冬葵子及根寒。

白茅根 寒。

瞿麥 寒。

榆皮 平。

石韋 平。

葶藶 寒，大寒。

蒲黄 平。

麻子 平。

120

琥珀平。

石蠶 寒。

蜥蜴 寒。

胡鷰屎 平。

衣魚 温。

亂髮微温。

淋石暖。

藥對

車前子寒，主淋。

茯苓平。主淋，利小便。君。

黃芩大寒。主利小便。臣。

澤瀉寒。主淋，利三焦停水。君。

敗蒲皮平。主利小便。臣。

冬瓜微寒。主淋，小便不通。君。

桑螵蛸平。主五淋，利小便。臣。

【猪苓平。

【石鷰寒。

【海蛤平。

【木通平。

【貝齒平。

121

小便利

牡蠣 平，微寒。

龍骨 平，微寒。

鹿茸 温，微温。

桑螵蛸 平。

漏蘆 寒,大寒。

土瓜根 寒。

雞肶胵微寒。

雞腸草微寒。

　　臣禹錫等謹按,藥對

昌蒲溫。止小便利。君。

蒟醬溫。主尿不節。臣。

【山茱萸平。

溺血

戎鹽 寒。

蒲黃 平。

龍骨 平,微寒。

鹿茸 溫,微溫。

乾地黃 寒。

　　臣禹錫等謹按,蜀本

葱涕平。

【牛膝平。

【車前子寒。

【栢子并葉平,溫。

消渴

白石英 微温。

石膏 微寒，大寒。

茯神平。

麥門冬 平，大寒。

黄連 寒，微寒。

知母 寒。

栝樓根 寒。

茅根 寒。

枸杞根大寒。

小麥微寒。

䈽竹葉大寒。

土瓜根 寒。

葛根 平。

李根大寒。

蘆根寒。

菰根大寒。

冬瓜微寒。

馬乳冷。

牛乳微寒。

羊乳温。

桑根白皮 寒。

茯苓平。主口乾。君。

理石寒。主口乾,消熱毒。君。

菟絲子平。主口乾,消渴。

牛膽大寒。主渴利,中腄熱。君。

苧汁寒。止渴。使。

古屋瓦苔寒。主消渴。

兔骨平。治熱中,消渴。臣。

豬苓平。主渴、痢。使。

黄疸

茵蔯蒿 平,微寒。

梔子 寒,大寒。

紫草 寒。

白鮮皮 寒。

生鼠微溫。

大黄 寒,大寒。

豬屎寒。

瓜蔕 寒。

栝樓 寒。

秦艽 平。

臣禹錫等謹按,唐本

黄芩_{大寒}。

【牡鼠_{微寒}。

上氣欬嗽

麻黄 溫，微溫。

杏人 溫。

白前_{微溫}。

橘皮 溫。

紫菀 溫。

桂心_{大熱}。

款冬花 溫。

五味子 溫。

細辛 溫。

蜀椒 溫，大熱。

半夏 平，生微寒，熟溫。

生薑_{微溫}。

桃人 平。

紫蘇子_溫。

射干 平，微溫。

芫花 溫，微溫。

百部根_{微溫}。

乾薑 溫，大熱。

貝母 平,微寒。

皂莢 溫。

臣禹錫等謹按,蜀本

蛤蚧平。

縮沙蜜溫。

藥對

鍾乳溫。主上氣。臣。

獺肝平。主氣嗽。使。

烏頭大熱。主嗽逆、上氣。使。

藜蘆微寒。主嗽逆。使。

鯉魚平。燒末主欬嗽。臣。

淡竹葉大寒。主嗽逆、氣上。臣。

海蛤平。主上氣。臣。

石硫黃大熱。主氣嗽。臣。

嘔吐

厚朴 溫,大溫。

橘皮 溫。

人參 微寒,微溫。

半夏 平,生微寒,熟溫。

麥門冬 平,微寒。

白芷 溫。

證類本草箋釋

生薑微溫。

鈆丹 微寒。

雞子 微寒。

薤白 溫。

甘竹葉大寒。

臣禹錫等謹按，蜀本

旋復花溫。

白豆蔲大溫。

藥對

附子大熱。主嘔逆。使。

竹筎微寒。主乾嘔。臣。

痰飲

大黃 寒，大寒。

甘遂 寒，大寒。

芒消大寒。

茯苓 平。

柴胡 平，微寒。

芫花 溫，微溫。

前胡微寒。

术 溫。

細辛 溫。

旋復花 温。

厚朴 温,大温。

人參 微寒,微温。

枳實 寒,微寒。

橘皮 温。

半夏 平,生微寒,熟温。

生薑微温。

甘竹葉大寒。

蕘花 寒,微寒。

臣禹錫等謹按,蜀本

威靈仙温。

藥對

射干微温。主胸中結氣。使。

烏頭大熱。主心中痰冷①,不下食。使。

吳茱萸大熱。主痰冷,腹內諸冷。臣。

朴消大寒。主痰滿停結。君。

巴豆温。主痰飲留結,利水穀,破腸中冷。

【高良薑大温。

宿食

大黃 寒,大寒。

---

① 冷:底本作"令",據上下文改。

巴豆 温,生温熟寒。

朴消 寒,大寒。

柴胡 平,微寒。

术 温。

桔梗 微温。

厚朴 温,大温。

皂荚 温。

麴温。

蘖温。

檳榔温。

腹脹滿

麝香 温。

甘草 平。

人參 微寒,微温。

术 温。

乾薑 温,大熱。

百合 平。

厚朴 温,大温。

菴藺子 微寒,微温。

枳實 寒,微寒。

桑根白皮 寒。

皂荚 温。

大豆黄卷 平。

臣禹锡等谨按，唐本

卷柏温。

蜀本

荜澄茄温。

药对

忍冬温。主腹满。君。

射干微温。主胁下满急。使。

香薷微温。主腹满水肿。臣。

旋覆花温。主胁下寒热，下水。臣。

【诃藜勒

【草豆蔻

心腹冷痛

当归 温,大温。

人参 微寒,微温。

芍药 平,微寒。

桔梗 微温。

干姜 温,大热。

桂心大热。

蜀椒 温,大热。

附子 温,大熱。

吳茱萸 温,大熱。

烏頭 温,大熱。

术 温。

甘草 平。

礜石 大熱,生温熟熱。

臣禹錫等謹按,蜀本

膃肭臍大熱。

肉豆蔻温。

零陵香平。

胡椒大温。

紅豆蔻温。

藥對

黃芩大寒。臣。

戎鹽寒。臣。

厚朴温。臣。

萆薢平。臣。

芎藭温。臣。

【高良薑大温。

【蜂子平,微寒。

【蓬莪茂温。

【蒜温。

腸鳴

丹參 微寒。

桔梗 微溫。

海藻 寒。

昆布寒。

【半夏生微寒,熟溫。

心下滿急

茯苓 平。

枳實 寒,微寒。

半夏 平,生微寒,熟溫。

朮 溫。

生薑微溫。

百合 平。

橘皮 溫。

臣禹錫等謹按,藥對

菴藺子微寒。主心下堅。臣。

132 杏人溫。主心下急滿。臣。

石膏大寒。主心下急。臣。

心煩

石膏 微寒,大寒。

滑石 寒,大寒。

杏人 溫。

梔子 寒,大寒。

茯苓 平。

貝母 平,微寒。

通草 平。

李根大寒。

竹瀝大寒。

烏梅平。

雞子微寒。

豉寒。

甘草 平。

知母 寒。

尿寒。

臣禹錫等謹按,蜀本

盧會寒。

天竺黃寒。

胡黃連平。

藥對

王不留行平。主心煩。君。

石龍芮平。主心煩。君。

玉屑平。主胃中熱,心煩。君。

133

雞肶胵_{微寒}。除熱，主煩熱。臣。

寒水石_{大寒}。主煩熱。臣。

藍汁_寒。主煩熱。君。

楝實_寒。主大熱狂。使。

廩米_温。止煩熱。臣。

敗醬_{微寒}。主煩熱。臣。

梅核人_平。除煩熱。臣。

蒺藜子_{微寒}。主心煩。臣。

龍齒角_平。主小兒身熱。臣。

牛黃_平。主小兒癇熱，口不開，心煩。君。

酸棗_平。主心煩。

積聚癥瘕

空青 寒,大寒。

朴消 寒,大寒。

芒消_{大寒}。

石硫黃 温,大熱。

粉錫 寒。

大黃 寒,大寒。

狼毒 平。

巴豆 温,生温熟寒。

附子 温,大熱。

134

烏頭 温,大熱。

苦參 寒。

柴胡 平,微寒。

鼈甲 平。

蜈蚣 温。

赭魁平。

白馬溺微寒。

鮀甲 微温。

礜石 大熱,生温熟熱。一本作"礬石"。臣禹錫等謹按,礬石條並無主療積聚癥瘕之文,"一本作礬石"者爲非。

芫花 温,微温。臣禹錫等謹按,唐、蜀本作"蕘花"。今據本經蕘花破積聚癥瘕,而芫花非的主,當作"蕘花"。

鰡魚 微温。臣禹錫等謹按,唐本、蜀本云"鮀魚甲微温",無此鰡魚一味,遍尋本草,並無鰡魚。上已有鮀甲,此鰡魚爲文悮,不當重出。

臣禹錫等謹按,蜀本

續隨子温。

京三稜平。

太陰玄精温。

135

威靈仙温。

藥對

牡蒙平。

蜀漆平。主癥結癖氣。使。

貫衆微寒。主腸中邪氣積聚。使。

甘遂寒。主散癥結積聚。使。

天雄大熱。主破癥結積聚。使。

理石寒。主除熱結,破積聚。

消石寒。主破積聚、堅結。君。

【猪肚微温。

鬼疰尸疰

雄黄 平,寒,大温。

丹砂 微寒。

金牙平。

野葛 温。

馬目毒公 温,微温。

女青 平。

徐長卿 温。

虎骨平。

狸骨温。

鸛骨大寒。

獺肝平。

芫青微温。

白殭蠶平。

鬼臼 温,微温。臣禹錫等謹按,神農本草"鬼臼,一名馬目毒公"，今此療鬼疰尸疰藥，雙出二名，據《本草》説爲重，當删去一條。然詳陶隱居注鬼臼條下，以鬼臼與馬目毒公爲二物，及古方多有兩用處，今且並存之。

白鹽寒。臣禹錫等謹按，本經言鹽，有食鹽、光明鹽、緑鹽、鹵鹽、大鹽、戎鹽六條，並無白鹽之名。遍檢諸鹽，皆不主鬼疰尸疰，惟食鹽主殺鬼蠱邪疰。又陶隱居注戎鹽條下，述虜中鹽有九種，云白鹽、食鹽常食者，則白鹽乃食鹽之類。而食鹽主殺鬼蠱邪疰，疑此白鹽乃食鹽耳。即當爲温，又不當爲寒也。

臣禹錫等謹按，蜀本

天靈蓋平。

膃肭臍大熱。

藥對

麝香温，君。

卷栢温，臣。

敗天公平，臣。

【蚱蟬寒。

【白鮮皮寒。

【牛黄平。

【龍齒平，微寒。

【雷丸寒，微寒。

【安息香平。

【代赭寒。

驚邪

雄黃 平,寒,大溫。

丹砂 微寒。

紫石英 溫。

茯神平。

龍齒 平。

龍膽 寒,大寒。

防葵 寒。

馬目毒公 溫,微溫。

升麻平,微寒。

麝香 溫。

人參 微寒,微溫。

沙參 微寒。

桔梗 微溫。

白薇 平,大寒。

遠志 溫。

栢實 平。

鬼箭 寒。

鬼督郵平。

小草 溫。

卷栢 溫,平,微寒。

紫苑溫。

羚羊角 寒,微寒。

鮀甲 微温。

丹雄雞 微温,微寒。

犀角 寒,微寒。

羖羊角 温,微寒。

茯苓 平。

蚱蟬 寒。

　　　臣禹錫等謹按,蜀本

縮砂蜜温。

【鬼臼

癲癇

龍齒角平。

牛黄 平。

防葵 寒。

牡丹 寒,微寒。

白斂 平,微寒。

莨菪子 寒。

雷丸 寒,微寒。

釣藤微寒。

白殭蠶平。

蛇牀子 平。

蛇蛻 平。

蜻蛉 寒。

白馬目 平。

鈆丹 微寒。

蚱蟬 寒。

白狗血溫。

豚卵 溫。

豬牛犬等齒平。

熊膽寒。

臣禹錫等謹按，蜀本

盧會寒。

瑇瑁寒。

藥對

白馬懸蹄平。臣。

淡竹瀝大寒。臣。

蛇銜微寒。主寒熱。臣。

秦皮微寒，大寒。

頭髮溫。

雞子平。主發熱。

狗糞中骨平。臣。

露蜂房平。使。

白鮮皮寒。臣。

140

雀甕_{平。}使。

甘遂_{寒。}使。

升麻_{微寒。}君。

大黄_{大寒。}使。

【銀屑_{平。}

喉痹痛

升麻_{平，微寒。}

射干 _{平，微温。}

杏人 _{温。}

蒺藜子 _{温，微寒。}

棘針_{寒。}臣禹錫等謹按，本經"白棘，一名棘針"，不主喉痹痛。棘刺花條末云"又有棗針，療喉痹不通"，此棘針字當作棗針。

絡石 _{温，微寒。}

百合 _{平。}

篁竹葉_{大寒。}

莽草 _{温。}

苦竹葉_{大寒。}

臣禹錫等謹按，唐本

細辛_{温。}

藥對

豉_{寒。}治喉閉不通。使。

當歸温。切,醋熬,傅腫上;亦主喉閉不通。君。

噎病

羚羊角 寒,微寒。

通草 平。

青竹筎微寒。

頭垢微寒。

蘆根寒。

牛齝平。

舂杵頭細糠平。

臣禹錫等謹按,藥對

鸕鷀頭微寒。主噎不通。

鯁

狸頭骨温。

獺骨平。

鸕鷀骨微寒。

142

齒痛

當歸 温,大温。

獨活 平。

細辛 温。

蜀椒 温,大熱。

芎藭 温。

附子 温,大熱。

莽草 温。

礜石 寒。

蛇牀子 平。

生地黄大寒。

莨菪子 寒。

雞舌香微温。

車下李根寒。臣禹錫等謹按,本經"車下李根,郁李根也"①。

馬懸蹄 平。

雄雀屎温。

臣禹錫等謹按,蜀本

楓香脂平。

藥對

金釵火燒針齒痛即止。

烏頭大熱。使。

白頭翁温。使。

酒漬枳根微寒。

---

① 《本草經》郁李人條,《名醫别録》文"一名車下李",此《嘉祐本草》意引。

口瘡

黄連 寒,微寒。

蘗木 寒。

龍膽 寒,大寒。

升麻 平,微寒。

大青大寒。

苦竹葉大寒。

石蜜平,微溫。

酪寒。

酥微寒。

豉寒。

臣禹錫等謹按,藥對

乾地黄平。

吐唾血

羚羊角 寒,微寒。

白膠平,溫。

戎鹽 寒。

柏葉微溫。

艾葉微溫。

水蘇 微溫。

生地黄大寒。

大小薊溫。

蟅蟲 微溫,微寒。

飴糖微溫。

伏龍肝微溫。

黃土平。

　臣禹錫等謹按,蜀本

鐺墨

　藥對

馬通微溫。使。

小麥微寒。使。

麥句薑寒。君。天名精也。

【牛膝平。治痛痺。君。

【桑根白皮寒。

鼻衄血

礜石 寒。

蒲黃 平。

蝦蟇藍寒。臣禹錫等謹按,本經"天名精,一名蝦蟇藍"。

雞蘇微溫。臣禹錫等謹按,本經"水蘇,一名雞蘇"。

大薊溫。

艾葉微溫。

桑耳 平。

竹笳微寒。

蛸皮 平。

溺坅平。

藍 寒。

狗膽 平。

燒亂髮微溫。

臣禹錫等謹按,藥對

熱馬通微溫。傅頂止衄。使。

【生地黃大寒。

鼻齆

通草 平。

細辛 溫。

桂心大熱。

蒴核 溫,微寒。

薰草平。

瓜蔕 寒。

耳聾

磁石 寒。

昌蒲 溫,平。

葱涕平。

雀腦平。

白鵝膏微寒。

鯉魚腦溫。

絡石　溫,微寒。

白頸蚯蚓　寒,大寒。

　　臣禹錫等謹按,藥對

生麻油微寒。君。

烏賊魚骨微溫。臣。

土瓜寒。

烏雞膏寒。

【龍腦微寒。

鼻息肉

藜蘆　寒,微寒。

礬石　寒。

地膽　寒。

通草　平。

白狗膽平。

　　臣禹錫等謹按,藥對

147

細辛溫。君。

桂心大熱。

瓜蒂寒。臣。

【雄黃平,大溫。

目赤熱痛

黃連 寒,微寒。

蕤核 溫,微寒。

石膽 寒。

空青 寒,大寒。

曾青 小寒。

決明子 平,微寒。

蘗木 寒。

栀子 寒,大寒。

蓂子溫。

苦竹葉大寒。

雞子白微寒。

鯉魚膽 寒。

田中螺大寒。

車前子 寒。

蕲蓂子 微溫。

臣禹錫等謹按,藥對

細辛溫。明目。君。

銅青寒。主風爛淚出。

秦皮微寒。主目赤熱淚出。

石榴皮溫。主目赤痛淚下。使。

白薇大寒。主目赤熱。臣。

目膚瞖

秦皮 微寒,大寒。

細辛 温。

真珠寒。

貝子 平。

石決明平。

麝香 温。

馬目毒公 温,微温。

伏翼 平。

青羊膽平。

蠐螬汁 微温,微寒。

菟絲子 平。

臣禹錫等謹按,蜀本

石蟹寒。

藥對

丹砂微寒。

聲音啞

昌蒲 温,平。

石鍾乳 温。

孔公孽 温。

皂角 温。

苦竹葉大寒。

麻油微寒。

通草平。利九竅，出聲。臣。

面䵟皰

菟絲子 平。

麝香 溫。

熊脂 微寒，微溫。

女萎 平。

藁本 溫，微寒。

木蘭 寒。

梔子 寒，大寒。

紫草 寒。

白瓜子 平，寒。

蜂子微寒。君。

白斂平。主光澤。

白术溫。君。

山茱萸平。臣。

【冬瓜子平，寒。

【白殭蠶平。

【蜀葵花平。

【白附子平。

髮禿落

桑上寄生 平。

秦椒 溫,生溫熟寒。

桑根白皮 寒。

麻子 平。

桐葉 寒。

豬膏微寒。

鴈肪 平。

馬鬐膏平。

松葉溫。

棗根

雞肪 臣禹錫等謹按,藥對云"雞肪,寒"。

荆子微寒,溫。臣禹錫等謹按,本經有蔓荆、牡荆,此只言荆子,據朱字,合是蔓荆子;及據唐本云"味苦、辛",故定知非牡荆子矣。

滅瘢

鷹屎白平。

白殭蠶平。

衣魚 溫。

【白附子平。

【蜜陀僧平。

金瘡

石膽 寒。

薔薇 溫,微寒。

地榆 微寒。

艾葉微溫。

王不留行平。

白頭翁 溫。

釣樟根溫。

石灰 溫。

狗頭骨平。

臣禹錫等謹按,藥對

薤白溫。主金瘡,止痛,瘡中風,水腫。臣。

車前子寒。止血。

當歸溫。君。

蘆竹籜寒。主金瘡,生肉。使。

桑灰湯平。臣。

蛇銜微寒。臣。

葛根平。臣。

【水楊花寒。

【突厥白_寒。

踒折

生鼠_{微溫}。

生龜_平。

生地黃_{大寒}。

烏雄雞血_平。

烏雞骨_平。

李核人_平。

臣禹錫等謹按，蜀本

自然銅_平。

木鼈子_溫。

骨碎補_溫。

無名異_平。

藥對

續斷_{微溫}。臣。

瘀血

蒲黃 平。

琥珀_平。

羚羊角 寒,微寒。

牛膝_平。

大黄 寒，大寒。

乾地黄 寒。

朴消 寒，大寒。

紫參 寒，微寒。

桃人 平。

虎杖微溫。

茅根 寒。

䗪蟲 寒。

䖟蟲 微寒。

水蛭 平，微寒。

蜚蠊 寒。

臣禹錫等謹按，蜀本

天南星

藥對

鮑魚溫。主踒跌。

飴糖微溫。去血病。臣。

神屋平。主血。

菴藺子微寒。主藏血、身中有毒。臣。

芍藥微寒。主逐賊血。

鹿茸溫。主血流在腹。臣。

車前子寒。主瘀血痛。

牡丹微寒。主除留血。使。

證類本草箋釋

射干微温。主除留血、老血。使。

藕汁寒。主消血。

天名精地菘是也。寒。

火灼

柏白皮微寒。

生胡麻 平。

鹽 寒。臣禹錫等謹按，食鹽，温；光明鹽，平；綠鹽，平；大鹽，寒；戎鹽，寒。並無主火灼之文，不知此果何鹽也。

豆醬寒。

井底泥寒。

醋温。

黃芩 平，大寒。

牛膝平。

梔子 寒，大寒。

癰疽

絡石 温，微寒。

黃耆 微温。

白斂 平，微寒。

烏喙微温。

通草 平。

敗醬 平,微寒。

白及 平,微寒。

大黃 寒,大寒。

半夏 平,生微寒,熟温。

玄參 微寒。

薔蘼微寒。

鹿角 温,微温。

蝦蟇 寒。

土蜂子 平。

伏龍肝微温。

甘蕉根大寒。

臣禹錫等謹按,藥對

礜石火燒,於苦酒中焠,杵破,醋和貼之,即消。

烏賊魚骨微温。臣。

鹿茸温。臣。

升麻微寒。貼諸毒。君。

赤小豆平。主貼腫易消。臣。

側子大熱。主癰腫。

惡瘡

雄黃 平,寒,大温。

雌黃 平,大寒。

粉錫 寒。

石硫黃 溫,大熱。

礬石 寒。

松脂 溫。

蚚牀子 平。

地榆 微寒。

水銀 寒。

蛇銜 微寒。

白斂 平,微寒。

漏蘆 寒,大寒。

蘗木 寒。

占斯溫。

雚菌 平,微溫。

莽草 溫。

青葙子 微寒。

白及 平,微寒。

楝實 寒。

及己平。

狼跋寒。

桐葉 寒。

虎骨平。

豬肚微溫。

蔄茹 寒，微寒。

藜蘆 寒，微寒。

石灰 溫。

狸骨溫。

鐵漿平。

臣禹錫等謹按，蜀本

野駝脂

藥對

苦參寒。主諸惡瘡軟癤。君。

白石脂平。主疽痔惡瘡。臣。

蘩蔞平。主積年惡瘡。臣。

藁本溫。臣。

昌蒲溫。主風瘙。君。

艾葉微溫。苦酒煎，主除癬及下部瘡。臣。

槲皮平。臣。

葵根寒。君。

柳華寒。主馬疥惡瘡，煮洗立差。使。

五加皮微寒。主疽瘡。使。

梓葉微寒。使。

苧根寒。主小兒赤丹。使。

穀葉平。洗之令生肉。臣。

萹竹平。主浸淫疥惡瘡。使。

天麻平。臣。

孔公蘗温。主男女陰蝕瘡。臣。

紫草寒。主小兒面上瘡。使。

馬鞭草平。主下部瘡。臣。

漆瘡

蟹寒。

茱萸皮 温,大熱。

苦芙烏老切。微寒。

雞子白微寒。

鼠査見杉材注。

井中苔萍大寒。

秫米微寒。

杉材微温。

臣禹錫等謹按,蜀本

石蟹寒。

漆姑葉微寒。

藥對

芒消大寒。傅漆瘡。君。

【黃櫨木寒。

癭瘤

小麥微寒。

海藻 寒。

昆布寒。

文蛤平。

半夏 平,生微寒,熟温。

貝母 平,微寒。

通草 平。

松蘿 平。

連翹 平。

白頭翁 温。

海蛤 平。

生薑微温。

臣禹錫等謹按,藥對

玄參微寒。主散頸下腫核。臣。

杜蘅温。臣。

瘰癧

雄黃 平,寒,大温。

礜石 大熱,生温熟熱。

常山 寒,微寒。

狼毒 平。

側子大熱。

連翹 平。

昆布寒。

狸骨溫。

王不留行平。

斑猫 寒。

地膽 寒。

鼈甲 平。

臣禹錫等謹按，藥對

蟾蜍寒。臣。

附子大熱。使。

漏蘆寒。主諸瘻。

白礬寒。主瘻惡瘡瘰癧。使。

雌黃平。主瘻疽惡瘡。臣。

車前子寒。

蛇銜微寒。主鼠瘻。臣。

【蝦蟇寒。

五痔

白桐葉 寒。

萹蓄 平。

猬皮 平。

猪懸蹄 平。

黄耆 微温。

臣禹錫等謹按，蜀本

五靈脂温。

五倍子平。

藥對

龜甲平。主五痔。臣。

赤石脂大温。君。

蘗木寒。主腸痔。

榧子平。臣。

槐子寒。君。

蛇蛻平。

臘月鴝鵒平。作屑，主五痔。

鼈甲平。主五痔。臣。

腐木檽寒。臣。

竹筎微寒。臣。

菓耳微寒。臣。

槲脉平。燒作散，主痔。

【槐鵝微温。

【柏葉平。

【艾葉微温。

脫肛

證類本草箋釋

162

鼈頭平。

卷柏 温,平,微寒。

鐵精微温。

東壁土平。

蝸牛寒。

生鐵微寒。

蠶

青葙子 微寒。

苦參 寒。

蚲音髯。蛇膽寒。

蝮蛇膽微寒。

大蒜温。

戎鹽寒。

　　臣禹錫等謹按,藥對

艾葉煎微温。臣。

【馬鞭草平。

蚘蟲

薏苡根 微寒。

雚菌 平,微温。

乾漆 温。

棟根微寒。

茱萸根 温,大熱。

艾葉微温。

　　臣禹錫等謹按,藥對

石榴根平。使。

檳榔温。君。

【鶴蝨平。

【龍膽寒,大寒。

寸白

檳榔温。

蕪荑平。

貫眾 微寒。

狼牙 寒。

雷丸 寒,微寒。

青葙子 微寒。

橘皮 温。

茱萸根 温,大熱。

石榴根平。

榧子平。

　　臣禹錫等謹按,藥對

桑根白皮寒。臣。

虚勞

丹砂 微寒。

空青 寒,大寒。

石鍾乳 温。

紫石英 温。

白石英 微温。

磁石 寒。

龍骨 平,微寒。

茯苓 平。

黃耆 微温。

乾地黃 寒。

茯神平。

天門冬 平,大寒。

署預 温,平。

石斛 平。

沙參 微寒。

人參 微寒,微温。

玄參 微寒。

五味子 温。

肉蓯蓉 微温。

續斷 微温。

澤瀉 寒。

牡丹 寒，微寒。

芍藥 平，微寒。

牡桂 溫。

遠志 溫。

當歸 溫，大溫。

牡蠣 平，微寒。

五加皮 溫，微寒。

白棘 寒。

覆盆子平。

巴戟天 微溫。

牛膝平。

杜仲 平，溫。

柏實 平。

桑螵蛸 平。

石龍芮 平。

石南 平。

桑根白皮 寒。

地膚子 寒。

車前子 寒。

麥門冬 平，微寒。

乾漆 溫。

菟絲子 平。

蛇牀子 平。

枸杞子微寒。

大棗 平。

枸杞根大寒。

麻子 平。

胡麻 平。

臣禹錫等謹按，唐本

葛根平。

蜀本

補骨脂大溫。

藥對

甘草平。補益五藏，下氣，長肌肉，製諸藥。君。

黃雌雞平。主續絕。臣。

萎蕤平。補不足，除虛勞客熱、頭痛。君。

甘菊平。補中，益五藏。君。

紫苑溫。主勞氣。臣。

狗脊平。補益丈夫。臣。

藕實平，寒。補中養氣。君。

蜂子微寒。補虛冷。君。

蕪菁蘆菔溫。益五藏，輕身。君。

赤石脂大溫。主養心氣。君。

薔薇微寒。主五藏寒熱。君。

雲母平。主氣益精。君。

枳實微寒。主虛贏少氣。君。

防葵寒。君。

陰痿

白石英 微温。

陽起石 微温。

巴戟天 微温。

肉蓯蓉 微温。

五味子 温。

蛇牀子 平。

地膚子 寒。

鐵精 微温。

白馬莖 平。

菟絲子 平。

原蠶蛾熱。

狗陰莖 平。

雀卵温。

臣禹錫等謹按,藥對

樗雞平。使。

五加皮微寒。主陰痿下濕。使。

覆盆子平。能長陰。臣。

牛膝平。主陰濕。君。

石南平。使。

白及微寒。主陰痿。使。

小豆花平。主陰痿不起。使。

【山茱萸平,微溫。

【天雄溫,大溫。

陰癀

海藻 寒。

鐵精微溫。

狸陰莖溫。

狐陰莖微寒。

蜘蛛微寒。

蒺藜 溫,微寒。

鼠陰平。

臣禹錫等謹按,藥對

蝦蟆衣寒。主陰腫。

地膚子寒。

169

槐皮煮汁,主陰腫。

囊濕

五加皮 溫,微寒。

槐枝作槐皮。

蘗木 寒。

虎掌 温,微寒。

菴蘭子 微寒,微温。

虵牀子 平。

牡礪 平,微寒。

洩精

韭子温。

白龍骨 平,微寒。

鹿茸 温,微温。

牡蠣 平。微寒。

桑螵蛸 平。

車前子葉 寒。

澤瀉 寒。

石榴皮平。

麋骨微温。

臣禹錫等謹按,藥對

五味子温。主泄精。臣。

棘刺寒。使。

菟絲子平。主精自出。君。

薰草平。臣。

石斛平。君。

鍾乳温。臣。

麥門冬微寒。臣。

好眠

通草 平。

孔公孽 温。

馬頭骨微寒。

牡鼠目平。

荼茗微寒。

【沙參微寒。

不得眠

酸棗人 平。

榆葉平。

細辛 温。

　臣禹錫等謹按，藥對

沙參微寒。臣。

【乳香温。

腰痛

杜仲 平,温。

草薢 平。

狗脊 平，微温。

梅實 平。

鼈甲 平。

五加皮 溫，微寒。

菝葜 平，溫。

爵牀 寒。

臣禹錫等謹按，蜀本

木鼈子 溫。

藥對

牡丹 寒，微寒。使。

石斛 平。君。

附子 溫，大熱。使。

【鹿角膠 平，溫。

【牛膝 平。

【鹿茸 溫，微溫。

【烏喙 微溫。

【續斷 微溫。

婦人崩中

石膽 寒。

禹餘糧 寒，平。

赤石脂大温。

牡蠣 平，微寒。

龍骨 平，微寒。

蒲黄 平。

白殭蠶平。

牛角䚡 溫。

烏賊魚骨 微溫。

紫葳 微寒。

桑耳 平。

生地黃大寒。

蘖木 寒。

白茅根 寒。

艾葉微溫。

鮀甲 微溫。

鱉甲 平。

馬蹄平。

白膠 平，溫。

丹雄雞 微溫，微寒。

阿膠 平，微溫。

鬼箭 寒。

鹿茸 溫，微溫。

大小薊根溫。

馬通微溫。

伏龍肝微溫。

乾地黄 寒。

代赭 寒。

臣禹錫等謹按，藥對

柏葉微溫。酒漬，主吐血及崩中赤白。君。

續斷溫。臣。

淡竹筎微寒。臣。

白芷溫。主漏下赤白。臣。

蝟皮平。臣。

飴糖微溫。臣。

地榆微寒。主漏下赤血。

月閉

鼠婦 微溫，微寒。

䗪蟲 寒。

䗪蟲 微寒。

水蛭 平，微寒。

蠐螬 微溫，微寒。

桃人 平。

狸陰莖溫。

土瓜根 寒。

牡丹 寒，微寒。

牛膝平。

占斯溫。

虎杖微溫。

陽起石 微溫。

桃毛 平。

白堊 溫。

銅鏡鼻 平。

臣禹錫等謹按，藥對

白茅根寒。主血閉。臣。

大黃大寒，寒。治月候不通。使。

射干微溫。使。

卷栢溫。臣。

生地黃大寒。君。

乾漆溫。治血閉。臣。

鬼箭寒。破陳血。使。

菴藺子微寒。臣。

朴消寒，大寒。君。

無子

紫石英 溫。

石鍾乳 溫。

陽起石 微温。

紫葳 微寒。

桑螵蛸 平。

艾葉微温。

秦皮 微寒,大寒。

卷柏 温,平,微寒。

臣禹錫等謹按,蜀本

列當温。

藥對

覆盆子平。臣。

白膠温。君。

白薇大寒。臣。

安胎

紫葳 微寒。

白膠 平,温。

桑上寄生 平。

鯉魚寒。

烏雌雞 温。

葱白平。

阿膠 平,微温。

臣禹錫等謹按,唐本

生地黄_{大寒。}

蜀本

猪苓_{平。}

藥對

艾葉_{微温。}

堕胎

雄黄 平,寒,大温。

雌黄 平,大寒。

水銀 寒。

粉錫 寒。

朴消 寒,大寒。

飛生蟲_{平。}

溲疏 寒,微寒。

大戟 寒,大寒。

巴豆 温,生温熟寒。

野葛 温。

牛黄 平。

藜蘆 寒,微寒。

牡丹 寒,微寒。

牛膝_{平。}

桂心_{大熱。}

皂莢 温。

菌茹 寒,微寒。

躑躅 温。

鬼箭 寒。

槐子 寒。

薏苡 微寒。

瞿麥 寒。

附子 温,大熱。

天雄 温,大温。

烏頭 温,大熱。

烏喙 微温。

側子 大熱。

蜈蚣 温。

地膽 寒。

斑猫 寒。

芫青 微温。

亭長 微温。

178 水蛭 平,微寒。

蝱蟲 微寒。

蠐蟲 寒。

螻蛄 寒。

蠐螬 微温,微寒。

蝟皮 平。

蛂蜴 寒。

蚍蜕 平。

蟹爪寒。

芒消大寒。

檞根大熱。使。

茵草温。使。

牽牛子寒。使。

【半夏平，生微寒，熟温。

【虎掌温，微寒。

【鬼臼

【代赭寒。

【蚱蟬寒。

【麝香温。

【桃人平。

【蕘花寒，微寒。

【狼牙寒。

【生鼠微温。

槐子 寒。

桂心大熱。

滑石 寒,大寒。

貝母 平,微寒。

蒺藜 溫,微寒。

皂莢 溫。

酸漿 平,寒。

蚱蟬 寒。

螻蛄 寒。

䗴力水、力佳二切。鼠 微溫。

生鼠肝平。

烏雄雞冠血溫。

弓弩弦平。

馬銜平。

敗醬平,微寒。

榆皮 平。

蛇蛻 平。

臣禹錫等謹按,藥對

麻油微寒。治産難、胞不出。君。

澤瀉寒。治胞不出。

牛膝平。

陳薑大熱。

豬脂酒各隨多少服,主産難、衣不出。

【飛生蟲平。

【兔頭平。

【海馬寒。

【伏龍肝溫。

【冬葵子寒。

產後病

乾地黃　寒。

秦椒　溫,生溫熟寒。

敗醬平,　微寒。

澤蘭　微溫。

地榆　微寒。

大豆平。

臣禹錫等謹按,藥對

大豆紫湯溫。治產後中風、惡血不盡、痛。

羖羊角微寒。燒灰酒服,主產後煩悶。臣。

羚羊角微寒。主產後血悶。臣。

鹿角散溫。主墮娠、血不盡。臣。

小豆散平。主產後血不盡、煩悶。臣。

三歲陳棗核平。燒灰,治產後腹痛。使。

【芍藥平,微寒。

【當歸溫,大溫。

【紅藍花溫。

【豉寒。

下乳汁

石鍾乳 溫。

漏蘆 寒,大寒。

蟶蟹 微溫,微寒。

栝樓 寒。

土瓜根 寒。

狗四足平。

豬四足小寒。

臣禹錫等謹按,藥對

葵子寒。

豬脰平。臣。

【木通平。

中蠱

桔梗 微溫。

鬼臼 溫,微溫。

馬目毒公 溫,微溫。

犀角 寒,微寒。

斑猫 寒。

芫青微温。

葛上亭長微温。

射罔大熱。

鬼督郵平。

白蘘荷微温。

敗皷皮平。

藍實　寒。

　臣禹錫等謹按，藥對

赭魁平。使。

徐長卿温。使。

羖羊角微寒。臣。

野葛温。使。

羖羊皮平。使。

獺肝平。使。

露蜂房平。使。

雄黃平。君。

槲樹皮平。

　臣禹錫等謹按，序例所載外，《藥對》主療如後①。

183

出汗

麻黃温。臣。

———————————

① 意指此後疾病條目爲《本草經集注》所無，根據《藥對》增補。

杏人_温。臣。

棗葉_平。君。

葱白_平。臣。

石膏_{大寒}。臣。

貝母_{微寒}。臣。

山茱萸_平。臣。

葛根_平。臣。

【乾薑_{温,大熱}。

【桂心_{大熱}。

【附子_{温,大熱}。

【生薑_{微温}。

【薄荷_温。

【蜀椒_{温,大熱}。

【豉_寒。

止汗

乾薑_{温,大熱}。臣。

柏實_平。君。

麻黃根并故竹扇末_臣。

白术_温。君。

粱粉雜豆豉熬末

半夏_{平,生微寒熟温}。使。

牡蠣微寒。雜杜仲平。水服①

【枳實寒,微寒。

【松蘿平。

驚悸心氣

絡石溫,微寒。主大驚入腹。君。

人參微寒,微溫。君。

茯苓平。君。

柏實平。君。

沙參微寒。臣。

龍膽大寒。主驚傷五內。君。

羖羊角微寒。臣。

桔梗微溫。臣。

小草溫。君。

遠志溫。君。

銀屑平。君。

紫石英溫。君。

肺痿

人參微寒,微溫。治肺痿。君。

---

① 此句的意思是牡蠣與杜仲一起水煎服。因爲在牡蠣、杜仲後皆有小字標出寒熱藥性,顯得混亂。

天門冬_{大寒。治肺氣。君。}

蒺藜子_{微寒。治肺痿。臣。}

茯苓_{平,君。}

白石英_{微溫。君。}

薏苡人_{微寒。主肺。}

麥門冬_{微寒。治肺痿。臣。}

下氣

麻黃_{溫,微溫。臣。}

杏人_{溫。冷利。臣。}

厚朴_{溫,大溫。臣。}

橘皮_{溫。臣。}

半夏_{平,生微寒,熟溫。使。}

白前_{微溫。臣。}

生薑_{微溫。臣。}

前胡_{微寒。臣。}

李樹根白皮_{大寒。使。}

蘇子_{溫。臣。}

石硫黃_{溫,大熱。臣。}

白茅根_{寒。臣。}

蒺藜子_{微寒。臣。}

蝕膿

　　藺茹_寒。

　　雄黄_{平,寒,大温}。

　　桔梗_{微温}。

　　龍骨_{微寒}。

　　麝香_温。

　　白芷_温。

　　大黄_{大寒}。

　　芍藥_{平,微寒}。

　　當歸_{温,大温}。

　　藜蘆_寒。

　　巴豆_{生温熟寒}。

　　地榆_{微寒}。

女人血閉腹痛

　　黄耆_{微温}。

　　芍藥_{平,微寒}。

　　紫參_寒。

　　桃人_平。

　　細辛_温。

　　紫石英_温。

　　乾薑_{温,大熱}。

桂心_{大熱}。

茯苓_平。

女人血氣歷腰痛

澤蘭_{微溫}。

當歸_{溫,大溫}。

甘草_平。

細辛_溫。

柏實_平。

牡丹_{寒,微寒}。

牡蠣_{微寒}。

女人腹堅脹

芍藥_{平,微寒}。

黄芩_{大寒}。

茯苓_平。

〔箋釋〕

《本草經集注》以疾病爲標目,列出相關主治藥物,並標注寒熱藥性,後世本草延續繼承,並加以補充。《嘉祐本草》將這些内容稱爲"通用藥",《本草綱目》稱之爲"百病主治藥",今天通常稱爲"諸病通用藥"。設立諸病通用藥的目的,陶弘景在此前的小序中解釋説:"謹按,諸藥一種雖主數病,而性理亦有偏著,立方之日,或致疑混;復恐單行經用,赴急抄撮,不必皆得研究。今宜指抄病源所主藥名,便可於此處療,若欲的尋,亦兼易解。"深刻的原因恐與《本草經集注》的編輯體例有關。此書以藥物的自然屬性作爲一級分類,檢索藥物固然方便,但對臨床使用而言,則顯得混亂,難於搜尋。爲了彌補這一缺點,方便臨床醫生查找藥物,陶弘景在《本草經集注·序錄》中設立諸病通用藥板塊,其實可以看作"以治療疾病爲主題詞的藥名索引"。

解百藥及金石等毒例①

蛇虺百蟲毒

　　雄黃

　　巴豆

　　麝香

　　丹砂

　　乾薑

蜈蚣毒

　　桑汁及煮桑根汁

---

① "解百藥及金石等毒例"的主要內容出於《本草經集注》。在《本草經集注·序錄》殘卷中,"蛇虺百蟲毒"等與前項連續抄寫,應該是諸病通用藥的一部分,不知是不是在《新修本草》或宋代本草中被割裂出來,單獨加上"解百藥及金石等毒例"的標題。

蜘蛛毒

　　藍青

　　麝香

蜂毒

　　蜂房

　　藍青汁

狗毒

　　杏人

　　礬石

　　韭根

　　人屎汁

惡氣瘴毒

　　犀角

　　羚羊角

　　雄黃

　　麝香

喉痺腫、邪氣惡毒入腹

　　升麻

犀角

射干

風腫、毒腫

沈香

木香

薰陸香

雞舌香

麝香

紫檀香

百藥毒

甘草

薺苨

大小豆汁

藍汁

藍實

射罔毒

藍汁

大小豆汁

竹瀝

大麻子汁

六畜血

貝齒屑

蕳根屑

蚯蚓屎

藕茇汁

野葛毒

雞子清

葛根汁

甘草汁

鴨頭熱血

猪膏若已死口噤者，以大竹筒盛冷水，注兩脅及臍上，暖輒易之；口須臾開，開則内藥，藥入口便活矣。用薺苨汁解之。

斑猫、芫青毒

猪膏

大豆汁

戎鹽

藍汁

鹽湯煮猪膏

巴豆

狼毒毒
　杏人
　藍汁
　白斂
　鹽汁
　木占斯

蹢躅毒
　栀子汁

巴豆毒
　煮黄連汁
　大豆汁
　生藿汁
　昌蒲屑汁
　煮寒水石汁

藜蘆毒
　雄黄
　煮葱汁

温湯

雄黄毒
防己

甘遂毒
大豆汁

蜀椒毒
葵子汁
桂汁
豉汁
人溺
冷水
土漿
食蒜
雞毛燒吸煙及水調服。

194

半夏毒
生薑汁
煮乾薑汁

礜石毒
　大豆汁
　白鵝膏

芫花毒
　防己
　防風
　甘草
　桂汁

烏頭、天雄、附子毒
　大豆汁
　遠志
　防風
　棗肌
　飴糖

莨菪毒
　薺苨
　甘草汁
　犀角
　蟹汁

馬刀毒

　　清水

大戟毒

　　昌蒲汁

桔梗毒

　　白粥

杏人毒

　　藍子汁

諸菌毒

　　掘地作坑，以水沃中，攪令濁，俄頃飲之。名曰地漿。

防葵毒

　　葵根汁按，防葵，本經無毒，試用亦無毒，今用葵根汁，應是解狼毒浮者爾。臣禹錫等謹按，蜀本云"防葵，傷火者不可服，令人恍惚"，故以解之。

野芋毒

　　土漿

　　人糞汁

雞子毒

　　淳醋

鐵毒

　　礠石

食諸肉馬肝漏脯中毒

　　生韭汁

　　韭根燒末

　　燒猪骨末

　　頭垢

　　燒犬屎酒服，豉汁亦佳。

食金銀毒

　　服水銀數兩即出。

　　鴨血

　　雞子汁

　　水淋雞屎汁

食諸魚中毒

　　煮橘皮

　　生蘆葦根汁

大豆汁

馬鞭草汁

燒末鮫魚皮

大黄汁

煮朴消汁

食蟹中毒

生藕汁

煮乾蒜汁

冬瓜汁一云:生紫蘇汁,藕屑及乾蘇汁。

食諸菜毒

甘草、貝齒、胡粉三種末,水和服之[①]。

小兒溺、乳汁服二升,佳。

飲食中毒心煩滿

煮苦參汁飲之,令吐出即止。

服石藥中毒

白鴨屎汁

---

① 原文甘草、貝齒、胡粉並列爲各自獨立的三藥,根據後文"三種末,水和服之",應該是同一治療方案,故合併成一條,並標點如上。

人參汁

服藥過劑悶亂者
　吞雞子黃
　藍汁
　水和胡粉
　地漿
　襄荷汁
　粳米粉汁
　豉汁
　乾薑
　黃連屑
　飴糖
　水和葛粉飲。

服藥食忌例

有朮，勿食桃、李及雀肉、胡荽、大蒜、青魚鮓等物。
有藜蘆，勿食狸肉。
有巴豆，勿食蘆笋羹及野猪肉。
有黃連、桔梗，勿食猪肉。
有地黃，勿食蕪荑。
有半夏、昌蒲，勿食飴糖及羊肉。

199

有細辛,勿食生菜。

有甘草,勿食菘菜。<mark>臣禹錫等謹按,唐本并傷寒論、藥對</mark>

又云:勿食海藻。

有牡丹,勿食生胡荽。

有商陸,勿食犬肉。

有常山,勿食生葱、生菜。

有空青、朱砂,勿食生血物。

有茯苓,勿食醋物。

有鼈甲,勿食莧菜。

有天門冬,勿食鯉魚。

服藥不可多食生胡荽及蒜雜生菜,又不可食諸滑物果實等,又不可多食肥猪、犬肉、油膩肥羹、魚膾鯉臊等物。

服藥通忌見死尸及産婦淹穢事。

凡藥不宜入湯酒者

朱砂熟入湯。

雄黄

雲母

陽起石入酒。

鍾乳入酒。

銀屑

孔公蘖入酒。

礜石入酒。

礬石入酒。

石硫黃入酒。

銅鏡鼻

白堊

胡粉

鈆丹

鹵鹽入酒。

石灰入酒。

藜灰

　　右一十七種石類。

野葛

狼毒

毒公

鬼臼

莽草

巴豆

躑躅

莥藋入酒。

皂莢入酒。

藋菌

201

藜蘆

藺茹

貫衆入酒。

狼牙

蕪荑

雷丸

鳶尾

蒺藜入酒。

女苑

葈耳

紫葳入酒。

薇銜入酒。

白及

牡蒙

飛廉

蛇銜

占斯

辛夷

石南入酒。

虎掌

枳實

虎杖入酒,單浸。

蘆根

羊桃入酒。

麻勃

苦瓠

瓜蔕

陟釐

雲實

狼跋入酒。

槐子入酒。

地膚子

青葙子

蛇牀子入酒。

茺蔚子

蒺藜子

王不留行

菟絲子入酒。

　　右四十八種草木類。

蜂子

蜜蠟

白馬莖

狗陰莖

雀卵

雞子
雄鵲
伏翼
鼠婦
樗雞
螢火
蠮螉
殭蠶
蜈蚣
蜥蜴
斑猫
芫菁
亭長
地膽
䗪蟲
蜚蠊
螻蛄
馬刀
赭魁
蝦蟇
蝸牛
生鼠

生龜入酒。

諸鳥獸入酒。

蟲魚膏、骨、髓、膽、血、屎、溺

　　右二十九種蟲獸類。

尋萬物之性，皆有離合。虎嘯風生，龍吟雲起，磁石引針，琥珀拾芥。漆得蟹而散，麻得漆而湧。桂得葱而軟，樹得桂而枯。戎鹽累卵，獺膽分盃。其氣爽有相關感，多如此類，其理不可得而思之。至於諸藥，尤能遞爲利害，先聖既明有所説，何可不詳而避之？時人爲方，皆多漏略。若舊方已有，此病亦應改除；假如兩種相當，就其輕重，擇而除之。傷寒赤散，吾常不用藜蘆，斷下黃連丸，亦去其乾薑，而施之無不効，何忽强以相憎，苟令共事乎？相反爲害，深於相惡。相惡者，謂彼雖惡我，我無忿心，猶如牛黃惡龍骨，而龍骨得牛黃更良，此有以制伏故也。相反者，則彼我交讎，必不宜合。今畫家用雌黃、胡粉相近，便自黯妬。粉得黃即黑，黃得粉亦變，此蓋相反之證也。藥理既昧，所以不効，人多輕之。今按方處治，必恐卒難，尋究本草，更復抄出其事，在此覽略看之，易可知驗。而本經有直云茱萸、門冬者，無以辨山、吳，天、麥之異，咸宜各題其條。人有亂誤處，譬如海蛤之與䰧甲，畏惡正同；又有諸芝使署預，署預復使紫芝。計無應如此，不知何者是非，亦且併記，當更廣驗正之。又

《神農本經》相使正各一種,兼以《藥對》參之,乃有兩三,於事亦無嫌。其有云相得共療某病者,既非妨避之禁,不復疏出。

〔箋釋〕

陶弘景將藥物畏惡相反的資料集中在一起,此亦《本草經集注·序録》的内容,著名的配伍禁忌"十八反"最早出處即在於此。《嘉祐本草》又據《新修本草》《藥性論》《本草拾遺》《日華子本草》《蜀本草》等有所添附。此部分通常稱作"畏惡七情表",其内容與此後各卷藥物後的小字基本相合。

玉石上部

玉泉畏款冬花。

玉屑惡鹿角。

丹砂惡磁石,畏鹹水。

空青臣禹錫等謹按,藥性論云:畏菟絲子。

曾青畏菟絲子。

石膽水英爲使,畏牡桂、菌桂、芫花、辛夷、白薇。臣禹錫等謹按,藥性論云:陸英爲使。

鍾乳蛇牀子爲使,惡牡丹、玄石、牡蒙,畏紫石英、蘘草。臣禹錫等謹按,藥性論云:忌羊血。

雲母澤瀉爲使,畏鮀甲及流水。臣禹錫等謹按,藥性論云:惡徐長卿,忌羊血。

消石火爲使，惡苦參、苦菜，畏女菀。臣禹錫等謹按，蜀本云：大黃爲使。藥性論云：惡曾青，畏粥。日華子云：畏杏人、竹葉。

朴消畏麥句薑。

芒消石韋爲使，惡麥句薑。

生消臣禹錫等謹按，詳定本云：惡麥句薑。

礜石甘草爲使，畏牡蠣。臣禹錫等謹按，藥性論云：畏麻黃。

滑石石韋爲使，惡曾青。

紫石英長石爲使，畏扁青、附子，不欲鮀甲、黃連、麥句薑。

白石英惡馬目毒公。

五色石脂臣禹錫等謹按，日華子云：畏黃芩、大黃。

赤石脂惡大黃，畏芫花。臣禹錫等謹按，藥性論云：惡松脂。

黃石脂曾青爲使，惡細辛，畏蜚蠊。

白石脂鷰糞爲使，惡松脂，畏黃芩。臣禹錫等謹按，蜀本云：畏黃連、甘草、飛廉。藥性論云：惡馬目毒公。

太一餘糧杜仲爲使，畏鐵落、昌蒲、貝母。

禹餘糧臣禹錫等謹按，蕭炳云：牡丹爲使。

207

玉石中部

金臣禹錫等謹按，日華子云：畏水銀。

水銀畏磁石。

水銀粉 臣禹錫等謹按，陳藏器 云：畏磁石、石黄，忌一切血。

生銀 臣禹錫等謹按，蜀本 云：畏黄連、甘草、飛廉。 藥性論 云：惡馬目毒公。 日華子 云：畏石亭脂，忌羊血。

殷孽惡防己，畏术。

孔公孽木蘭爲使，惡細辛。 臣禹錫等謹按，藥性論 云：忌羊血。

石硫黄 臣禹錫等謹按，日華子 云：石亭脂、曾青爲使，畏細辛、蜚蠊、鐵。

陽起石桑螵蛸爲使，惡澤瀉、菌桂、雷丸、蛇脱皮，畏菟絲子。 臣禹錫等謹按，藥性論 云：惡石葵，忌羊血。

石膏雞子爲使，惡莽草、毒公。 臣禹錫等謹按，藥性論 云：惡巴豆，畏鐵。

凝水石畏地榆，解巴豆毒。

磁石柴胡爲使，畏黄石脂，惡牡丹、莽草。

玄石惡松脂、柏子人、菌桂。

理石滑石爲使，畏麻黄。

鐵 臣禹錫等謹按，日華子 云：畏磁石、灰炭。

玉石下部

礜石得火良，棘針爲使，惡虎掌、毒公、鷔屎、細辛，畏水。 臣禹錫等謹按，藥性論 云：鉛丹爲使，忌羊血。

青琅玕得水銀良，畏雞骨，殺錫毒。

特生礬石得火良，畏水。

代赭畏天雄。臣禹錫等謹按，藥性論云：鴈門城土、乾薑爲使。日華子云：畏附子。

方解石惡巴豆。

大鹽漏蘆爲使。

硇砂臣禹錫等謹按，藥性論云：畏漿水，忌羊血。

草藥上部

六芝署預爲使，得髮良，惡常山，畏扁青、茵陳蒿。

术防風、地榆爲使。

天門冬垣衣、地黃爲使，畏曾青。臣禹錫等謹按，日華子云：貝母爲使。

麥門冬地黃、車前爲使，惡款冬、苦瓠，畏苦參、青蘘。臣禹錫等謹按，藥性論云：惡苦芙，畏木耳。

女萎萎蕤畏鹵鹹。

乾地黃得麥門冬、清酒良，惡貝母，畏蕪荑。

昌蒲秦艽、秦皮爲使，惡地膽、麻黃。

澤瀉畏海蛤、文蛤。

遠志得茯苓、冬葵子、龍骨良，殺天雄、附子毒，畏真珠、藜蘆、蜚蠊、齊蛤。

署預紫芝爲使，惡甘遂。

石斛陸英爲使，惡凝水石、巴豆，畏白殭蠶、雷丸。

菊花术、枸杞根、桑根白皮爲使。臣禹錫等謹按,蜀本云:青葙葉爲使。

甘草术、乾漆、苦參爲使,惡遠志,反甘遂、大戟、芫花、海藻。

人參茯苓爲使,惡溲疏,反藜蘆。臣禹錫等謹按,藥性論云:馬藺爲使,惡鹵鹹。

牛膝惡熒火、龜甲、陸英,畏白前。

獨活蠡實爲使。

細辛曾青、棗根爲使,惡狼毒、山茱萸、黄耆,畏滑石、消石,反藜蘆。

柴胡半夏爲使,惡皂莢,畏女苑、藜蘆。

菴蕳子荆子、薏苡人爲使。

車前子臣禹錫等謹按,日華子云:常山爲使。

蒺蔾子得荆子、細辛良,惡乾薑、苦參。臣禹錫等謹按,藥性論云:苦參爲使。

龍膽貫衆爲使,惡防葵、地黄。臣禹錫等謹按,日華子云:小豆爲使。

菟絲子得酒良,署預、松脂爲使,惡藋菌。

巴戟天覆盆子爲使,惡朝生、雷丸、丹參。

蒺蔾子烏頭爲使。

沙參惡防己,反藜蘆。

防風惡乾薑、藜蘆、白斂、芫花,殺附子毒。臣禹錫等謹按,唐本云:畏萆薢。

210

絡石　杜仲、牡丹爲使，惡鐵落，畏昌蒲、貝母。臣禹錫等謹按，藥性論云：惡鐵精。

黃連　黃芩、龍骨、理石爲使，惡菊花、芫花、玄參、白鮮皮，畏款冬，勝烏頭，解巴豆毒。臣禹錫等謹按，蜀本云：畏牛膝。

丹參　畏鹹水，反藜蘆。

天名精　垣衣爲使。臣禹錫等謹按，蜀本云：地黃爲使。

決明子　蓍實爲使，惡大麻子。

續斷　地黃爲使，惡雷丸。

芎藭　白芷爲使。臣禹錫等謹按，唐本云：惡黃連。日華子云：畏黃連。

黃耆　惡龜甲。臣禹錫等謹按，日華子云：惡白鮮。

杜若　得辛夷、細辛良，惡柴胡、前胡。

蛇牀子　惡牡丹、巴豆、貝母。

漏蘆　臣禹錫等謹按，日華子云：連翹爲使。

茜根　畏鼠姑。

飛廉　得烏頭良，惡麻黃。

薇銜　得秦皮良。

五味子　蓯蓉爲使，惡萎蕤，勝烏頭。

211

草藥中部

當歸　惡藺茹，畏昌蒲、海藻、牡蒙。

秦芁　昌蒲爲使。臣禹錫等謹按，藥性論云：畏牛乳。

黃芩　山茱萸、龍骨爲使，惡葱實，畏丹砂、牡丹、藜蘆。

芍藥 須丸爲使，惡石斛、芒消，畏消石、鼈甲、小薊，反藜蘆。

乾薑 秦椒爲使，惡黄連、黄芩、天鼠屎，殺半夏、莨菪毒。臣禹錫等謹按，藥性論云：秦艽爲使。

藁本 惡䕡茹。臣禹錫等謹按，藥性論云：畏青葙子。

麻黄 厚朴爲使，惡辛夷、石韋。臣禹錫等謹按，蜀本云：白薇爲使。

葛根 殺野葛、巴豆、百藥毒。

前胡 半夏爲使，惡皂莢，畏藜蘆。

貝母 厚朴、白薇爲使，惡桃花，畏秦艽、礜石、莽草，反烏頭。

栝樓 枸杞爲使，惡乾薑，畏牛膝、乾漆，反烏頭。

玄參 惡黄耆、乾薑、大棗、山茱萸，反藜蘆。

苦參 玄參爲使，惡貝母、漏蘆、菟絲子，反藜蘆。

石龍芮 大戟爲使，畏蛇蛻、吴茱萸。

萆薢 薏苡爲使，畏葵根、大黄、柴胡、牡蠣、前胡。

石韋 滑石、杏人爲使，得昌蒲良。臣禹錫等謹按，唐本云：射干爲使。

狗脊 萆薢爲使，惡敗醬。臣禹錫等謹按，蜀本云：惡莎草。

瞿麥 蘘草、牡丹爲使，惡螵蛸。

白芷 當歸爲使，惡旋復花。

紫苑 款冬爲使，惡天雄、瞿麥、雷丸、遠志，畏茵陳。臣禹錫等謹按，唐本云：惡藁本。

白鮮皮 惡螵蛸、桔梗、茯苓、萆薢。

212

白薇惡黃耆、大黃、大戟、乾薑、乾漆、大棗、山茱萸。

紫參畏辛夷。

淫羊藿署預爲使。

款冬花杏人爲使,得紫苑良,惡皂莢、消石、玄參,畏貝母、辛夷、麻黃、黃芩、黃連、黃耆、青葙。

牡丹畏菟絲子。臣禹錫等謹按,唐本云:畏貝母、大黃。

防己殷蘗爲使,惡細辛,畏萆薢,殺雄黃毒。

木防己臣禹錫等謹按,藥性論云:畏女苑、鹵鹹。

女苑畏鹵鹹。

澤蘭防己爲使。

地榆得髮良,惡麥門冬。

海藻反甘草。

蘹香子臣禹錫等謹按,日華子云:得酒良。

草藥下部

大黃黃芩爲使。

桔梗節皮爲使,畏白及、龍膽、龍眼。

甘遂瓜蒂爲使,惡遠志,反甘草。

葶藶榆皮爲使,得酒良,惡殭蠶、石龍芮。

芫花決明爲使,反甘草。

澤漆小豆爲使,惡署預。

大戟反甘草。臣禹錫等謹按,唐本云:畏昌蒲、蘆草、鼠

213

屎。药性論云：反芫花、海藻。日華子云：小豆爲使，惡署預。

鉤吻半夏爲使，惡黄芩。

藜蘆黄連爲使，反細辛、芍藥、五參，惡大黄。

烏頭、烏喙莽草爲使，反半夏、栝樓、貝母、白斂、白及，惡藜蘆。臣禹錫等謹按，藥性論云：遠志爲使，忌豉汁。

天雄遠志爲使，惡腐婢。

附子地膽爲使，惡蜈蚣，畏防風、甘草、黄耆、人參、烏韭、大豆。

羊躑躅臣禹錫等謹按，藥性論云：惡諸石及麪。

貫衆藋菌爲使。臣禹錫等謹按①，藥性論云：赤小豆爲使。

半夏射干爲使，惡皂莢，畏雄黄、生薑、乾薑、秦皮、龜甲，反烏頭。臣禹錫等謹按，藥性論云：忌羊血、海藻，柴胡爲使。

蜀漆栝樓爲使，惡貫衆。臣禹錫等謹按，藥性論云：畏橐吾。蕭炳云：桔梗爲使。

虎掌蜀漆爲使，畏莽草。

狼牙蕪荑爲使，惡棗肌、地榆。

常山畏玉札。臣禹錫等謹按，藥性論云：忌葱。日華子云：忌菘菜。

白及紫石英爲使，惡理石、李核人、杏人。臣禹錫等謹按，蜀本云：反烏頭。

白斂代赭爲使，反烏頭。

---

① 謹按：二字原無，據上下文補。

藋菌得酒良，畏雞子。

白頭翁臣禹錫等謹按，藥性論云：豚實爲使。日華子云：得酒良。

藺茹甘草爲使，惡麥門冬。

蓋草畏鼠婦。

夏枯草土瓜爲使。

烏韭臣禹錫等謹按，日華子云：垣衣爲使。

牽牛子臣禹錫等謹按，日華子云：得青木香、乾薑良。

狼毒大豆爲使，惡麥句薑。

鬼臼畏垣衣。

萹蓄臣禹錫等謹按，藥性論云：惡丹石。

商陸臣禹錫等謹按，日華子云：得大蒜良。

女青臣禹錫等謹按，藥性論云：蛇銜爲使。

天南星臣禹錫等謹按，日華子云：畏附子、乾薑、生薑。

木藥上部

茯苓、茯神馬間爲使，惡白斂，畏牡蒙、地榆、雄黄、秦艽、龜甲。臣禹錫等謹按，蜀本作：馬藺爲使。

杜仲惡蛇蜕、玄參。

柏實牡蠣、桂心、瓜子爲使，畏菊花、羊蹄、諸石、麪、䴵。

乾漆半夏爲使，畏雞子。

蔓荊子惡烏頭、石膏。

五加皮遠志爲使，畏蛇皮、玄參。

215

蘖木惡乾漆。

辛夷芎藭爲使，惡五石脂，畏昌蒲、蒲黄、黄連、石膏、黄環。

酸棗人惡防己。

槐子景天爲使。

牡荆實防風爲使，惡石膏。

木藥中部

厚朴乾薑爲使，惡澤瀉、寒水石、消石。

山茱萸蓼實爲使，惡桔梗、防風、防己。

吳茱萸蓼實爲使，惡丹參、消石、白堊，畏紫石英。

秦皮大戟爲使，惡茱萸。臣禹錫等謹按，藥性論云：惡苦瓠、防葵。

占斯解狼毒毒。

梔子解躑躅毒。

秦椒惡栝樓、防葵，畏雌黄。

桑根白皮續斷、桂心、麻子爲使。

紫葳臣禹錫等謹按，藥性論云：畏鹵鹹。

食茱萸臣禹錫等謹按，藥性論云：畏紫石英。

騏驎竭臣禹錫等謹按，日華子云：得蜜陁僧良。

木藥下部

黄環鳶尾爲使，惡茯苓、防己。

石南五加皮爲使。臣禹錫等謹按，藥性論云：惡小薊。

巴豆芫花爲使，惡蘘草，畏大黃、黃連、藜蘆，殺斑猫毒。

欒華決明爲使。

蜀椒杏人爲使，畏款冬。臣禹錫等謹按，唐本云：畏橐吾、附子、防風。藥性論云：畏雄黃。

欒荆子臣禹錫等謹按，藥性論云：惡石膏，決明爲使。

溲疏漏蘆爲使。

皂莢柏實爲使，惡麥門冬，畏空青、人參、苦參。

雷丸荔實、厚朴爲使，惡葛根。臣禹錫等謹按，藥性論云：蓄根、芫花爲使。

獸上部

龍骨得人參、牛黃良，畏石膏。

龍角畏乾漆、蜀椒、理石。

牛黃人參爲使，惡龍骨、地黃、龍膽、蜚蠊，畏牛膝。臣禹錫等謹按，藥性論云：惡常山，畏乾漆。

白膠得火良，畏大黃。臣禹錫等謹按，蜀本云：惡大黃。

阿膠得火良，畏大黃。臣禹錫等謹按，藥性論云：署預爲使。

熊膽臣禹錫等謹按，藥性論云：惡防己、地黃。

獸中部

犀角松脂爲使，惡藋菌、雷丸。

羖羊角菟絲子爲使。

鹿茸麻勃爲使。

鹿角杜仲爲使。

獸下部

麋脂畏大黃。

伏翼莧實、雲實爲使。

天鼠屎惡白斂、白薇。

蟲魚上部

蜜蠟惡芫花、齊蛤。

蜂子畏黃芩、芍藥、牡蠣。臣禹錫等謹按，蜀本云：畏白前。

牡蠣貝母爲使，得甘草、牛膝、遠志、蛇牀良，惡麻黃、吳茱萸、辛夷。

桑螵蛸畏旋復花。

海蛤蜀漆爲使，畏狗膽、甘遂、芫花。

龜甲惡沙參、蜚蠊。臣禹錫等謹按，藥性論云：畏狗膽。

鯉魚膽臣禹錫等謹按，藥性論云：蜀漆爲使。

蟲魚中部

蝟皮得酒良，畏桔梗、麥門冬。

蚚蝪惡硫黃、斑猫、蕪荑。

露蜂房惡乾薑、丹參、黃芩、芍藥、牡蠣。

白殭蠶臣禹錫等謹按，藥性論云：惡桑螵蛸、桔梗、茯苓、茯神、萆薢。

蟅蟲畏皂莢、昌蒲。

蚱蟬臣禹錫等謹按，藥性論云：惡麻黃。

蠐螬蜚蠊爲使，惡附子。

水蛭臣禹錫等謹按，日華子云：畏石灰。

鱉甲惡礬石。臣禹錫等謹按，藥性論云：惡理石。

蟹殺莨菪毒、漆毒。

鮀魚甲蜀漆爲使，畏狗膽、甘遂、芫花。

烏賊魚骨惡白斂、白及。臣禹錫等謹按，蜀本云：惡附子。

蟲魚下部

蛅蝄畏羊角、石膏。

蛇蛻畏磁石及酒。臣禹錫等謹按，蜀本云：酒熬之良。

斑猫馬刀爲使，畏巴豆、丹參、空青，惡膚青。臣禹錫等謹按，日華子云：惡豆花。

地膽惡甘草。

馬刀得水良。臣禹錫等謹按，唐本云：得火良。

果上部

大棗殺烏頭毒。

蓮花臣禹錫等謹按，日華子云：忌地黃、蒜。

果下部

杏人得火良,惡黃耆、黃芩、葛根,解錫、胡粉毒,畏蘘草。

楊梅臣禹錫等謹按,日華子云:忌生葱。

菜上部

冬葵子黃芩爲使。

菜中部

葱實解藜蘆毒。臣禹錫等謹按,藥對云:殺百草毒,能消桂,化爲水。

米上部

麻蕡、麻子畏牡蠣、白薇,惡茯苓。

麻花臣禹錫等謹按,藥性論云:蟅蟲爲使。

米中部

大豆及黃卷惡五參、龍膽,得前胡、烏喙、杏人、牡蠣良,殺烏頭毒。

大麥蜜爲使。

豉臣禹錫等謹按,蜀本并藥對云:殺六畜胎子毒。

右二百三十一種有相制使,其餘皆無。三十四種續添。

立冬之日,菊、卷柏先生時,爲陽起石、桑螵蛸凡十物使,主二百草爲之長。

立春之日,木蘭、射干先生,爲柴胡、半夏使,主頭痛四十五節。

立夏之日,蜚蠊先生,爲人參、茯苓使,主腹中七節,保神守中。

夏至之日,豕首、茱萸先生,爲牡蠣、烏喙使,主四肢三十二節。

立秋之日,白芷、防風先生,爲細辛、蜀漆使,主胸背二十四節。

右此五條出《藥對》中,義旨淵深,非俗所究,雖莫可遵用,而是主統之本,故亦載之。

重修政和經史證類備用本草卷第三

玉石部上品總七十三種

一十八種神農本經白字。

三種名醫別錄墨字。

一種唐本先附注云"唐附"。

三種今附皆醫家嘗用有效,注云"今附"。

五種新補

五種新分條

三種海藥餘

三十五種陳藏器餘

凡墨蓋子已下並唐慎微續證類

丹砂	雲母	玉屑	玉泉
石鍾乳	礬石	消石	芒消
朴消甜消(附)。	玄明粉新補。	馬牙消新補。	生消今附。
滑石	石膽	空青	曾青
禹餘糧	太一餘糧	白石英	紫石英
五色石脂	青石脂	赤石脂	黃石脂

白石脂		黑石脂已上五種元附五色石脂,今新分條。	
白青	緑青		石中黄子唐附。
無名異今附。	菩薩石新補。		婆娑石今附。
緑礬新補。	柳絮礬新補。		扁青

三種海藥餘

車渠	金線礬	波斯礬

三十五種陳藏器餘

金漿	古鏡	勞鐵	神丹
鐵鏽	布鍼	銅盆	釘棺下斧聲
枷上鐵釘	黄銀	石黄	石脾
諸金	水中石子	石漆	燒石
石藥	研朱石槌	暈石	流黄香
白師子	玄黄石	石欄干	玻璨
石髓	霹靂鍼	大石鎮宅	金石
玉膏	温石	印紙	煙藥
特蓬殺	阿婆、趙榮二藥	六月河中諸熱砂	

224　丹砂　味甘,微寒,無毒。主身體五藏百病,養精神,安魂魄,益氣明目,通血脉,止煩滿,消渴,益精神,悦澤人面,殺精魅邪惡鬼,除中惡、腹痛、毒氣、疥瘻、諸瘡。久服通神明,不老,輕身,神仙,能化爲汞。作末名真朱,光色如雲母,可析者良。生符陵山谷。採無時。惡礠石,

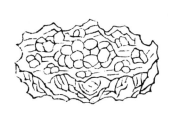

辰州丹砂

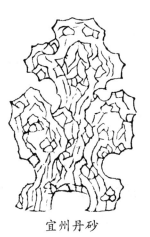

宜州丹砂

畏鹹水。

　　陶隱居云：按此化爲汞及名真朱者，即是今朱砂也。俗醫皆別取武都、仇池雄黃夾雌黃者，名爲丹砂，方家亦往往俱用，此爲謬矣。符陵是涪州，接巴郡南，今無復採者，乃出武陵西川諸蠻夷中，皆通屬巴地，故謂之巴砂。仙經亦用越砂，即出廣州、臨漳等。此二處並好，惟須光明瑩澈爲佳。如雲母片者，謂雲母砂；如樗蒲子、紫石英形者，謂馬齒砂，亦好。如大小豆及大塊圓滑者，謂豆砂；細末碎者，謂末砂。此二種麤，不入藥用，但可畫用爾。採砂，皆鑿坎入數丈許。雖同出一郡縣，亦有好惡，地有水井勝火井也。錬餌之法備載仙方，最爲長生之寶。唐本注云：丹砂，大略二種，有土砂、石砂。其土砂，復有塊砂、末砂，體並重而色黃黑，不任畫用，療瘡疥亦好，但不入心腹之藥爾；然可燒之，出水銀乃多。其石砂便有十數種，最上者光明砂，云一顆別生一石龕內，大者如雞卵，小者如棗栗，形似芙蓉，破之如雲母，光明照澈，在龕中石臺上生，得此者帶之辟惡爲上。其次或出石

225

中，或出水内，形塊大者如拇指，小者如杏人，光明無雜，名馬牙砂，一名無重砂，入藥及畫俱善，俗間亦少有之。其有磨嵯、新井、別井、水井、火井、芙蓉、石末、石堆、豆末等砂，形類頗相似，入藥及畫，當擇去其雜土石，便可用矣。別有越砂，大者如拳，小者如雞鵝卵，形雖大，其雜土石，不如細明净者。經言"末之名真朱"，謬矣，豈有一物而以全末爲殊名者也？ 今注：今出辰州、錦州者，藥用最良，餘皆次焉。陶云出西川，非也。蠻夷中或當有之。臣禹錫等謹按，藥性論云：丹砂，君，有大毒。鎮心，主尸疰、抽風。日華子云：凉，微毒。潤心肺，治瘡疥痂，息肉。服并塗用。

　　圖經曰：丹砂生符陵山谷，今出辰州、宜州、階州，而辰州者最勝，謂之辰砂。生深山石崖間，土人採之，穴地數十尺始見，其苗乃白石耳，謂之朱砂牀。砂生石上，其塊大者如雞子，小者如石榴子，狀若芙蓉頭、箭鏃，連牀者紫黯若鐵色，而光明瑩澈，碎之嶄巖作牆壁，又似雲母片可析者，真辰砂也。無石者彌佳。過此，皆淘土石中得之，非生於石牀者。陶隱居注謂出武陵西川諸蠻中，今辰州乃武陵故地，雖號辰砂，而本州境所出殊少，往往在蠻界中溪㵎、錦州得之，此地蓋陶所謂武陵西川者是也。而後注謂出西川爲非，是不曉武陵之西川耳。宜砂絶有大塊者，碎之亦作牆壁，但罕有類物狀，而色亦深赤，爲不及辰砂，蓋出土石間，非白石牀所生也。然宜州近地春州、融州皆有砂，故其水盡赤，每煙霧鬱蒸之氣，亦赤黃色，土人謂之朱砂氣，尤能作瘴癘，深爲人患也。階砂又次，都不堪入藥，惟可畫色耳。凡砂之絶好者，爲光明砂，其次謂之顆塊，其次謂之鹿蔌，其下謂之末砂，而醫方家惟用光明砂，餘並不用。採無時。謹按，鄭康成注《周禮》，以丹砂、石膽、雄黃、礜石、磁石爲五毒，古人惟以攻創瘍；而本經以丹砂爲無毒，故人多鍊治服食，鮮有不爲藥患者，豈五毒之説勝乎？服餌者，當以爲戒。

【雷公云：凡使，宜須細認取，諸般尚有百等，不可一一論之。有妙硫砂，如拳許大，或重一鎰，有十四面，面如鏡，若遇陰沉天雨，即鏡面上有紅漿汁出。有梅栢砂，如梅子許大，夜有光生，照見一室。有白庭砂，如帝珠子許大，面上有小星現。有神座砂，又有金座砂、玉坐砂，不經丹竈，服之而自延壽命。次有白金砂、澄水砂、陰成砂、辰錦砂、芙蓉砂、鏡面砂、箭鏃砂、曹末砂、土砂、金星砂、平面砂、神末砂，已上不可一一細述也。夫修事朱砂，先於一静室内焚香齋沐，然後取砂，以香水浴過了，拭乾，即碎搗之，後向鉢中更研三伏時，竟，取一甆鍋子着研了砂於内，用甘草、紫背天葵、五方草各剉之，著砂上下，以東流水煮亦三伏時，勿令水火闕失，時候滿，去三件草，又以東流水淘令净，乾瞭，又研如粉，用小甆瓶子盛，又入青芝草、山鬚草半兩蓋之，下十斤火煅，從巳至子時方歇，候冷，再研似粉。如要服，則入熬蜜，丸如細麻子許大，空腹服一丸。如要入藥中用，則依此法。凡煅，自然住火，五兩硃砂，用甘草二兩，紫背天葵一鎰，五方草自然汁一鎰，若東流水取足。

外臺秘要：傷寒、時氣、温疫、頭痛，壯熱脉盛，始得一二日者：取真砂一兩，以水一斗煑取一升，頓服，覆衣被取汗。　又方：辟瘟疫：取上等硃砂一兩細研，以白蜜和丸如麻子大，常以太歲日平旦，一家大小勿食諸物，面向東立，各吞三七丸，永無疫疾。　**又方**：療心腹宿癥及卒得癥：取硃砂細研，搜飯令硃勻；以雄雞一隻，先餓二日，後以硃飯飼之；著雞於板上，收取糞，曝燥爲末，溫清酒服方寸匕至五錢，日三服。若病困者，晝夜可六服。一雞少，更飼一雞，取足服之，俟愈即止。

斗門方：治小兒未滿月驚着，似中風欲死者：用硃砂以新汲水濃磨汁，塗五心上，立差。最有神驗。

十全博救：療子死腹中不出：用硃砂一兩，以水煑數沸，末之，然後取酒服之，立出。

姚和衆：小兒初生六日，溫腸胃，壯血氣方：鍊成硃砂如大豆許，細研，以蜜一棗大熟調，以綿搵取，令小兒吮之。一日令盡。

太上八帝玄變經：三皇真人煉丹方：丹砂一斤，色發明者，研末，重絹篩之，令靡靡；以醇酒不見水者沃丹，撓之令如莃泥狀，盛以銅盤中，置高閣上，勿令婦人見；曝之，身自起居數撓燥，復沃之，當令如泥；若陰雨疾風，復藏之無人處，天晏，出曝之，盡酒三斗而成；能長曝之三百日，當紫色，握之不污手，如著手未乾，可丸。欲服時，沐浴蘭香，齋戒七日，勿令婦人近藥過傍，丸如麻子大，常以平旦向日吞三丸，服之一月，三蟲出。服之五六月，腹內諸病皆差。服之一年，眉髮更黑。歲加一丸，服之三年，神人至。

張潞云：烏髭鬢大効方：以小雌雞一對，別處各養餧，不得令食蟲并雜物，只與烏油麻一件，并與水喫。使雞長大放卵時，專覰取出先放者卵，收取及別處更放。卵絶，却收先放者卵，細研好硃砂一兩，擊破卵巔，些些作竅，入砂於卵內安置，用紙粘損

228

處數重,候乾。用後放者卵,一齊令雞抱,候雞子出爲度。其藥在卵内,自然結實,打破取出,爛研如粉,用蒸餅丸如菉豆大,不計時候,酒下五七丸,不惟變白,亦愈疾矣。

青霞子：丹砂,自然不死。若以氣衰血散,體竭骨枯,八①石之功,稍能添益;若欲長生久視,保命安神,須餌丹砂。且八石見火悉成灰燼,丹砂伏火化爲黄銀。能重能輕,能神能靈,能黑能白,能暗能明,一斛人擎,力難昇舉,萬斤遇火,輕速上騰,鬼神尋求,莫知所在。

太清服鍊靈砂法：丹砂,外包八石,内含金精,先禀氣於甲,受氣於丙,出胎見壬,結魄成庚,增光歸戊,陰陽升降,各本其原。且如釓石五金,俱受五陰神之氣,結亦分爲五類之形,形質頑囂,志性沉滯。

寶藏論：硃砂,若草伏住火,胎包在輔,成汁可點銀爲金,次點銅爲銀。

别説云：謹按,今②商州亦見出一種,作土氣,色微黄。陝西、河東、河北、京東、京西等路並入藥,及畫家亦用;長安、蜀中研以代水銀朱作漆器。又信州近年出一種極有大者,光芒牆壁略類。宜州所産,然皆有砒氣,破之多作生砒色,入藥用,見火恐殺人。今浙中市肆所貨往往多是,用者宜審諦之。

鼎近得武林陳承編次《本草圖經》本參對,陳於圖經外,又以"别説"附著於後,其言皆可稽據不妄,因增入之。

衍義曰：丹砂,今人謂之朱砂。辰州朱砂多出蠻峒。錦州

---

① 八:底本作"人",據文意改。
② 今:底本作"金",據劉甲本改。

界猪獠峒老鴉井,其井深廣數十丈,先聚薪于井,滿則縱火焚之,其青石壁迸裂處即有小龕,龕中自有白石床,其石如玉,床上乃生丹砂,小者如箭鏃,大者如芙蓉,其光明可鑒,研之鮮紅。砂泊床,大者重七八兩至十兩者。晃州亦有形如箭鏃帶石者,得自土中,非此之比也。此物鎮養心神,但宜生使;煉服少有不作疾者,亦不減硫黄輩。又一醫流,服伏火者數粒,一旦大熱,數夕而斃。李善勝嘗煉朱砂爲丹,經歲餘,沐浴,再入鼎,誤遺下一塊,其徒丸服之,遂發懵冒,一夕而斃。生朱砂,初生兒便可服,因火力所變,遂能殺人,可不謹也。

〔箋釋〕

丹砂即是硃砂,礦物學名辰砂 cinnabar,化學成分 HgS。辰砂礦分佈在我國南方廣大地區,唐代開始以湖南辰州(沅陵)、錦州(麻陽)産者最有名,因此得名“辰砂”。

《本草經》謂丹砂“殺精魅邪惡鬼”,這可能源於遠古時代先民對血樣赤色物質的敬畏。二里頭夏商遺址出土的玉器、銅器都包裹有丹砂;商原出土的甲骨,也有部分用丹砂塗飾。漢代以後,道士主要使用丹砂圖畫符籙,則顯然與《本草經》的記載有關。

古人相信丹砂是上品仙藥,“久服通神明,不老,輕身,神仙”。葛洪在《抱朴子内篇・金丹》中解釋説:“凡草木燒之即燼,而丹砂燒之成水銀,積變又還成丹砂,其去凡草木亦遠矣,故能令人長生。”由此提出“假求於外物以自堅固”的成仙理論。本書引《青霞子》謂“八石見火悉成灰燼,丹砂伏火化爲黄銀”,亦是此意。按,《抱朴子内篇・論仙》云："長齋久潔，躬親爐火，夙興夜寐，以飛八石。"《明本》亦云："煉八石之飛精。"八石異説亦多，王明校釋以丹砂、雄黄、雌黄、石留黄、曾青、礬石、磁石、戎鹽爲八石，但循《青霞子》之論，丹砂不在八石之列。《黄帝九鼎神丹經訣》卷一云："第六丹名曰煉丹，取八石而成之。八石者，取八石者取巴越丹砂、帝男、帝女（飛之）、曾青、礬石、礜石、石膽、磁石，凡八物，等分，多少在意。"其八石爲丹砂、雄黄、雌黄、曾青、礬石、礜石、石膽、磁石，共八種。《太古土兑經·序》云："朱（砂）、汞、鵬（硼砂）、硇（砂）、硝（石）、鹽、礬（石）、膽（礬），命云八石。"而據《青霞子》的描述，丹砂顯然不在八石之列。另據《諸家神品丹法》卷三《孫真人丹經内五金八石章》，以曾青、空青、石膽、砒霜、硇砂、白鹽、白礬、牙硝爲八石。此八石正符合《青霞子》説"八石見火悉成灰爐"的特徵。

丹砂是三方晶系的礦物，硬度 2–2.5，完全粉碎需要借助"水飛"之法。操作的時候相當嚴肅，不僅道書《太上八帝玄變經》要求"勿令婦人見"，醫書《雷公炮炙論》也説："於一静室内，焚香齋沐，然後取砂。"

《證類本草》還轉録了兩種有關丹砂的"特殊製藥法"。一法，從雞窩竊取待孵化的雞卵一枚，在頂部敲小孔，將丹砂裝入其間，以紙封固，放回雞窩，候小雞出殼，取出丹砂蛋，細研如粉，服之，據説能夠烏髭鬢。又一法，以丹砂拌飯飼雞，收集雞糞，曝乾爲末，温清酒送下，用來治療心腹宿疾。前者似乎主要是物理變化，後者則還有生化反應參與。

　　丹砂對神仙家有極大的吸引力,葛洪"以年老,欲鍊丹以祈遐壽。聞交阯出丹,求爲句漏令"(《晉書·葛洪傳》)。可是按照儒家的意見,丹砂與石膽、雄黃、礐石、磁石合稱"五毒",專門用來治療瘡瘍,見鄭玄注《周禮》。同樣一件事物,觀點分歧如此之大,真所謂"道不同不相爲謀"。但無論如何,服用任何類型的汞化合物都不安全,《本草衍義》説"生朱砂,初生兒便可服",萬萬不能相信。

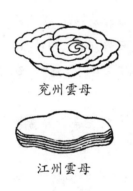

兗州雲母

江州雲母

雲母　味甘,平,無毒。主身皮死肌,中風寒熱,如在車舩上,除邪氣,安五藏,益子精,明目,下氣,堅肌,續絶,補中,療五勞七傷,虛損少氣,止痢。久服輕身延年,悦澤不老,耐寒暑,志高神仙。一名雲珠,色多赤;一名雲華,五色具;一名雲英,色多青;一名雲液,色多白;一名雲砂,色青黃;一名磷石,色正白。生太山山谷、齊廬山及琅邪北定山石間。二月採。澤瀉爲之使,畏鮀甲及流水。

陶隱居云:按仙經,雲母乃有八種:向日視之,色青白多黑者,名雲母;色黃白多青,名雲英;色青黃多赤,名雲珠;如冰露,乍黃乍白,名雲砂;黃白晶晶,形料切。名雲液;皎然純白明澈,名磷石。此六種並好服,而各有時月。其黯黯純黑、有文斑斑如鐵者,名雲膽;色雜黑而强肥者,名地涿。此二種並不可服。錬之有法,惟宜精細,不爾,入腹大害人。今虛勞家丸散用之,並只擣篩,殊爲未允。琅邪在彭城東北,青州亦有。今江東惟用廬山者爲勝,以砂土養之,歲月生長。今錬之用礬石則柔爛,亦便是相畏之効。百草上露,乃勝東流水,亦用五月茅屋溜水。**臣禹錫等謹按,藥性論**云:雲母粉,君,惡徐長卿,忌羊血。粉有六等,白色者上,有小毒,主下痢腸澼,補腎冷。**楊損之云**:青、赤、白、黃、紫者,並堪服餌,惟黑者不任用,害人。**日華子**云:凡有數種,通透輕薄者爲上也。

　　圖經曰:雲母生泰山山谷、齊廬山①及琅邪北定山石間,今兗州雲夢山及江州、濠州、杭越間亦有之。生土石間,作片成層可折,明滑光白者爲上;江南生者多青黑色,不堪入藥。二月採其片,絶有大而瑩潔者。今人或以飾燈籠,亦古屏扇之遺事也。謹按,方書用雲母,皆以白澤者爲貴,惟中山衛叔卿單服法,雲母五色具者,蓋本經所謂一名雲華者是,一物中而種類有別耳。葛洪《抱朴子内篇》云:"雲母有五種,而人不能別也,當舉以向日看其色,詳占視之,乃可知。正爾於陰地視之,不見其雜色也。五色並具而多青者,名雲英,宜以春服之;五色並具而多赤者,名雲珠,宜以夏服之;五色並具而多白者,名雲液,宜以秋服之;五色並具而多黑者,名雲母,宜以冬服之;但有青黃二色者,名雲砂,宜以季夏服之;晶晶純白者,名磷石,四時可服也。"然則醫

----

① 廬山:底本作"盧山",據上文改。下同者不再出校。

方所用正白者,乃磷石一種耳。古之服五雲之法甚多,陶隱居所撰《太清諸石藥變化方》言之備矣。今道書中有之,然脩鍊節度,恐非文字可詳,誠不可輕餌也。又西南天竺等國出一種石,謂之火齊,亦雲母之類也,色如紫金,離析之如蟬翼,積之乃如紗縠重沓,又云瑠璃類也,亦堪入藥。

【雷公云:凡使,色黃黑者,厚而頑赤色者,經婦人手把者,並不中用,須要光瑩如冰色者爲上。凡修事一斤,先用小地膽草、紫背天葵、生甘草、地黃汁各一鎰,乾者細剉,濕者取汁了,於甆堝中安雲母并諸藥了,下天池水三鎰,著火煮七日夜,水火勿令失度,其雲母自然成碧玉漿在鍋底,却以天池水猛投其中,將物攪之,浮如蝸涎者即去之。如此三度淘淨了,取沉香一兩,擣作末,以天池水煎沉香湯三升已來,分爲三度,再淘雲母漿了,日中曬,任用之。

聖惠方:治火瘡敗壞:用雲母粉同生羊髓,和如泥塗之。

千金方:治風瘮遍身,百計治不差者:煆雲母粉,以清水調服之,看人大小,以意酌量,與之多少服。

千金翼:治熱風汗出,心悶:水和雲母服之,不過再服,立差。 又方:治帶下:溫水和服三方寸匕,立見神効,差。 又方:治赤白痢積年不差:飲調服方寸匕,兩服,立見神効。 又方:治金瘡并一切惡瘡:用雲母粉傅之,絶妙。 又方:治淋疾:溫水和服三錢匕。

經效方:青城山丈人觀主康道豐傳,治百病,煆製雲母粉法:雲母一斤,折開揉碎,入一大瓶內築實,上澆水銀一兩封固,以十斤頂火煆通赤,取出,却拌香葱、紫引翹草二件,合擣如泥,後以夾絹袋盛，於大水盆內搖取粉，餘滓未盡，再添草藥重擣如前法。取粉沉水，乾。以小木盤一面，於灰上印一淺坑，鋪紙傾粉在內，直候乾，移入火焙焙之，取出細研，以麪糊丸如梧桐子大。遇有病者，服之無不效。知成都府辛諫議曾患大風，衆醫不效，遇此道士進得此方，服之有神驗。

食醫心鏡：治小兒赤白痢及水痢：雲母粉半大兩，研作粉，煮白粥調，空腹食之。

抱朴子：服五雲之法：或以桂、葱、水玉化之以爲水，或以露於鐵器中，以玄水熬之爲水，或以消石合於筒中埋之爲水，或以蜜搜爲酪，或以秋露漬之百日，篿囊挺以爲粉，或以無巓草、捊血合餌之，服之一年，百病除。三年久服，反老成童。五年不闕服，可役使鬼神。入火不燒，入水不濡，踐棘而不傷膚，與仙人相見。他物埋地物朽，著火即燋，而五雲內猛火中，經時終不燋，埋之永不腐，故能令人長生也。服經十年，雲氣常覆其上。夫服其母，以致其子，其理之自然。

明皇雜録：開元中，有名醫紀朋者，觀人顏色談笑，知病深淺，不待診脉。帝聞之，召於掖庭中。看一宮人每日辰則笑歌啼號若狂疾，而足不能履地。朋視之曰：“此必因食飽而大促力，頓仆於地而然。”乃飲以雲母湯，令熟寐，覺而失所苦。問之，乃言因太華公主載誕，宮中大陳歌吹，某乃主謳，懼其聲不能清且長，喫狑蹄羹飽而當筵歌大曲。曲罷，覺胸中甚熱，戲於砌臺上，高而墜下，久而方甦，病狂，足不能及地。

丹房鏡源：雲母粉製汞伏丹砂，亦可食之。

神仙傳：宮嵩服雲母，數百歲有童子顏色。

青霞子：雲母久服，寒暑難侵。

衍義曰：雲母，古雖有服鍊法，今人服者至少，謹之至也。市鄽多折作花朵以售之，今惟合雲母膏，治一切癰毒瘡等，惠民局別有法。

〔箋釋〕

雲母是一類含水的層狀鋁硅酸鹽礦物，因含有 Fe、Mn、Li、Mg、Cr 等元素而呈現各種顏色，礦物學上一般分爲白雲母與金雲母－黑雲母兩個亞族。古人也根據雲母的外觀和顏色，將之分爲各種名目，王嘉蔭《本草綱目的礦物史料》對各色雲母作了歸類。

《本草經》之雲液、磷石，據陶弘景形容，雲液"黄白晶晶"，磷石"皎然純白明澈"，認爲皆是白雲母 muscovite，化學組成 $KAl_2(AlSi_3O_{10})(OH)_2$。《本草經》之雲英，色黄白而多青，爲鋰雲母 lepidolite，化學組成 $KLi_{1.5}Al_{1.5}[AlSi_3 O_{10}](F, OH)_2$。《本草經》之雲珠，色青黄而多赤，爲金雲母 phlogopite，化學組成 $KMg_3[Si_3 AlO_{10}](OH,F)_2$。

值得注意的是，陶弘景引仙經描述雲母，"向日視之，色青白而多黑"。葛洪《抱朴子内篇·仙藥》也説："五色並具而多黑者名雲母。"這種帶黑色光澤的雲母實爲黑雲母 biotite，化學組成 $K(Mg,Fe^{2+})_3(Al,Fe^{3+})Si_3O_{10}(OH,F)_2$。

不過到了唐代，雲母還是以白雲母常用，日本正倉院所藏雲母即爲白雲母。宋代蘇頌更明確説："生土石間，作片成層可折，明滑光白者爲上，江南生者多青黑色，不堪入藥。"又説："醫方所用正白者，乃磷石一種耳。"都排斥黑雲母，而專用白雲母。

　　直到唐代，雲母都是能够"輕身延年，悦澤不老，耐寒暑，志高神仙"的上品仙藥。雲母令人長生的理論依據與丹砂類似，葛洪解釋説："他物埋之即朽，著火即焦，而五雲以納猛火中，經時終不然，埋之永不腐敗，故能令人長生也。"在《神仙傳》中，葛洪提到宫嵩，此人"服雲母，數百歲有童子之色，後入紵嶼山仙去"。話雖如此，寇宗奭警告説："雲母，古雖有服鍊法，今人服者至少，謹之至也。"

玉屑[①]　味甘，平，無毒。主除胃中熱、喘息、煩滿，止渴。屑如麻豆服之，久服輕身長年。生藍田。採無時。惡鹿角。

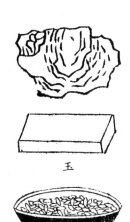

玉

玉屑

陶隱居云：此云玉屑，亦是以玉爲屑，非應别一種物也。仙經服穀玉，有擣如米粒，乃以苦酒輩消令如泥，亦有合爲漿者。凡服玉，皆不得用已成器物及塚中玉璞也。好玉出藍田及南陽徐善亭部界中，日南、盧容水中，外國于闐、疎勒諸處皆善。仙方名玉爲玄真，潔白如猪膏，叩之鳴者，是真也。其比類甚多相似，宜精别之。所以燕石入笥，卞氏長號也。唐本注云：餌玉，當以消作水者爲佳。屑如麻豆服之，取其精潤藏府滓穢，當完出也。又爲粉

―――――――
① 此條，底本原有"玉屑"題名，據全書體例删。下亦有幾條如此，不再出校。

服之者,即使人淋壅。屑如麻豆,其義殊深。臣禹錫等謹按,抱朴子云:玉屑服之,與水餌之,俱令人不死。所以不及金者,令人數數發熱,似寒食散狀也。若服玉屑者,宜十日輒一服雄黄、丹砂各一刀圭,散髮、洗沐寒水,迎風而行,則不發熱也。日華子云:玉,潤心肺、明目、滋毛髮,助聲喉。

　　圖經曰:玉,按本經"玉泉生藍田山谷","玉屑生藍田"。陶隱居注云:"好玉出藍田及南陽徐善亭部界中,日南、盧容水中,外國于闐、疎勒諸處皆善。"今藍田、南陽、日南不聞有玉,禮器及乘輿服御多是于闐國玉。晉金州防禦判官平居誨,天福中爲鴻臚卿張鄴本二名①,上一字犯太祖廟諱上字。使于闐,判官回,作《行程記》,載其國採玉之地云:玉河在于闐城外,其源出崑山,西流一千三百里,至于闐界牛頭山,乃疏爲三河,一曰白玉河,在城東三十里;二曰綠玉河,在城西二十里;三曰烏玉河,在綠玉河西七里。其源雖一,而其玉隨地而變,故其色不同。每歲五六月大水暴漲,則玉隨流而至。玉之多寡,由水之大小。七八月水退乃可取,彼人謂之撈玉。其國之法,官未採玉,禁人輒至河濱者,故其國中器用服飾往往用玉。今中國所有,多自彼來耳。陶隱居云:"玉泉是玉之精華,白者質色明澈,可消之爲水,故名玉泉。世人無復的識者,惟通呼爲玉爾。"玉屑是"以玉爲屑,非應別是一物。仙經服穀玉,有擣如米粒,乃以苦酒輩消令如泥,亦有合爲漿者"。蘇恭云:"玉泉者,玉之泉液也。以仙室池中者爲上。其以法化爲玉漿者,功劣於自然泉液也。餌玉當以消作

---

① 本名"匡鄴"。

水者爲佳。又屑如麻豆服之，取其精潤藏府，滓穢當完出。若爲粉服之，即使人淋壅。"《周禮·玉府》"王齊，則供食玉"，鄭康成注云："玉是陽精之純者，食之以禦水氣，王齊當食玉屑。"正義云："玉屑研之，乃可食。"然則玉泉今固無有，玉屑醫方亦稀用。祥符中先帝嘗令工人碎玉如米豆粒，製作皆如陶、蘇之説，然亦不聞以供膳餌。其云研之乃食，如此恐非益人，誠不可輕服也。方書中面膏有用玉屑者，此恐是研粉之乃可用，既非服餌用之，亦不害也。書傳載玉之色，曰赤如雞冠，黃如蒸栗，白如截肪，黑如純漆，謂之玉符，而青玉獨無説焉。又其質溫潤而澤，其聲清越以長，所以爲貴也。今五色玉，清白者常有，黑者時有，黃、赤者絕無，雖禮之六器，亦不能得其真。今儀州出一種石，如蒸栗色，彼人謂之栗玉，或云亦黃玉之類，但少潤澤，又聲不清越，爲不及耳。然服玉、食玉，惟貴純白，它色亦不取焉。

【海藥】云：按，《異物志》云：出崑崙。又《淮南子》云：出鍾山。又云：藍田出美玉，燕口出璧玉，味鹹，寒，無毒。主消渴，滋養五藏，止煩躁。宜共金、銀、麥門冬等同煎服之，甚有所益。仙經云服玉如玉，化水法在《淮南三十六水法》中載。又《別寶經》云：凡石韞玉，但夜將石映燈看之，內有紅光，明如初出日，便知有玉。《楚記》卞和三獻玉不鑒，所以遭刖足，後有辨者，映燈驗之，方知玉在石內，乃有玉璽，價可重連城也。

李預：每羨古人飡玉之法，乃採訪藍田，躬往掘得若環璧雜器形者，大小百餘枚，稍麁黑，皆光潤可玩。預乃搥七十枚成屑，日食之，經年，云有効驗。而世事寢息，並不禁節，又加之以好酒損志，及疾篤，謂妻子曰：服玉當屏居山林，排棄嗜慾，或當有大神力，而吾酒色不絕，自致於死，非藥之過也；尸體必當有異於人，勿使速殯，令後人知湌服之驗。時七月中旬，長安毒熱，預停尸四宿，而體色不變。其妻常氏以玉珠二枚含之，口閉，因囑其口，都無穢氣。

寶藏論：玉玄真者，餌之，其命無極，令人舉身輕飛，不但地仙而已。然其道遲成，服一二百斤乃可知也。玉可以烏米酒及地榆酒化之爲水，亦可以葱漿水消之爲粉，亦可餌以爲丸，可燒爲粉，服一年已上，入水中不濡。

王莽遺孔休玉，休不受。莽曰：君面有疵，美玉可以滅瘢。休猶不受。莽曰：君嫌其價。遂①搥碎進休，休方受之。

青霞子：玉屑一升、地榆草一升、稻米一升，三物，取白露二升，置銅器中煑米熟，絞取汁。玉屑化爲水，名曰玉液，以藥內杯中美醴，所謂神仙玉漿也。

天寶遺事：唐貴妃含玉嚥津，以解肺渴。

葉天師枕中記：玉屑，味甘和，無毒。屑如麻豆，久服，輕身長壽。惡鹿角。

馬鳴先生金丹訣：玉屑常服，令人精神不亂。

丹房鏡源：玉末養丹砂。

240

〔箋釋〕

　　玉是美好的東西，可美好的東西就一定要想方設法吃進肚子，實在有點不可思議。《周禮·天官·玉府》云："王齊，則共食玉。""齊"即是"齋"，這句是説周王齋戒的

---

① 遂：底本作"逐"，據劉甲本改。

時候,玉府提供食用玉。鄭玄注云:"玉是陽精之純者,食之以禦水氣。"又引鄭司農(鄭衆)的意見:"王齊當食玉屑。"

玉屑,按照《名醫別錄》的正解,當"屑如麻豆服之"。麻豆的大小不詳,陶弘景説"擣如米粒",或許可參。至於爲何要把玉弄得不大不小,而不徑直碾成細粉,據《新修本草》解釋:"屑如麻豆服之,取其精潤藏府,滓穢當完出。"换言之,食玉屑排玉屑,無所謂吸收。《新修》還告誡説:"又爲粉服之者,使人淋壅。"淋是小便不暢,壅是大便不通,若服用玉粉,出現後一種不良反應的機會恐怕要大些。

周王服玉的原因,鄭玄説"食之以禦水氣",這大約是根據《大戴禮記·勸學》"玉者,陽之陰也,故勝水"敷衍而來。但本草不僅不言玉屑有勝水燥濕的功效,反而説其能够"除胃中熱、喘息、煩滿、止渴",皆與"勝水"相反。本草又説玉屑"久服輕身長年",這恐怕才是周王食玉的真正目的。

服食玉屑已見於先秦文獻,《離騷》有句云:"折瓊枝以爲羞兮,精瓊靡以爲粻。"王逸注:"精,鑿也。靡,屑也。粻,糧也。《詩》云:'乃裹餱糧。'言我將行,乃折取瓊枝,以爲脯臘;精鑿玉屑,以爲储糧。飲食香潔,冀以延年也。"漢代尤其流行服食玉屑,李善注《文選·西京賦》引《三輔故事》云:"武帝作銅露盤,承天露,和玉屑飲之,欲以求仙。"孫詒讓作《周禮正義》,不相信《周禮》這部儒家經典會涉及神仙服食家的内容,於是曲解説:"食玉者,殆即以玉飾食器,若玉敦、玉豆之類是歟?"見解未免迂腐。

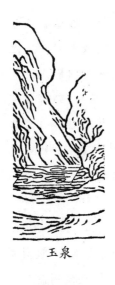

玉泉

玉泉　味甘,平,無毒。主五藏百病,柔筋强骨,安魂魄,長肌肉,益氣,利血脉,療婦人帶下十二病,除氣癃,音隆。明耳目。久服耐寒暑,不飢渴,不老神仙,輕身長年。人臨死服五斤,死三年色不變。一名玉札。生藍田山谷。採無時。畏款冬花。

陶隱居云:藍田在長安東南,舊出美玉。此當是玉之精華。白者質色明澈,可消之爲水,故名玉泉。今人無復的識者,惟通呼爲玉爾。張華又云:"服玉用藍田穀音角。玉白色者。"此物平常服之,則應神仙;有人臨死服五斤,死經三年,其色不變。古來發塚見屍如生者,其身腹内外,無不大有金玉。漢制,王公葬,皆用珠襦玉匣,是使不朽故也。錬服之法,亦應依仙經服玉法,水屑隨宜。雖曰性平,而服玉者亦多乃發熱,如寒食散狀。金玉既天地重寶,不比餘石,若未深解節度,勿輕用之。今按,別本注云:玉泉者,玉之泉液也。以仙室玉池中者爲上。今仙經《三十六水法》中,化玉爲玉漿,稱爲玉泉,服之長年不老,然功劣於自然泉液也。一名玉液,一名瓊漿。臣禹錫等謹按,日華子云:玉泉治血塊。

圖經：文具玉屑條下。

別説云：謹按，《圖經》説儀州栗玉，乃黃石之光瑩者。凡玉之所以異於石者，以其堅而有理，火刃不可傷爲別爾。今儀州黃石，雖彼人強名栗玉，乃輕小，刀刃便可雕刻，與階州白石同體而異色，恐不足繼諸玉類。

衍義曰：玉泉，經云"生藍田山谷，採無時"，今藍田山谷無玉泉。泉水，古今不言採。又曰"服五斤"，古今方水不言斤。又曰"一名玉札"，如此則不知定是何物。諸家所解，更不言泉，但爲玉立文。陶隱居雖曰"可消之爲水，故名玉泉"，誠如是，則當言玉水，亦不當言玉泉也。蓋泉具流布之義，別之則無所不通。《易》又曰"山下出泉，蒙"，如此則誠非止水，終未臻厥理。今詳"泉"字乃是"漿"字，於義方允。漿中既有玉，故曰"服五斤"。去古既遠，亦文字脱誤也。採玉爲漿，斷無疑焉。且如書篇尚多亡逸，況本草又在唐堯之上，理亦無恠。謂如蛇含，本草誤爲蛇全，唐本注云"'全'字乃是'合'字，陶見誤本改爲'含'"，尚如此不定。後有鐵漿，其義同此。又道藏經有金飯玉漿之文，唐李商隱有"瓊漿未飲結成冰"之詩，是知玉誠可以爲漿。又荆門軍界有玉泉寺，中有泉，與尋常泉水無異，亦不能治病。寺中日用此水。又西洛有萬安山，山腹間有寺曰玉泉。嘗兩登是山，質玉泉之疑，寺僧皆懵不能答。寺前有泉一派，供寺中用。泉竇皆青石，與諸井水無異。若按別本注"玉泉，玉之泉液也，以仙室玉池中者爲上"，如此則舉世不能得，亦漫立此名，故知別本所注爲不可取。又有燕玉出燕北，體柔脆，如油和粉色，不入藥，當附于此。

〔箋釋〕

　　《本草經》論玉泉"久服耐寒暑，不飢渴，不老神仙"，並説，如果生前未食，則"臨死服五斤，死三年色不變"——這樣的功效未免有點像保存尸體專用的"福爾馬林"了。

　　玉泉究竟是液體還是固體，大致有兩派意見。陶弘景認爲玉泉就是玉之一種，他説："此當是玉之精華。白者質色明澈，可消之爲水，故名玉泉。今人無復的識者，惟通呼爲玉爾。"又引張華云："服玉用藍田穀玉白色者。"按，《文選》卷四張衡《南都賦》李善注引張華《博物志》云："欲得好穀玉，用合漿。"又據《山海經·南山經》説："堂庭之山多水玉。"郭璞注："水玉，今水精也。相如《上林賦》曰：'水玉磊砢。'赤松子所服，見《列仙傳》。"檢《列仙傳》云："赤松子，神農時雨師也，服水玉，以教神農。"以上材料相互勾連。因爲古代玉是"石之美者"的泛稱，陶弘景所説的"穀玉"，或許就是"水玉"，亦即水晶 crystal，而非玉石 jade 或軟玉 nephrite。至於如何將固體的穀玉消化成水，可以參看葛洪的《抱朴子内篇》。

　　不過我確實對陶弘景把玉泉釋爲固體的穀玉不以爲然。除了"玉泉"的名稱本身就意味着液體以外，消化穀玉需要用酸，如《抱朴子内篇·仙藥》中使用的地榆酒即是酸性。道藏《三十六水法》將玉粉置華池中化爲水，華池一般認爲是醋酸或者稀硝酸。由這樣的方式製作出來的"玉泉"或者"玉漿"，恐怕也没有人能够一口氣飲五斤，臨死的人更加不行。

證類本草箋釋

玉泉或許不需要特別的解釋，就是指産玉處的泉水。此即《開寶本草》引別本注説：“玉泉者，玉之泉液也。”至於强調“仙室玉池中者爲上”，不過是神仙家故弄玄虚罷了。

《本草經》玉泉一名玉札，諸書引文異寫甚多。《太平御覽》卷八百零五《珍寶部》引《本草經》“玉泉一名玉醴”，卷九百八十八《藥部》引《本草》“玉泉一名玉澧”；《抱朴子内篇·仙藥》引《神農四經》寫作“玉札”。檢《齊民要術》卷十引《神農經》云：“玉桃，服之，長生不死。若不得早服之，臨死日服之，其尸畢天地不朽。”賈思勰在桃條引此，《太平御覽》卷九百六十七亦引在果部桃條，《初學記》卷二十八《果木部》引《本草》“玉桃，服之，長生不死”，皆同出一源；引文與《本草經》玉泉條對勘，乃知“玉桃”的功效其實就是玉泉，所以孫星衍、森立之、曹元宇都同意“玉桃”其實是“玉札”之訛。但經書原文究竟應以“玉桃”還是“玉札”爲正，各家主張不一。孫星衍輯《神農本草經》“一名玉札”寫作“玉朼”，注釋説：“朼，疑當作‘桃’。”森立之不以爲然，《本草經考注》認爲“玉札”是正字，“桃”“醴”“澧”皆是“札”之訛字，並據《太平御覽》引《吳氏本草》“玉泉一名玉屑”，遂認爲“‘札’爲‘屑’之假借”；曹元宇輯《本草經》認爲“玉醴”爲正，誤而作“澧”“禮”“朼”“札”“桃”。

我傾向於曹元宇的看法，將其意見補充完整。“玉醴”或者“玉澧”爲正字，作爲玉泉的別名，都是美好的液體，如揚雄《太玄賦》"茹芝英以禦飢兮,飲玉醴以解渴",張衡《思玄賦》"飲青岑之玉醴兮,餐沆瀣以爲粮"。根據"禮"字古文《説文》作"囦",隸定作"禮"的例子,"醴"或"澧"的右文"豊",傳寫過程中訛寫成"乚"或"匕"的樣子,偏旁也被篡改爲"木",於是成了"玉札""玉桃"。

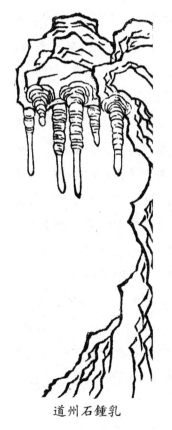

道州石鍾乳

石鍾乳 味甘,温,無毒。主欬逆上氣,明目,益精,安五藏,通百節,利九竅,下乳汁,益氣,補虛損,療脚弱疼冷,下膲傷竭,强陰。久服延年益壽,好顔色,不老,令人有子。不鍊服之,令人淋。一名公乳,一名蘆石,一名夏石。生少室山谷及太山。採無時。蛇牀爲之使,惡牡丹、玄石、牡蒙,畏紫石英、蘘草。

陶隱居云:第一出始興,而江陵及東境名山石洞亦皆有,惟通中輕薄如鵝翎管,碎之如爪甲,中無鴈齒,光明者爲善。長挺乃有一二尺者。色黄,以苦酒洗刷則白。仙經用之少,而俗方所重,亦甚貴。唐本注云:鍾乳第一始興,其次廣、連、澧、朗、郴等州者,雖厚,而光潤可愛,餌之並佳。今峽州、青溪、房州三洞出者,亞於始興。自餘非其土地,不可輕服,多發淋渴;止可擣篩,白練裹之,合諸藥草浸酒服之。陶云鍾乳一二尺者,謬說。**今按,**別本注云:凡乳生於深洞幽穴,皆龍蛇潛伏,或龍蛇毒氣,或洞口陰陽不勻,或通風氣,㿲齒澀,或黃或赤,乳無潤澤,或其煎鍊火色不調,一煎已後不易水,則生火毒,即令服人發淋。又乳有三種:有石乳、竹乳、茅山之乳。石乳者,以其山洞純石,以石津相滋,陰陽交備,蟬翼文成,謂爲石乳;竹乳者,以其山洞偏生小竹,以竹津相滋,乳如竹狀,謂爲竹乳;茅山之乳者,山有土石相雜,偏生茅草,以茅津相滋爲乳,乳色稍黑而滑潤。石乳性溫,竹乳性平,茅山之乳微寒。一種之中,有上、中、下色,餘處亦有,不可輕信。凡乳光澤爲好也。**臣禹錫等謹按,吳氏**云:鍾乳,一名虛中。神農:辛。桐君、黃帝、醫和:甘。扁鵲:甘,無毒。生山谷陰處岸下,溜汁成,如乳汁,黃白色,空中相通,二月、三月採,陰乾。**藥性論**云:鍾乳亦名黃石砂,有大毒。主泄精,寒嗽,壯元氣,建益陽事,能通聲。忌羊血。**蕭炳**云:如蟬翅者上,爪甲者次,鵝管者下,明白薄者可服。**日華子**云:補五勞七傷,通亮者爲上;更有蟬翼乳,功亦同前。凡將合鎮駐藥,須是一氣研七周時,點末臂上,便入肉,不見爲度。慮人歇,即將鈴繫於槌柄上,研常鳴爲驗。

圖經曰:石鍾乳生少室山谷及泰山,今道州江華縣及連、英、韶、階、峽州山中皆有之。生嵓穴陰處,溜山液而成,空中相通,長者六七寸,如鵝翎管狀,碎之如爪甲,中無㿲齒,光明者善,色白微紅。採無時。舊說乳有三種:有石鍾乳者,其山純石,以石津相滋,狀如蟬翼,爲石乳,石乳性溫;有竹乳者,其山多生篁竹，以竹津相滋，乳如竹狀，謂之竹乳，竹乳性平；有茅山之乳者，其山土石相雜，徧生茅草，以茅津相滋，乳色稍黑而滑潤，謂之茅山之乳，茅山之乳性微寒。凡此三種，尤難識別。而唐李補闕錬鍾乳法云：取韶州鍾乳，無問厚薄，但令顏色明淨光澤者，即堪入錬。惟黃、赤二色不任用。柳宗元《與崔連州論鍾乳書》云：取其色之美而已，不必惟土之信。是此藥所重，惟明白者，不必盡如上所說數種也。今醫家但以鵝管中空者爲最。又本經中品載殷孽云："鍾乳根也，生趙國山谷，又生梁山及南海。"又云："孔公孽，殷孽根也，生梁山山谷。"又云："石花、石牀，並與殷孽同。"陶隱居云："凡鍾乳之類，有三種，同一體。從石室上汁溜積久盤結者爲鍾乳牀，即此孔公孽也。其以次小龍嵸者，爲殷孽，今人呼爲孔公孽。殷孽復溜輕好者爲鍾乳。雖同一類，而療體爲異。"蘇恭云："二孽在上，牀、花在下。陶謂孔公孽爲乳牀，非也。"又有石腦，云亦鍾乳之類。凡此五種，今醫家稀復用之，但用鍾乳耳。又觀二孽所出州郡不同，陶云三種同根，而所出各處，當是隨其土地爲勝。既云是鍾乳同生，則有孽處皆當有乳，今並不聞有之，豈用之既寡，則採者亦稀乎？抑時人不知孽中有乳，故不盡採乎？不能盡究也。下品又有土陰孽，經云："生高山崖上之陰，色白如脂。"陶隱居以爲鍾乳、孔公孽之類。蘇恭云："即土乳也。出渭州，生平地土窟中。土人云：服之亦同鍾乳，而不發熱。"又云："是土之脂液，狀如殷孽，故名之。"今亦不見用者。

【雷公云】：凡使，勿用頭麁厚并尾大者，爲孔公石；不用色黑及經大火驚過，并久在地上收者；曾經藥物制者，並不得用。

須要鮮明，薄而有光潤者，似鵝翎筒子爲上，有長五六寸者。凡修事法，以五香水煮過一伏時，然後漉出，又別用甘草、紫貝天葵汁漬，再煮一伏時；凡八兩鍾乳，用沉香、零陵、藿香、甘松、白茅等各一兩，以水先煮過一度了，第二度方用甘草等二味各二兩再煮了，漉出拭乾，緩火焙之，然後入臼杵如粉，篩過，却入鉢中，令有力少壯者三兩人，不住研三日夜勿歇，然後用水飛澄了，以絹籠之，於日中曬令乾，又入鉢中，研二萬遍後，以甆合子收貯用之。

傷寒類要：治舌瘡，渴而數飲，用鍾乳石主之。

柳宗元《與崔連州書論石鍾乳》：直産於石，石之精麤疎密尋尺特異，而穴之上下、土之薄厚不可知，則其依而産者，固不一性。然由其精密而出者，則油然而清，炯然而輝，其竅滑以夷，其肌廉以微；食之，使人榮華溫柔，其氣宣流，生胃通腸，壽考康寧。其麤疎而下者，則奔突結澀，乍大乍小，色如枯骨，或類死灰，淹領不發，叢齒積纇，重濁頑璞；食之，使偃塞壅鬱，泄火生風，戟喉癢肺，幽關不聰，心煩喜怒，肝舉氣剛，不能平和。故君子慎取其色之美，而不必唯土之信，以求其至精，凡爲此也。

太清石壁記：鍊鍾乳法，《太清經》云：取好細末，置金銀甌器中，瓦一片密蓋甌上，勿令泄氣，蒸之，自然化作水。

丹房鏡源：乳石可爲外匱。

青霞子：補髓添精。

衍義曰：石鍾乳，蕭炳云："如蟬翼爪甲者爲上，如鵝管者下。"經既言乳，今復不取乳，此何義也？蓋乳取性下，不用如鴈齒者，謂如烏頭、附子不用尖角之義同。但明白光潤輕鬆，色如鍊消石者佳。服鍊別有法。

〔箋釋〕

　　　石鍾乳又名鍾乳石 stalactite,是碳酸鈣的沉澱物,與水垢的成分類似(水垢除了碳酸鈣以外,還含有氫氧化鎂)。鍾乳成爲"仙藥",有一個漸變過程。

　　　《本草經》並沒有提到石鍾乳有久服長生的功效,故森立之輯《本草經》將其列爲中品,可稱隻眼獨具。但漢代也非完全没有服食鍾乳者,《列仙傳》説:"邛疏能行氣練形,煮石髓而服之,謂之石鍾乳。"《名醫別録》遂爲鍾乳添上"久服延年益壽,好顔色,不老,令人有子"的功效,並告誡説:"不鍊服之,令人淋。"不過六朝以來鍊丹的事幾乎完全被道士包攬,而道士們更看重鉛汞在爐燧中的變化,如石鍾乳之類的鈣化物並不太受重視。陶弘景云:"仙經用之少,而俗方所重,亦甚貴。"應該是事實。

　　　不知何故,唐代人特別嗜好此物。《新修本草》將石鍾乳由中品調整爲上品;孫思邈《千金翼方》卷二十二記載有"飛鍊研煮鍾乳及和草藥服療"處方六首;《外臺秘要》卷三十七、三十八爲《乳石論》上下兩卷;柳宗元有一篇《與崔連州論石鍾乳書》,讚揚鍾乳之精美者,"食之,使人榮華溫柔,其氣宣流,生胃通腸,壽善康寧,心平意舒,其樂愉愉"。

　　　我懷疑六朝隋唐人單獨服用鍾乳,或許是由魏晉間人服食寒食散的習慣演變而來。據余嘉錫的意見,寒食散即是《千金翼方》卷二十二所載之"五石更生散",其組成有

紫石英、白石英、赤石脂、鍾乳、石硫黄等。寒食散配方複
雜,毒性亦大,後遂減省爲單用鍾乳一物。

　　儘管服食家奢言鍾乳的養生作用,但與寒食散一樣,
益陽事(增強性功能)才是主要目的。白居易的詩説:"鍾
乳三千兩,金釵十二行。妒他心似火,欺我鬢如霜。慰老
資歌笑,銷愁仰酒漿。眼看狂不得,狂得且須狂。"自注云:
"(牛)思黯自詩前後服鍾乳三千兩,甚得力,而歌舞之妓
頗多。"蘇軾説得更清楚:"無復青黏和漆葉,枉將鍾乳敵仙
茅。"仙茅便是益陽的要藥,取與鍾乳相對,明其作用相
同也。

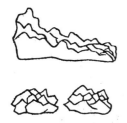
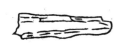
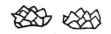
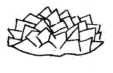

礬石　味酸,寒,無毒。主寒
熱、洩痢、白沃、陰蝕、惡瘡、目痛,
堅骨齒,除固熱在骨髓,去鼻中息
肉。鍊餌服之,輕身,不老增年。
岐伯云:久服傷人骨。能使鐵爲
銅。一名羽碈,泥結切。一名羽澤。
生河西山谷及隴西武都、石門。採
無時。甘草爲之使,惡牡蠣。

　　陶隱居云:今出益州北部西川,從
河西來。色青白,生者名馬齒礬。已鍊
成絶白,蜀人又以當消石,名白礬。其黄
黑者名雞屎礬,不入藥,惟堪鍍作以合熟

晉州礬石

銅,投苦酒中,塗鐵皆作銅色;外雖銅色,内質不變。仙經單餌
之,丹方亦用。俗中合藥,皆先火熬令沸燥。以療齒痛,多即壞
齒,是傷骨之證,而云堅骨齒,誠爲疑也。唐本注云:礬石有五
種,青礬、白礬、黄礬、黑礬、絳礬。然白礬多入藥用;青、黑二礬
療疳及諸瘡;黄礬亦療瘡生肉,兼染皮用之;其絳礬本來綠色,新
出窟未見風者,正如瑠璃,陶及今人謂之石膽,燒之赤色,故名絳
礬矣。出瓜州。今注:陶云"蜀人用白礬當消石",誤也。臣禹
錫等謹按,藥性論云:礬石,使。一名理石。畏麻黄,有小毒。能
治鼠漏、瘰癧,療鼻衄,治齆鼻;生含嚥津,治急喉痹。日華子云:
白礬,性凉。除風去勞,消痰止渴,暖水藏,治中風失音,疥癬。
和桃人、葱湯浴,可出汗也。

　　圖經曰:礬石生河西山谷及隴西武都、石門,今白礬則晉
州、慈州、無爲軍,綠礬則隰州温泉縣、池州銅陵縣,並煎礬處出
焉。初生皆石也,採得碎之,煎鍊乃成礬。凡有五種,其色各異,
謂白礬、綠礬、黄礬、黑礬、絳礬也。白礬則入藥,及染人所用者。
綠礬方入咽喉、口齒藥及染色。黄礬,丹竈家所須,時亦入藥。
黑礬惟出西戎,亦謂之皂礬,染鬚鬢藥或用之。絳礬本來綠色,
亦謂之石膽,燒之赤色,故有絳名,今亦稀見。又有礬精、礬蝴
蝶,皆鍊白礬時,候其極沸,盤心有溅溢者,如物飛出,以鐵匕接
之。作蟲形者,礬蝴蝶也;但成塊光瑩如水晶者,礬精也。此二
種入藥,力緊於常礬也。又有一種柳絮礬,亦出礬處有之,煎鍊
而成,輕虚如綿絮,故以名之,今醫家用治痰壅及心肺煩熱甚佳。
劉禹錫《傳信方》治氣痢巴石丸,取白礬一大斤,以炭火净地燒
令汁盡,則其色如雪,謂之巴石;取一大兩細研,治以熟猪肝作

252

丸,空腹飲下,丸數隨氣力加減,水牛肝更佳;如素食人,饊餅丸之亦通。或云白礬中青黑者,名巴石。又治蛇咬蠍螫,燒刀子頭令赤,以白礬置刀上,看成汁,便熱滴咬處,立差。此極神驗,得力者數十人。正元十三年,有兩僧流,向南到鄧州,俱爲虵嚙,令用此法救之,傅藥了便瘥,更無他苦。又崔氏方治甲疽,或因割甲傷肌,或因甲長侵肉,遂成瘡腫痛,復緣窄靴研損,四邊腫焮,黃水出,浸淫相染,五指俱爛,漸漸引上腳趺,泡漿四邊起,如火燒瘡,日夜倍增,醫方所不能療者。綠礬石五兩,形色似朴消而綠色,取此一物置於鐵板上,聚炭封之,囊袋吹令火熾,其礬即沸,流出色赤如融金汁者,是真也。看沸定汁盡,去火待冷,取出挼爲末,色似黃丹,收之。先以鹽湯洗瘡,拭乾,用散傅瘡上,惟多爲佳,著藥訖,以軟帛緩裹,當日即汁斷瘡乾。若患痛急,即塗少酥,令潤,每日一遍,鹽湯洗濯有膿處,常洗使净,其痂乾處不須近,每洗訖,傅藥如初。但急痛即塗酥,五日即覺上痂,漸剝起,亦依前洗傅藥,十日即瘡漸漸剝盡痂落,軟處或更生白膿泡,即擦破傅藥,自然總差。刑部張侍郎親嬰此病,臥經六十日,困頓不復可言。京衆醫並經造問,皆隨意處方,無效驗。惟此法得效如神,故錄之以貽好事者。又有皂莢礬,亦入藥,或云即綠礬也,《傳信方》治喉痹用之。取皂莢礬入好米醋,或常用釅醋亦通,二物同研,嚥之立差。如苦喉中偏一傍痛,即側臥,就痛處含之,勿嚥,云此法出於李謩,甚奇。黃礬入藥,見崔元亮《海上方》滅瘢膏,以黃礬石燒令汁出,胡粉炒令黃,各八分,惟須細研,以臘月豬脂和,更研如泥,先取生布揩令痛,即用藥塗五度。又取鷹糞、白鴒窠中草,燒作灰,等分,和人乳塗之,其瘢自滅,肉平如故。

【雷公云：凡使，須以甆瓶盛，於火中煆，令內外通赤，用鉗揭起蓋，旋安石蜂窠於赤瓶子中，燒蜂窠，盡爲度。將鉗夾出放冷，敲碎，入鉢中研如粉後，於屋下掘一坑，可深五寸，却以紙裹留坑中一宿，取出再研。每修事十兩，用石蜂窠六兩。盡爲度。又云：凡使，要光明如水精，酸鹹澁味全者，研如粉。於甆瓶中盛，其瓶盛得三升已來，以六一泥泥於火畔，炙之令乾，置研了白礬於瓶內，用五方草、紫背天葵二味自然汁各一鎰，旋旋添白礬於中，下火逼令藥汁乾，用蓋子并瓶口，更以泥泥上下，用火一百斤煆，從巳至未，去火，取白礬瓶出，放冷敲破，取白礬。若經大火一煆，色如銀，自然伏火，銖絫不失，搗細研如輕粉，方用之。

聖惠方：治小兒臍中汁出不止并赤腫：用礬燒灰，細研傅之。

外臺秘要：療胸中多痰瘀癖：礬石一兩，以水二升，煮取一升，內蜜半合，頓服，須臾未吐，當飲少熱湯。　又方：主目翳及胬肉：用礬石最白者，內一黍米大於翳上及努肉上，即令淚出，綿拭之，令惡汁盡，其疾日日減，翳自消薄便差。礬石須真白好者方可使用。

千金方：治小兒舌上瘡，飲乳不得：以白礬和雞子置醋中，塗兒足底，二七即愈。　又方：治鼻中息肉：以礬石末，面脂和，綿裹塞鼻中，數日息肉自隨其藥出。　又方：治齒齗間津液血出不止：以礬石一兩，燒水三升，煮取一升，先拭齒，乃含之。

千金翼：治陰癢脫方：燒礬石一味，研爲末，每日空心酒調方寸匕服,日三。　**又方**:治腳氣衝心:白礬二兩,以水一斗五升,煎三五沸,浸洗腳良。

　　肘後方:救卒死而壯熱者:礬石半斤,水一斗半煮消,以浸腳及踝,即得甦也。　**又方**:目中風腫,赤眼方:礬石二錢熬,和棗丸如彈丸,以摩上下,食頃止,日三度。　**又方**:足大指角忽爲甲所入肉,便刺作瘡,不可着履靴:用礬石一物,燒汁盡,取末著瘡中,食惡肉,生好肉。細細割去甲角,旬日即差。此方神效。　**又方**:療猘犬咬人:摻礬石末內瘡中,裹之止痛,其瘡速愈。　**又方**:療耳卒腫,出膿水方:礬石燒末,以筆管吹耳內,日三四度,或以綿裹塞耳中,立差。　**又方**:療人陰生瘡,膿出作臼:取高昌白礬一兩,研作末,用豬脂相和成膏,槐白皮作湯,洗瘡,拭令乾,即塗膏,然後以楸葉貼其上,不過三度差。　**又方**:患歷齒,積久碎壞欲盡:常以綿裹礬石含嚼之,吐汁也。

　　經驗方:治大小便不通:用白礬細研末,令患人仰臥,置礬末於臍中滿,以新汲水滴之,候患人覺冷透,腹內即自然通。如爲曾灸無臍孔,即於元灸盤上,用紙作鐶子籠灸盤,高一指半已來,著礬末在內,仍依前法用水滴之。

　　孫真人食忌:主蝎螫:以礬石一兩,醋半升煎之,投礬末於醋中,浸螫處。

　　王氏博濟:治驢涎、馬汗毒所傷,神效:白礬飛過,黃丹炒令紫色,各等分,相衮合,調貼患處。

　　靈苑:治折傷,先用止痛湯法:搗白礬爲末,每用一匙匕,沸湯一椀衝了,以手帕蘸,乘熱熨傷處,少時痛止,然後排整筋骨,貼藥。

孫用和：治懸癰垂長,咽中妨悶：白礬一兩,燒灰,鹽花一兩,右二味,細研爲散,以筯頭點藥在上,差。

子母秘録：治小兒風瘑不止：白礬十二分,煖熱酒投化,用馬尾搵酒塗之。

姚和衆：治小兒目睛上白膜：白礬一分,以水四合,熟銅器中煎取半合,下少白蜜調之,以緜濾過,每日三度,點一芥子大。　**又方**：初生小兒產下,有皮膜如榴,中膜裹舌,或遍舌根：可以指甲刺破,令血出,燒礬灰,細研傅之半菉豆許。若不摘去,兒必瘂。

御藥院：治脚膝風濕、虛汗、少力、多疼痛及陰汗：燒礬作灰細研末,一匙頭,沸湯投之,淋洗痛處。

丹房鏡源：紫礬石可製汞。

異苑：魏武北征蹹頓,升嶺眺矚,見山崗不生百草。王粲曰：是古塚,此人在世服礬石,而石生熱蒸出外,故卉木燋滅。即令發看,果得大墓,内有礬石滿塋。

太平廣記：壁鏡毒人必死,用白礬治之。

簡要濟衆：治牙齒腫痛：白礬一兩燒灰,大露蜂房一兩微炙,爲散。每用二錢,水一中盞,煎十餘沸,熱漱牙,令吐之。

衍義曰：礬石,今坊州礬務,以其火燒過石取以煎礬,色惟白,不逮晉州者。皆不可多服,損心肺,却水故也。水化書紙上,纔乾,水不能濡,故知其性却水。治涎藥多須者,用此意爾。火枯爲粉,貼嵌甲;牙縫中血出如衄者,貼之亦愈。

〔箋釋〕

本草礬石的種類甚多，其名實可參《神農本草經研究》，此處專門討論“礬”字的變遷。《説文》没有“礬”字，在 1972 年武威旱灘坡出土的漢代醫藥簡牘中，此字寫作“樊”，唐代龍門藥方洞石刻藥方（此藥方因爲與北齊師道興造像鐫刻在一起，所以前人一直認爲是北齊之物）也寫作“樊”。今宋刻本《玉篇》石部有“礬”字，但不敢保證這是梁代顧野王編書時的原狀，還是後世增修時所添補。宋代字書《廣韻》《集韻》皆有“礬”字，宋刻文獻多數也使用此字。晚近“礬”簡化爲“矾”。

令人感興趣的是，在日本古醫書《本草和名》《醫心方》中，“礬石”皆寫作“燓石”。不特如此，和寫本《新修本草》中也是這樣的寫法，如卷四“石流黄”條中兩處“燓石”。其實，寫作“燓石”可能更符合此物得名的本源。礬石乃是燒石而成，《本草圖經》説：“初生皆石也，採得碎之，煎鍊乃成礬。”《本草綱目》解釋更清楚：“礬者燔也，燔石而成也。”以常用之白礬爲例，明礬礦石主要是 $KAl_3(SO_4)_2(OH)_6$，經過煅燒，生成 $KAl(SO_4)_2$，這是白礬之麄品，經水溶浸，濃縮析出含結晶水的白礬 $KAl(SO_4)_2 \cdot 12H_2O$，即藥用之明礬。

“礬”字又與“礜”字形近，在文獻中經常混淆。隨舉一例，明正統《道藏》之《上清明鑒要經》，其中“神仙除百病枕藥方”，經文稱使用毒藥八種以應八風，這八種毒藥之一爲“礬石”。礬石顯然是無毒之品，參校《雲笈七籤》卷四十八“神枕法”引用此篇,乃知原文應是“礜石”。《證類本草》也有類似的錯誤。本條唐慎微引《異苑》:“魏武北征踰頓,升嶺眺矚,見山崗不生百草。王粲曰:是古塚,此人在世服礜石,而石生熱蒸出外,故卉木燋滅。即令發看,果得大墓,内有礜石滿堂。”這一故事出於《異苑》卷七,《藝文類聚》《太平御覽》等均有引用,皆作“礜石”,其實都是“礜石”之訛,不特唐慎微誤引也。

《本草衍義》説:“水化書紙上,縷乾,水不能濡,故知其性却水。”此即古代書寫密信的方法,明礜溶於水後形成的氫氧化鋁具有膠體性質,書寫在紙上,乾了以後看不到任何痕迹,但具有疏水性,所以將信紙浸在水裏,其他部分都浸濕了,書寫的字迹便隱約顯現出來。《建炎以來繫年要録》卷一建炎元年正月條:“曹輔至興仁,守臣徽猷閣待制贛縣曾楙詰之,輔乃裂衣襟出御筆蠟封,乃樞密院礜書,以遺楙。”《金史·宣宗紀上》云:“太原府宣撫使烏古論禮,遣人間道齎礜書,至京師告急。”

消石　味苦、辛,寒,大寒,無毒。主五藏積熱,胃脹閉,滌去蓄結飲食,推陳致新,除邪氣,療五藏十二經脉中百二十疾,暴傷寒,腹中大熱,止煩滿、消渴,利小便及瘻蝕瘡。鍊之如膏,久服輕身。天地至神之物,能化成十二種石。一名芒消。生益州山

消石

谷及武都、隴西、西羌。採無時。火爲之使，惡苦參、苦菜，畏女苑。

　　陶隱居云：療病亦與朴消相似，仙經多用此消化諸石，今無正識別此者。頃來尋訪，猶云與朴消同山，所以朴消名消石朴也，如此則非一種物。先時有人得一種物，其色理與朴消大同小異，朏朏如握鹽雪不冰，强燒之，紫青煙起，仍成灰，不停沸如朴消，云是真消石也。此又云一名芒消。今芒消乃是鍊朴消作之。與後皇甫説同，並未得覈研，其驗須試效，當更證記爾。化消石法，在《三十六水方》中。隴西屬①秦州，在長安西羌中。今宕昌以北②諸山有鹹土處皆有之。唐本注云：此即芒消是也。朴消一名消石朴，今鍊麤惡朴消，淋取汁，煎鍊作芒消，即是消石。本經一名芒消，後人更出芒消條，謬矣。今注：此即地霜也。所在山澤，冬月地上有霜，掃取，以水淋汁後，乃煎鍊而成，蓋以能消化諸石，故名消石。非與朴消、芒消同類，而有消名也。一名芒消者，以其初煎鍊時有細芒，而狀若消，故有芒消之號，與後條芒消全別。舊經陶注引證多端，蓋不的識之故也。今不取焉。臣禹錫等謹按，蜀本云：大黃爲使。按，今消石是鍊朴消或地霜爲之，狀如釵脚，好者長五分已來，能化七十二種石爲水，故名消石。吳氏云：消石，神農：苦。扁鵲：甘。藥性論云：消石，君，惡曾青，畏粥。味鹹，有小毒。主項下瘰癧，瀉得根出破血。一名芒消，燒之即成消石矣。主破積，散堅結。一作苦消。甚治腹脹。其消石、芒消多川原人製作，問之，詳其理。日華子云：消石

---

① 屬：底本作“蜀”，據文意改。
② 北：底本作“此”，據文意改。

畏杏人、竹葉。含之治喉閉。真者火上伏法,用柳枝湯煎三周時,如湯減少,即入熱者,伏火即止也。

圖經:文具朴消條下。

【雷公云:凡使,先研如粉,以甆瓶子於五斤火中煅令通赤,用雞腸菜、栢子仁和作一處,分丸如小帝珠子許,待瓶子赤時,投硝石於瓶子内,其硝石自然伏火。每四兩消石,用雞腸菜、栢子人共十五箇帝珠子,盡爲度。

聖惠方:治眼赤痛:用消石研令極細,每夜臨卧,以銅筯取如黍米大,點目眥頭,至明旦,以鹽漿水洗之。

外臺秘要:療惡寒嗇嗇,似欲發背,或已生瘡腫,癰疹起方:消石三兩,以暖水一升和令消,待冷,取故青布,摺三重,可似赤處方圓,濕布搨之,熱即換,頻易,立差。

靈苑方:治五種淋疾,勞淋、血淋、熱淋、氣淋、石淋,及小便不通至甚者,透格散:用消石一兩,不夾埿土雪白者,生研爲細末。每服二錢,諸淋各依湯使如後。勞淋,勞倦虛損,小便不出,小腹急痛,葵子末煎湯下,通後,便須服補虛丸散。血淋,小便不出,時下血、疼痛、滿急;熱淋,小便熱,赤色,淋瀝不快,臍下急痛,並用冷水調下。氣淋,小腹滿急,尿後常有餘瀝,木通煎湯下。石淋,莖内痛,尿不能出,内引小腹膨脹急痛,尿下砂石,令人悶絕,將藥末先入銚子内,隔紙炒至紙燋爲度,再研令細,用温水調下。小便不通,小麥湯下。卒患諸淋,並只以冷水調下,並空心,先調使藥消散如水,即服之,更以湯使送下,服諸藥未效者,服此立愈。

陳藏器拾遺序:頭疼欲死,鼻内吹消末愈。

兵部手集：服丹石人有熱瘡，疼不可忍方：用紙環圍腫處，中心填消石令滿，匙抄水淋之。覺甚不熱疼，即止。

寶藏論：消石，若草伏而斤兩不折，軟切金、銀、銅、鐵硬物，立軟。

史記淳于意：菑川王美人懷子而不乳，來召意，意往，飲以莨菪藥一撮，以酒飲之，旋乳。意復診其脉而脉躁，躁者有餘病，即飲以消石一劑，出血如豆比五六枚。

衍義曰：消石是再煎鍊時已取訖芒消，凝結在下如石者。精英既去，但餘滓而已，故功力亦緩，惟能發煙火。唐本注蓋以能消化諸石，故曰消石。煎柳枝湯煑三周時即伏火，湯耗，即又添柳枝湯。

〔箋釋〕

　　將消石、朴消條的大字經文對觀，兩條的内容實在是大同小異。但如果仔細區分《本草經》文與《名醫別錄》文，便能發現：消石條的《名醫別錄》文其實是化裁朴消條的《本草經》文而成，朴消條的《名醫別錄》文則出自消石條的《本草經》文。我們因此能判斷，消石條“能化成十二種石”，其實是“能化七十二種石”的訛寫，《本草品彙精要》《本草綱目》消石條皆作“能化七十二種石”，是正確的。

　　張璐《本經逢原》認爲這兩條的《本草經》文，藥名與具體内容錯簡。他説：“（朴消）向錯簡在消石條内，今正之。詳治五藏等證，皆熱邪固積，決非消石所能。”又説：“（消石）諸家本草皆錯簡在朴消條内，詳化七十二種石，豈朴消能之?"張璐因此將《本草經》朴消條修訂爲:"主五藏積熱,胃脹閉。滌蓄結飲食,推陳致新。除邪氣。"而將消石條修改爲:"主百病,除寒熱邪氣,逐六府積聚,結固留癖。能化七十二種石。"

張璐的意見十分正確。他的看法不僅可以解決消石、朴消的名實糾紛,尤其有益於研究《名醫別録》的編輯過程。關於《名醫別録》的來歷,《新唐書·于志寧傳》説:"《別録》者,魏晉以來,吳普、李當之所記,其言華葉形色,佐使相須,附經爲説,故弘景合而録之。"但後世學者對此頗有不同看法,具體情況可參看尚志鈞等著《歷代中藥文獻精華》。消石、朴消條恰好爲"附經爲説"提供了佐證。

《名醫別録》的作者顯然注意到消石、朴消兩條《本草經》文之文不對題。這位作者也試圖加以矯正,但他似乎又拘泥於漢代以來經學家皆遵循的"注不破經,疏不破注"的傳統,不願意在注文中直接批評本經,乃自以爲得計地將朴消條的《本草經》內容以"附經爲説"的方式補充到消石條,而將消石條的《本草經》文以同樣方式補充到朴消條,結果弄成一種不倫不類的樣子,反而製造出更大的麻煩。

由陶弘景在消石、朴硝條後的注釋來看,他並不明白其中的曲折,因此表現出很大的困惑。消石條陶弘景説:"療病亦與朴消相似,仙經多用此消化諸石,今無正識別此者。頃來尋訪,猶云與朴消同山,所以朴消名消石朴也,如此則非一種物。"朴消條説:"仙經惟云消石能化他石,今此亦云能化石,疑必相似,可試之。"既然如此,《名醫別錄》之成書應該在陶弘景之前,陶弘景作《本草經集注》乃是以《名醫別錄》爲藍本進行調整增删。

既明此段經文混淆的原委,則有關消石、朴消名實問題的爭論也迎刃而解。我們之所以贊同張璐錯簡之說,關鍵在於"消石"毫無疑問是因爲能够消化諸石而得名。正統《道藏》有一篇《三十六水法》,正與陶弘景消石條注釋說"化消石法在《三十六水方》中"相合。此經包括製作四十餘種"水"的五十餘首處方,大約三分之二的處方都使用了消石。這種"消石"應該是硝酸鹽。又根據《別錄》說消石有利小便的作用,陶弘景說有一種消石,"强燒之,紫青煙起",則證明其爲硝酸鉀 KNO_3。至於朴消,《別錄》說其"推陳致新",這與大黄條《本草經》云"蕩滌腸胃,推陳致新"一樣,都是描述瀉下作用,故確定朴消爲具有容積性瀉下作用的硫酸鈉 Na_2SO_4 或硫酸鎂 $MgSO_4$。芒消則是朴消的精製品,没有疑問。

芒消 味辛、苦,大寒。主五藏積聚,久熱、胃閉,除邪氣,破留血,腹中痰實結摶,通經脉,利大小便及月水,破五淋,推陳致新。生於朴消。石韋爲之使,惡麥句薑。

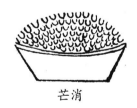

芒消

陶隱居云:按《神農本經》無芒消,只有消石名芒消爾;後《名醫》別載此說,其療與消石正同,疑此即是消石。舊出寧州,黃白粒大,味極辛、苦,頃來寧州道斷都絕。今醫家多用煮鍊作者,色全白,粒細,而味不甚烈。此云生於朴消,則作者亦好。又皇甫士安《解散消石大凡説》云:無朴消,可用消石,生山之陰,鹽之膽也。取石脾與消石①以水煮之,一斛得三斗,正白如雪,以水投中即消,故名消石。其味苦無毒。主消渴熱中,止煩滿。三月採於赤山。朴消者,亦生山之陰;有鹽鹹苦之水,則朴消生於其陽。其味苦無毒,其色黃白,主療熱,腹中飽脹,養胃消穀,去邪氣,亦得水而消,其療與消石小異。按,如此説,是取芒消合煮,更成爲真消石,但不知石脾復是何物。本草乃有石脾、石肺,人無識者,皇甫既是安定人,又明醫藥,或當詳。鍊之以朴消作芒消者,但以煖湯淋朴消,取汁清澄,煮之減半,出著木盆中,經宿即成,狀如白石英,皆六道也。作之忌雜人臨視。今益州人復鍊礬石作消石,絕柔白,而味猶是礬石爾。孔氏《解散方》又云:熬鍊消石,令沸定汁盡。如此,消石猶是有汁也。今仙家須之,能化佗石,乃用於理第一。**唐本注**云:晉宋古方多用消石,少用芒消,近代諸醫但用芒消,尠言消石,豈古人昧於芒消也?本經云“生於朴消”,朴消一名消石朴,消石一名芒消,理既明白,不合重出之。**今注**:此即出於朴消,以煖水淋朴消,取汁鍊之,令減半,投於盆中,經宿乃有細芒生,故謂之芒消也。又有英消者,其狀若白石英,作四五稜,白色,瑩澈可愛,主療與芒消頗同,亦出於朴消,其煎鍊自別有法,亦呼爲馬牙消。唐注以此爲消石同

---

① 消石:從文意看應該是“芒消”,故後文説“按,如此説,是取芒消合煮,更成爲真消石”。《本草圖經》云:“故陶隱居引皇甫士安煉消石法云:乃是取芒消與石脾合煮,成爲真消石,然石脾無復識者。”

類,深爲謬矣。臣禹錫等謹按,蜀本又一説:人若常錬石而服者,至歿,塚中生懸石名芒消,冷如雪,能殺火毒,與此不同。舊注説朴消、消石、芒消等互有得失,乃云"不合重有芒消條"也。夫朴消一名消石朴,即錬朴消成消石明矣,故有消石條焉。又消石一名芒消,即明芒消亦是錬朴消而成也。凡藥雖爲一體,蓋同出而異名,修錬之法既殊,主治之功遂別矣。藥性論云:芒消,使。味鹹,有小毒。能通女子月閉,癥瘕,下瘰癧,黃疸病。主墮胎。患漆瘡,汁傅之。主時疾壅熱,能散惡血。陳藏器云:石脾、芒消、消石並出於西戎鹵地,鹹水結成,所主亦以類相次。

圖經云:文具朴消條下。

【雷公云:凡使,先以水飛過,用五重紙滴過,去脚,於鐺中乾之,方入乳鉢研如粉任用。芒消是朴消中煉出形似麥芒者,號曰芒消。

聖惠方:治伐指:用芒消煎湯淋漬之。

千金方:療漆瘡方:用湯漬芒消令濃,塗之,乾即易之。

梅師方:治火丹毒,水調芒消塗之。 又方:治一切癧,以水煮芒消塗之。 又方:治傷寒發豌豆瘡,未成膿:研芒消,用猪膽相和,塗瘡上,立効。

子母秘録:小兒赤遊,行於體上,下至心即死:以芒消内湯中,取濃汁以拭丹上。

百一方:療關隔大小便不通,脹滿欲死,兩三日則殺人:芒消三兩,紙裹三四重,炭火燒之,令内一升湯中,盡服。當先飲湯一升,已吐出,乃服之。

孫真人食忌：主眼有瞖：取芒消一大兩，置銅器中急火上鍊之，放冷後，以生絹細羅，點眼角中。每夜欲臥時一度點，妙。

丹房鏡源：芒消伏雌黃。

衍義曰：芒消，經云"生於朴消"，乃是朴消以水淋汁，澄清，再經熬鍊減半，傾木盆中經宿，遂結芒有廉稜者，故其性和緩。古今多用以治傷寒。

〔箋釋〕

如前所論，《本草經》消石、朴消條錯簡。據晦明軒本《政和證類本草》消石"一名芒消"爲黑字《名醫別錄》文，而劉甲本《大觀證類本草》此四字卻是白字《本草經》文。又考本條陶弘景注釋："《神農本經》無芒消，只有消石名芒消爾。"《新修本草》也説："消石，本經一名芒消，後人更出芒消條，謬矣。"因此判定消石"一名芒消"確實爲《本草經》文。

回到錯簡的思路，則經文的原貌其實是朴消"一名芒消"。既然《本草經》已經記錄了消石與芒消，魏晉名醫們爲何又畫蛇添足式地單獨列一條芒消呢？這仍然是名醫恪守"注不破經"的緣故。如上條所見，名醫"附經爲説"以後的消石、朴消條文已經面目全非，別創芒消條實非得已，所以，芒消條的經文基本是合併《本草經》消石條與《別錄》朴消條而成。這種情況在《名醫別錄》中並非孤例，木部上品之牡桂、菌桂均爲《本草經》藥，兩物名實含混不清，《別錄》遂在兩條之外另立"桂"條。

芒消是朴消的精製品，故《別錄》説"生於朴消"。朴消或許是指以硫酸鈉爲主的硫酸鹽礦(芒硝礦)的麁礦石，這種朴消溶解重結晶，能够得到含水硫酸鈉 $Na_2SO_4 \cdot 10H_2O$ 的晶體。此結晶初形成時呈放射性麥芒狀，因此得名“芒消”。若結晶時間足够長，麥芒將逐漸變爲短棱柱狀或立方狀結晶，這便是所謂的“馬牙消”或者“英消”。《開寶本草》對這一過程的描述最清楚：“以煖水淋朴硝，取汁鍊之，令減半，投於盆中，經宿乃有細芒生，故謂之芒消也。又有英消者，其狀若白石英，作四五稜，白色，瑩澈可愛，主療與芒消頗同，亦出於朴消，其煎鍊自别有法，亦呼爲馬牙消。”

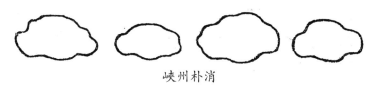

峽州朴消

朴消 味苦、辛，寒、大寒，無毒。主百病，除寒熱邪氣，逐六府積聚，結固留癖，胃中食飲熱結，破留血、閉絕，停痰痞滿，推陳致新。能化七十二種石。鍊餌服之，輕身、神仙。鍊之白如銀，能寒能熱，能滑能澀，能辛能苦，能鹹能酸，入地千歲不變。色青白者佳，黄者傷人，赤者殺人。一名消石朴。生益州山谷有鹹水之陽。採無時。畏麥句薑。

陶隱居云：今出益州北部故汶山郡西川、蠶陵二縣界。生山崖上，色多青白，亦雜黑斑。俗人擇取白軟者，以當消石用之，當燒令汁沸出，狀如礬石也。仙經惟云"消石能化佗石"，今此亦云能化石，疑必相似，可試之。唐本注云：此物有二種，有縱理、縵理，用之無別。白軟者，朴消苗也，虛軟少力，鍊爲消石，所得不多，以當消石，功力大劣也。今注：今出益州，彼人採之，以水淋取汁，煎鍊而成朴消也。一名消石朴者，"消"即是本體之名，"石"者乃堅白之號，"朴"者即未化之義也，以其芒消、英消皆從此出，故爲消石朴也。其英消，即今俗間謂之馬牙消者是也。臣禹錫等謹按，藥性論云：朴消，君，味苦、鹹，有小毒。能治腹脹、大小便不通、女子月候不通。日華子云：主通泄五藏百病及癥結，治天行熱疾，消腫毒及頭痛，排膿，潤毛髮。凡入飲藥，先安於盞內，攪熱藥澆服。

圖經曰：朴消，生益州山谷有鹹水之陽；消石，生益州山谷及武都、隴西、西羌；芒消，生於朴消，今南北皆有之，而以西川者爲佳。舊説三物同種。初採得其苗，以水淋取汁，煎鍊而成，乃朴消也，一名消石朴，以消石出於其中；又鍊朴消或地霜而成，堅白如石者，乃消石也，一名芒消；又取朴消，以煖水淋汁，鍊之減半，投於盆中，經宿而有細芒生，乃芒消也。雖一體異名，而修鍊之法既殊，則主治之功別矣。然本經各載所出，疑是二種。而今醫方家所用，亦不復能究其所來，但以未鍊成塊、微青色者爲朴消；鍊成，盆中上有芒者爲芒消，亦謂之盆消；其芒消底澄凝者爲消石。朴消力緊，芒消次之，消石更緩，未知孰爲真者。又按，蘇恭謂"晉宋古方多用消石，少用芒消；近代諸醫但用芒消，尠言消石"，是不然也。張仲景傷寒方承氣湯、陷胸丸之類，皆用芒消。葛洪《肘後方》傷寒、時氣、温病亦多用芒消，惟治食鱠胸膈中不化方用朴消。云無朴消者，以芒消代，皆可用也。是晉宋以前通用朴消、芒消矣。又《胡洽方》十棗湯用芒消，大五飲丸用消石，亦云無消石，用芒消。是梁、隋間通用芒消、消石矣。以此言之，朴消、消石為精，芒消為麁。故陶隱居引皇甫士安錬消石法云："乃是取芒消與石脾合煮，成為真消石，然石脾無復識者。"又注礬石云"生者名馬齒礬，青白色，已錬成絶白，蜀人以當消石"，是消石當時已為難得其真矣，故方書罕用，通以相代。若然，今所用者，雖非真識，而其功効既相近，亦可通用無疑矣。其本經所以各載所出州土者，乃方俗治錬之法有精粗，故須分別耳。至如芎藭之與蘼蕪，大戟之與澤漆，俱是一物，本經亦各著州土者，蓋根與苗，土地各有所宜，非別是一物。則朴消、消石別著所出，亦其義也。他同此比。又有英消者，亦出於朴消，其狀若白石英，作四五稜，白色，瑩澈可愛，功用與芒消頗同，但不能下利，力差小耳，亦謂之馬牙消，蓋以類得名，近世用之最多。又金石凌，法用馬牙消、芒消、朴消、消石四種相參次第下之。詳此法出於唐世，不知當時如何分別也。又下有生消條云"生茂州西山巖石間，其形塊大小不常，色青白"，鮮見用者。而今醫家又用一種甜消，彌更精好，或疑是此，乃云出於英消，錬治之法未聞。又南方醫人論消或小異。有著說云："本草有朴消、消石、芒消，而無馬牙消，諸家所注本草，三種竟無堅決。或言芒消、消石本是一物，不合重出。又言煎錬朴消，投於盆中，經宿乃有細芒。既如是，自當為馬牙消。又云馬牙消亦名英消，自是一物。既以芒消為朴消所出，不應更有英消。今諸消之體各異，理亦易明，而至若此之惑也。朴消味苦而微鹹，《本經》言苦，《名醫別

卷第三　玉石部上品總七十三種

269

録》以爲辛,蓋誤謂消石也。出蜀部者瑩白如冰雪,内地者小黑,皆蘇脆易碎,風吹之則結霜,泯泯如粉,熬之烊沸,亦可鎔鑄。以水合甘草、猪膽煮之减半,投大盆中,又下凝水石屑同漬一宿,則凝結如白石英者,芒消也。掃地霜煎鍊而成如解鹽,而味辛、苦,燒之成焰都盡,則消石也。能化金石,又性畏火而能制諸石使拒火,亦天地之神物也。牙消則芒消是也。又有生消不因煮鍊而成,亦出蜀道,類朴消而小堅也。"其論雖辯,然與古人所説殊别,亦未可全信也。張仲景《傷寒論》療膀胱急,小腹滿,身盡黄,額上黑及足下熱,因作黑癉,大便必黑,腹臚脹滿如水狀,大便溏者,女勞得之,非水也。腹滿者難療,消石礬石散主之。消石熬黄,礬石燒令汁盡,二物等之,合裌絹篩,大麥粥汁和服方寸匕,日三,重衣覆取微汗,病隨大小便去,小便正黄,大便正黑也。大麥用無皮者。《千金方》消石用二分,礬石用一分。劉禹錫《傳信方》著石旻山人甘露飯,療熱壅、涼膈、上歐、積滯。蜀朴消成末,每一大斤用蜜,冬用十三兩,春夏秋用十二兩,先擣篩朴消成末,後以白蜜和令勻,便入新青竹筒,隨小大者一節,著藥得半筒已上即止,不得令滿。却入炊甑中,令有藥處在飯内,其虛處出其上,不妨甑箄即得,候飯熟取出,承熱綿濾入一甆鉢中,竹箆攪,勿停手,令至凝即藥成,收入合中。如熱月,即於冷水中浸鉢,然後攪。每食後或欲臥時,含一匙、半匙,漸漸咽之。如要通轉亦得。

聖惠方:治時氣頭痛不止:用朴消二兩,擣羅爲散,用生油調,塗於頂上。　　**又方**:治乳石發動煩悶及諸風熱:用朴消鍊成者半兩,細研如粉,每服以蜜水調下一錢匕,日三四服。

270

外臺秘要：療喉痺神驗：朴消一兩，細細含嚥汁，頃刻立差。

孫真人食忌：主口瘡，取朴消含之。

簡要濟衆：治小便不通，膀胱熱，白花散：朴消不以多少，研爲末，每服二錢匕，温茴香酒調下，無時服。

衍義曰：朴消是初採掃得，一煎而成者，未經再鍊治，故曰朴消。其味酷澀，所以力堅急而不和，可以熟生牛、馬皮，及治金銀有僞。葛洪治食鱠不化，取此以蕩逐之。臘月中以新瓦罐滿注熱水，用朴消二升投湯中，攪散，掛北簷下，俟消滲出罐外，羽收之。以人乳汁調半錢，掃一切風熱毒氣攻注目臉外，及發於頭面、四支腫痛，應手神驗。

〔箋釋〕

從名稱來看，"朴消"之得名，確實應該是消石之朴的意思，所以有別名"消石朴"。《説文》"朴，木皮也"，引申爲粗糙、未精製，故諸家注釋朴消皆以此立説，但朴消命名的本意，究竟是指消石的粗製品，還是指性狀類似未精製的消石，不得而知。目前所見漢代醫方，沒有使用朴消的實例，不過既然肯定《本草經》錯簡的説法，消石條經文之"滌去蓄結飲食，推陳致新"其實屬於朴消，那麼這種朴消應該就是容積性瀉藥硫酸鈉之類。同樣的，"一名芒消"是消石條的《本草經》文，因爲屬於錯簡，所以真實的情況則是"朴消一名芒消"，如此，芒消即是朴消（含水硫酸鈉）的精製品。

玄明粉　味辛、甘，性冷，無毒。治心熱煩躁，并五藏宿滯、癥結。明目，退膈上虛熱，消腫毒。此即朴消錬成者。新補。見《藥性論》并日華子。

【仙經：以朴消製伏爲玄明粉。朴消是太陰之精華，水之子也。陰中有陽之藥。

太陰號曰：玄明粉，内搜衆疾，功莫大焉。治一切熱毒風，搜冷，痃癖氣脹滿，五勞七傷，骨蒸傳屍，頭痛煩熱，搜除惡疾，五藏秘澀，大小腸不通，三焦熱淋，痒忤疾，欬嗽嘔逆，口苦乾澀，咽喉閉塞，心、肝、脾、肺藏胃積熱，驚悸，健忘，榮衛不調，中酒中膾，飲食過度，腰膝冷痛，手脚痠，久冷久熱，四肢壅塞，背膊拘急，眼昏目眩，久視無力，腸風痔病，血癖不調，婦人產後，小兒疳氣，陰毒傷寒，表裏疫癘等疾，並悉治之。此藥久服，令人身輕耳明，駐顏延壽。急解毒藥，補益，妙。

唐明皇帝：聞説終南山有道士劉玄真服食此藥，遂詔而問曰：朕聞卿壽約三百歲，服食何藥得住世間，充悦如此？玄真答曰：臣按仙經修錬朴消，號玄明粉，止服此藥，遂無病長生。其藥無滓，性温，能除衆疾。生餌尚能救急難性命，何況修錬長服。益精壯氣，助陽證陰。不拘丈夫婦人，幼稚襁褓，不問四時冷熱，即食後冷熱俱治。一兩分爲十二服，但臨時酌量加減。似覺壅熱，傷寒，頭痛鼻塞，四肢不舉，飲食不下，煩悶氣脹，不論畫夜急疾，要宣瀉求安，即看年紀高下，用藥一分或至半兩，酌量加減。用桃花湯下爲使最上，次用葱湯下。如未通宣，更以湯一椀或兩椀，投之即驗，自然調補如常。要微暢不秘澀，但長服之，稍稍得力，朝服暮服，應不搜刮人五藏，怡怡自泰。其藥初服之時，每日空腹,酒飲茶湯任下三錢匕,食後良久,更下三錢匕。七日内常微瀉利黄黑水涎沫等,此是搜淘諸疾根本出去,勿用畏之。七日後漸覺腹藏暖,消食下氣。唯忌食苦參或食諸魚、藕菜。飲食諸毒藥解法,用葱白煎湯一茶椀,調玄明粉兩錢頓服之,其諸毒藥立瀉下。若女人身懷六甲,長服安胎,誕孩子生日,無瘡腫疾病。長服,除故養新,氣血日安。如有偶中毒物,取地膽一分,薺苨、犀角各半兩,服之立解。如長服,用大麻湯下爲使。此藥偏暖水藏,女人服,補血脉,及治骨蒸五勞,驚悸健忘,熱毒風等,服之立愈。令人悦澤,開關建脾,輕身延壽,駐精神,明目。諸餘功効不可具載,有傳在《太陰經》中。朴消二斤,須是白净者,以甕爐一箇疊實,却以瓦一片蓋爐,用十斤炭火一煅,爐口不蓋,著炭一條,候沸定了,方蓋之,復以十五斤炭煅①之。放冷一伏時,提爐出藥,以紙攤在地上,盆蓋之一伏時,日曬取乾。入甘草二兩,生熟用,細搗羅爲末。

〔箋釋〕

　　玄明粉是一個充滿道教色彩的藥物。"玄明"本來是晦暗不明之意,《吕氏春秋·有始》云:"冬至日行遠道,周行四極,命曰玄明。"後來則用來指代神明,《淮南子·兵略訓》云:"與玄明通,莫知其門,是謂至神。"《雲笈七籤》卷二十一以"玄明恭慶天"爲三十六天之一。根據唐慎微的記載,玄明粉是唐玄宗時終南山道士劉玄真獻給李隆基的。

　　利用瀉藥來健身長壽,實在是一個很奇怪的想法,但

---

① 煅:底本作"瑕",據文意改。

有其淵源。按,卻穀食氣是神仙家的主張,《抱朴子內篇·
雜應》引道書云:"欲得長生,腸中當清;欲得不死,腸中無
滓。"《三洞珠囊》卷三服食品引《大有經》也説:"五穀是刳
命之鑿,腐臭五藏,致命促縮。此根入口,無希久壽,汝欲
不死,腸中無滓也。"腸中之滓指糟粕污穢,《廣弘明集》卷
九《笑道論》引《大有經》作"汝欲不死,腸中無屎",雖然語
含譏諷,意思則没有大的分歧,甚至後來《雲笈七籤》卷五
十八《茅山賢者服內氣訣》也説"凡欲得道不死,腸中無
屎;欲得長生,五臟精明"。如此輾轉而來的"腸中無屎",
可能就是唐代道士用瀉藥清腸養生的理論基礎。晚近有
胡姓"神醫"濫用芒消治百病,號稱得自終南山之秘傳,應
該也是劉玄真玄明粉神仙方術之流亞。

　　據劉玄真説:"臣按仙經修鍊朴消,號玄明粉,止服此
藥,遂無病長生。"劉説服用玄明粉後,"七日內常微瀉利黄
黑水涎沫等","如未通宣,更以湯一椀或兩椀,投之即
驗"。這些情況都符合容積性瀉藥硫酸鈉 Na_2SO_4 的作用
特點。今天所用的玄明粉是芒硝風化脱水而成,劉玄真所
介紹的方法則是煅燒脱水:"朴消二斤,須是白净者,以甆
爐一箇疊實,却以瓦一片蓋爐,用十斤炭火一煅,爐口不
蓋,著炭一條,候沸定了,方蓋之,復以十五斤炭煅之。放
冷一伏時,提爐出藥,以紙攤在地上,盆蓋之一伏時,日曬
取乾。入甘草二兩,生熟用,細搗羅爲末。"

　　唐慎微引用劉玄真獻玄明粉的故事,大字標題爲"唐
明皇帝",這顯然不是書名,在現存古籍中也未能檢得相同

文字，不過從内容和行文特點來看，應該與本書雲母、雄黄兩條所引《明皇雜録》同一出處，皆可以補今本之缺。

　　玄明粉雖然是《嘉祐本草》"新補"，小字説："見《藥性論》并日華子。"既然玄明粉在唐玄宗時代始爲世所知，那麽，這本《藥性論》應該不是初唐甄權的著作，其年代應在唐玄宗以後，五代《日華子本草》問世之前。正統《道藏》洞神部有一卷道經《太上衛靈神化九轉丹砂法》，篇末附録"造玄明粉法"，較劉玄真的方法尤繁，年代也應該在此以後。

馬牙消　味甘，大寒，無毒。能除五藏積熱伏氣。末篩點眼及點眼藥中用，甚去赤腫障瞖澀淚痛。新補。見《藥性論》并日華子。

　　圖經：文已具朴消條中。

　　【經驗方：治食①物過飽不消遂成痞癧：馬牙消一兩，碎之，吳茱萸半升陳者，煎取茱萸濃汁投消，乘熱服，良久未轉，更進一服，立愈。寶群在常州，此方得効。　　**又方**：退瞖明目白龍散：馬牙消光净者，用厚紙裹令按實，安在懷内著肉處，養一百二十日取出，研如粉，入少龍腦，同研細。不計年歲深遠，眼内生瞖膜，漸漸昏暗，遠視不明，但瞳人不破散，並醫得。每點用藥末兩米許，點目中。

　　簡要濟衆：治小兒鵝口：細研馬牙消，於舌上摻之，日三

---

① 食：底本作"良"，據文意改。

五度。

　　姚和衆：治小兒重舌：馬牙消塗舌下，日三度。

　　太清伏煉靈砂法：馬牙消，陰極之精，能制伏陽精，消化火石之氣。

　　丹房鏡源：養丹砂，製碙砂。

〔箋釋〕

　　　《開寶本草》謂芒消、英消皆從朴消出，"英消即今俗間謂之馬牙消者是也"。此即晶體較大的含有結晶水的芒硝，以形似馬牙而得名。

　　生消　味苦，大寒，無毒。主風熱癲癇，小兒驚邪瘛瘲，風眩頭痛，肺壅，耳聾，口瘡，喉痹咽塞，牙頷腫痛，目赤熱痛，多眵淚。生茂州西山巖石間。其形塊大小不定，色青白。採無時。惡麥句薑。今附。

　　圖經：文附朴消條下。

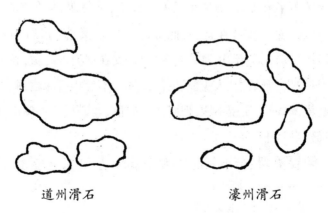

道州滑石　　　　　濠州滑石

滑石 味甘,寒、大寒,無毒。主身熱、洩澼,女子乳難,癃音隆。閉,利小便,蕩胃中積聚寒熱,益精氣,通九竅六腑津液,去留結,止渴,令人利中。久服輕身,耐飢,長年。一名液石,一名共石,一名脱石,一名番石。生赭陽山谷及太山之陰,或掖北白山,或卷羌權切。山。採無時。石韋爲之使,惡曾青。

陶隱居云:滑石,色正白,仙經用之以爲泥。又有冷石,小青黄,性並冷利,亦能熨油污衣物。今出湘州始安郡諸處。初取軟如泥,久漸堅强,人多以作塚中明器物,并散熱人用之,不正入方藥。赭陽縣先屬南陽,漢哀帝置,明本經所注郡縣,必是後漢時也。掖縣屬青州東萊,卷縣屬司州滎①陽。唐本注云:此石所在皆有,嶺南始安出者,白如凝脂,極軟滑。其出掖縣者,理麁質青,白黑點,惟可爲器,不堪入藥。齊州南山神通寺南谷亦大有,色青白不佳,至於滑膩,猶勝掖縣者。臣禹錫等謹按,藥性論云:滑石,臣。一名夕冷。能療五淋。主難産,服其末。又末②與丹參、蜜、猪脂爲膏,入其月,即空心酒下彈丸大;臨産倍服,令滑胎易生。除煩熱心躁,偏主石淋。陳藏器云:按,始安及掖縣所出二石,形質既異,所用又殊。陶云"不知今北方有之否",當陶之時,北方阻絶,不知之者,曷足怪焉。蘇恭引爲一物,深可嗟訝。其始安者,軟滑而白,是滑石;東萊者,硬澀而青,乃作器石也。

---

① 滎:底本作"榮",據文意改。
② 末:底本作"木",據文意改。

南越志云：礜音僚。城縣①出礜石。礜石即滑石也。土人以爲燒器以烹魚。日華子云：滑石治乳癰，利津液。

圖經曰：滑石，生赭陽山谷及泰山之陰，或掖北白山，或卷山，今道、永、萊、濠州皆有之。此有二種。道、永州出者，白滑如凝脂。《南越志》云"礜城縣出礜石。礜石即滑石也。土人以爲燒器，用以烹魚"是也。萊、濠州出者，理麄質青，有白黑點，亦謂之斑石。二種皆可作器用，甚精好。初出軟爛如泥，久漸堅強，彼人皆就穴中乘其軟時制作，用力殊少，不然，堅强費功。本經所載土地皆是北方，而今醫家所用多是色白者，乃自南方來。又按，雷斆《炮炙方》滑石有五色，當用白色如方解石者；其綠色者性寒有毒，不入藥。又云"凡滑石似冰，白青色，畫石上有白膩文者爲真"，如此説，則與今南中來者又皆相類，用之無疑矣。然雷斆雖名隋人，觀其書，乃有言唐以後藥名者，或是後人增損之歟？或云沂州出一種白滑石甚佳，與本經所云"泰山之陰"相合，然彼土不取爲藥，故醫人亦鮮知用之。今濠州醫人所供青滑石，云性微寒，無毒，主心氣澀滯，與本經大同小異。又《吴錄地理志》及《太康地記》云：鬱林州布山縣多虺，其毒殺人，有冷石可以解之。石色赤黑，味苦，屑之著瘡中，并以切齒，立蘇，一名切齒石。今人多用冷石作粉治痱瘡，或云即滑石也，但味之甘苦不同耳。按，古方利小便，治淋澀，多單使滑石；又與石韋同擣末，飲服刀圭更駃。又主石淋發煩悶，取滑石十二分，研粉，分兩服，以水和攪令散，頓服之；煩熱定，即停後服；未已，盡服必差。

---

① 原作"礜石（音僚）城縣"，據後文《本草圖經》引《南越志》作"礜城縣"，删"石"字。

【**雷公云**：凡使有多般，勿誤使之。有白滑石、綠滑石、烏滑石、冷滑石、黃滑石。其白滑石如方解石，色白，於石上畫有白膩文，方使得。滑石綠者性寒，有毒，不入藥中用。烏滑石似鱓色，畫石上有青白膩文，入用妙也。黃滑石色似金，顆顆圓。畫石上有青黑色者，勿用，殺人。冷滑石青蒼色，畫石上作白膩文，亦勿用。若滑石色似冰，白青色，畫石上有白膩文者，真也。凡使，先以刀刮，研如粉，以牡丹皮同煮一伏時，出，去牡丹皮，取滑石，却用東流水淘過，於日中曬乾方用。

聖惠方：治乳石發動，躁熱煩渴不止：滑石半兩，細研如粉，以水一中盞，絞如白飲，頓服之，未差再服。　**又方**：治婦人過忍小便致胞轉：滑石末，葱湯調下二錢匕。　**又方**：治膈上煩熱多渴，通利九竅：滑石二兩，搗碎，以水三大盞，煎取二盞，去滓，下粳米二合煮粥，溫溫食之効。

外臺秘要：療姙娠不得小便：滑石末，水和，泥臍下二寸。

廣利方：治氣壅，關格不通，小便淋結，臍下妨悶兼痛：以滑石八分研如麵，以水五大合和攪，頓服。

楊氏産乳：療小便不通：滑石末一升，以車前汁和，塗臍四畔，方四寸，熱即易之，冬月水和亦得。

丹房鏡源：滑石能制雄、雌黃，爲外匱。

周禮：以滑養竅。注云：滑石也。凡諸物通利，往來似竅。

衍義曰：滑石，今謂之畫石，以其軟滑可寫畫。淋家多用。若暴得吐逆不下食，以生細末貳錢匕，溫水服，仍急以熱麪半盞，押定。

陶弘景云："滑石，色正白，仙經用之以爲泥。""泥"即是六一泥，用於丹鼎固濟密封，其組成，各部丹經説法不一，可參看陳國符《中國外丹黄白法考》。除本條外，《本草經集注》提到可以做六一泥的物質尚有三種：白石脂，"仙經亦用白石脂以塗丹釜"；鉛丹，"惟仙經塗丹釜所須"；牡蠣，"丹方以泥釜"。

陶弘景又説："又有冷石，小青黄，性並冷利，亦能熨油污衣物。今出湘州始安郡諸處。初取軟如泥，久漸堅强，人多以作塚中明器物。"這種"冷石"或許是《山海經》中的"泠石"，字形相近，遂致訛誤。《山海經·西山經》云："號山多泠石。"郭璞注："泠或音金，未詳。"郝懿行箋疏云："《説文》'泠'本字作'淦'，云泥也。蓋石質柔軟如泥者。今水中、土中俱有此石也。"今按，郝説甚是。《山海經·中山經》兩處提到"泠石"（鹿蹄之山、柴桑之山），其實也是"泠石"之訛。據《説文》，"泠"字有兩意，一指水入船中，一指泥。泠石乃是似泥之石，與《本草經集注》言冷石"初取軟如泥，久漸堅强"的特徵正合，故疑是同一物。

冷石亦有同名者，《本草圖經》引《吴録地理志》及《太康地記》云："鬱林州布山縣多虺，其毒殺人，有冷石可以解之。石色赤黑，味苦，屑之著瘡中，并以切齒，立蘇，一名切齒石。"這種色黑而能解毒的"冷石"，則非軟硬滑石之任何一種。《證類本草》又引《南越志》云："臂城縣出臂石。臂石即滑石也。土人以爲燒器以烹魚。"此恐怕是用來燒製低溫陶的高嶺土。

《本草綱目》集解項提到"今人亦以刻圖書,不甚堅牢",這是硬滑石,可以用來刻印,但硬度較印章常用之葉臘石爲低,故李時珍説"不甚堅牢"。1990年代湖南東漢墓葬出土一批滑石印,鑿刻急就草率,乃是殉葬的明器,質地即是硬滑石。

本條陳藏器引陶弘景"不知今北方有之否",今《證類本草》無此句,審文意,應接在"掖縣屬青州東萊,卷縣屬司州滎陽"之後,兩地當時都屬北朝,故陶弘景感歎"不知今北方有之否"。輯《本草經集注》,應將此句補完。

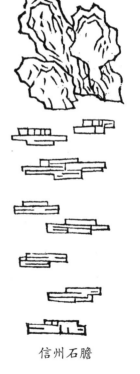

信州石膽

石膽 味酸、辛,寒,有毒。主明目、目痛,金瘡,諸癇痙,巨郢切,女子陰蝕痛,石淋寒熱,崩中下血,諸邪毒氣,令人有子,散癥積,欬逆上氣,及鼠瘻惡瘡。鍊餌服之,不老,久服增壽神仙。能化鐵爲銅成金銀。一名畢石,一名黑石,一名碁石,一名銅勒。生羌道山谷羌里句青山。二月庚子、辛丑日採。水英爲之使,畏牡桂、菌桂、芫花、辛夷、白薇。

陶隱居云：仙經有用此處，俗方甚少，此藥殆絕。今人時有採者，其色青綠，狀如瑠璃而有白文，易破折。梁州、信都無復有，俗用乃以青色礬石當去聲。之，殊無髣髴。仙經一名立制石。 唐本注云：此物出銅處有，形似曾青，兼綠相間，味極酸苦，磨鐵作銅色，此是真者。陶云"色似瑠璃"，此乃絳礬，比來亦用絳礬為石膽，又以醋揉青礬為之，並偽矣。真者出蒲州虞鄉縣東亭谷窟及薛集窟中，有塊如雞卵者為真。臣禹錫等謹按，吳氏云：石膽，神農：酸，小寒；季氏：大寒；桐君：辛，有毒；扁鵲：苦，無毒。 藥性論云：石膽，君，有大毒。破熱毒，陸英為使。 日華子云：味酸、澀，無毒。治蚛牙、鼻內息肉。通透清亮，蒲州者為上也。

圖經曰：石膽，生羌道山谷羌里句青山，今惟信州鉛山縣有之。生於銅坑中，採得煎鍊而成。又有自然生者，尤為珍貴。並深碧色。入吐風痰藥用最快。二月庚子、辛丑日採。蘇恭云："真者出蒲州虞鄉縣東亭谷窟及薛集窟中，有塊如雞卵者為真。"今南方醫人多使之，又著其說云：石膽最上出蒲州，大者如拳，小者如桃、栗，擊之，縱橫解皆成疊文，色青，見風久則綠，擊破，其中亦青也。其次出上饒曲江銅坑間者，粒細有廉稜，如釵股米粒。本草注言"偽者以醋揉青礬為之"，今不然，但取麤惡石膽合消石銷溜而成。今塊大色淺，渾渾無脈理，擊之則碎，無廉稜者是也。亦有挾石者，乃削取石膽狀，溜造時投消汁中，及凝則相著也。

【唐本餘：下血赤白，面黃，女子藏寒。

外臺秘要：療齒痛及落盡：細研石膽，以人乳汁和如膏，搽所痛齒上或孔中，日三四度。止痛，復生齒，百日後復故齒。每

證類本草箋釋

282

日以新汲水漱令净。

梅師方：治甲疽：以石膽一兩，於火上燒，令煙盡，碎研末，傅瘡上，不過四五度立差。

勝金方：治一切毒：以膽子礬爲末，用糯米糊丸如雞頭實大，以朱砂衣，常以朱砂養之，冷水化一丸，立差。 **又方**：治口瘡衆療不効：膽礬半兩，入銀堝子內，火煅通赤，置於地上，出火毒一夜，細研。每取少許傅瘡上，吐酸水清涎甚者，一兩上便差。

譚氏小兒方：治初中風癱緩：一日內，細研膽礬如麵，每使一字許，用溫醋湯下，立吐出涎，漸輕。

太清伏煉靈砂法：石膽所出，嵩岳、蒲州，禀靈石異氣，形如瑟瑟。

沈存中筆談：信州鉛山有苦泉，流以爲澗，挹其水熬之，則成膽礬，烹膽礬即成銅，熬膽礬鐵釜，久之亦化爲銅。

〔箋釋〕

石膽是銅鹽，極有可能是帶結晶水的硫酸銅，即是膽礬 $CuSO_4 \cdot 5H_2O$。《本草經》説石膽"能化鐵爲銅成金銀"，空青條説"能化銅、鐵、鉛、錫作金"，曾青條説"能化金銅"，這些都是銅鹽，通過置換反應獲得單質銅。經文強調"成金銀"，乃是製作藥金的意思，或許可以視爲漢代水法鍊丹(金)術的孑遺。魏晉時期，這種簡單法術已經不太靈光，所以《名醫別録》記載礬石(膽礬)"能使鐵爲銅"，而不再奢談"成金銀"的事情。梁陶弘景的認識更加清楚，礬石條陶説:"雞屎礬不入藥,惟堪鍍作以合熟銅。投苦酒中,塗鐵皆作銅色,外雖銅色,內質不變。"這實際上是宋代濕法鍊銅的鼻祖。

《宋史·食貨志》記有浸銅之法:"以生鐵鍛成薄片,排置膽水槽中,浸漬數日,鐵片爲膽水所薄,上生赤煤,取刮鐵煤入爐,三鍊成銅。大率用鐵二斤四兩,得銅一斤。饒州興利場、信州鉛山場各有歲額,所謂膽銅也。"《宋史·藝文志》著録有張潛撰《浸銅要略》,應該是濕法鍊銅的專書,可惜已經失傳。晚來從《星源甲道張氏宗譜》中找出張甲原序,以及侄孫張燾後序,可以補文獻之缺(孫承平:《〈浸銅要略序〉的發現與剖析》,《中國科技史料》,2003年第3期)。兩篇序言都提到煉銅術與本草的關係。張燾的後序説:"謹按本草著石膽,謂神仙能以化鐵爲銅,成金銀。故方術之士競盡力於此,然不探其理,類皆求之爐火之間,以爲丹藥之用。考歷代以來,綿歷數百年,未有能化之者。曾祖心術高明,思慮精審,以本草爲據,以所得于方技之書,參同而歷試之,洞見厥理,遂知所謂石膽者,其變化之功特在於水,其制化之妙特在於浸,而不在於爐火之間爾;能闡造化之機,發天地之秘,成至簡至易之法,爲無極無盡之利,上以佐國,下以惠民,豈若方士區區爲一己之私,而其效又豈特成金銀之比哉?"

石膽也是鍊丹家常用之品,《名醫別録》記其"生羌道山谷羌里句青山。二月庚子、辛丑日採"。《太平御覽》引《吳普本草》略同。石膽是礦物,爲何需要指定在"二月庚子、辛丑"兩日內採挖,具體原因不得而知,或許是鍊丹方士出於建除吉凶上的考慮。鍊丹家的秘術不欲使外人知,往往隱晦其説,故在《本草經》《名醫別録》中石膽又有畢石、黑石、棋石、銅勒諸別名,陶弘景補充説:"仙經一名立制石。"而據《黄帝九鼎神丹經訣》,石膽、立制石却又是鉛丹的隱名。該經卷一專門强調説:"下愚治調,直用山中立制石,實非也。真人曰:石膽皆出鉛中。凡人愚昧,治調神藥,反用羌里石膽,非也。去道萬里,爲藥故不成也。"所謂"羌里石膽",正與《名醫別録》云石膽"生羌道山谷羌里句青山"相合,兩書年代應該接近。

　　唐代道經《龍虎還丹訣》卷下"石膽紅銀法"有專條論石膽品質,正可以《新修本草》的記載相參,其略云:"石膽生蒲州山谷,狀似折筒頭,如瑟瑟,淺碧色,燒之變白色者是真。次宣、潤等州,淋取汁煎煮而成。上者青碧色,作塊片。數等級,下者如黄泥爛濕,名爲泥膽,唯堪和水銀燒爲粉。其宣州者,不如句容,氣力懸殊,力倍於十。其句容上者,狀如碎瓦子,堅重,鮮碧色,一半帶深綠色,甚可愛。經夏不潤,見風不損,次於蒲州。今所用結砂子者,但中色已下,並可用。又有山谷坑洞裏自然生者,色稍淺於煎成者,亦作片塊,忽遇即有,常無采處。近日市肆人有假僞,將太陰玄精及句容相和,於銅器中煎成,僞作蒲州石膽。其句容亦被添宣州相和重煮,合成形,改色理,亦相類,甚難辯識,大須審細。"

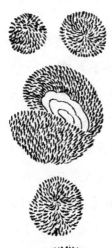

空青　味甘、酸、寒、大寒，無毒。主青盲、耳聾，明目，利九竅，通血脉，養精神，益肝氣，療目赤痛，去膚翳，止淚出，利水道，下乳汁，通關節，破堅積。久服輕身，延年不老，令人不忘，志高、神仙。能化銅、鐵、鈆、錫作金。生益州山谷及越嶲山有銅處。銅精熏則生空青，其腹中空。三月中旬採，亦無時。

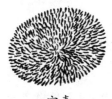

空青

陶隱居云：越嶲屬益州。今出銅官者色最鮮深，出始興者弗如，益州諸郡無復有，恐久不採之故也。凉州西平郡有空青山，亦甚多。今空青但圓實如鐵珠，無空腹者，皆鑿土石中取之。又以合丹，成則化鈆爲金矣。諸石藥中，惟此最貴，醫方乃稀用之，而多充畫色，殊爲可惜。唐本注云：此物出銅處有，乃兼諸青，但空青爲難得。今出蔚州、蘭州、宣州、梓州。宣州者最好，塊段細，時有腹中空者。蔚州、蘭州者，片塊大，色極深，無空腹者。今注：今出饒、信等州者亦好。臣禹錫等謹按，范子計然云：空青出巴郡，白青、曾青出新淦，青色者善。藥性論云：空青，君，畏菟絲子。能治頭風，鎮肝，瞳人破者，再得見物。蕭炳云：腹中空，如楊梅者勝。日華子云：空青大者如鷄子，小者如相思子，其青厚如荔枝殼，内有漿酸甜，能點多年青盲内障翳膜，養精氣，其殼又可摩翳也。

圖經曰：空青生益州山谷及越嶲山有銅處，銅精熏則生空青，今信州亦時有之。狀若楊梅，故別名楊梅青。其腹中空，破之有漿者絕難得。亦有大者如雞子，小者如豆子。三月中旬採，亦無時。古方雖稀用，而今治眼瞖障爲最要之物。又曾青所出，與此同山，療體頗相似，而色理亦無異，但其形纍纍如連珠相綴，今極難得。又有白青，出豫章山谷，亦似空青，圓如鐵珠，色白而腹不空；亦謂之碧青，以其研之色碧也；亦謂之魚目青，以其形似魚目也。無空青時亦可用。今不復見之。

【千金方：治眼䀮䀮不明：以空青少許，漬露一宿，以水點之。　**又方**：治口喎不正：取空青一豆許，含之即効。

肘後方：治卒中風，手臂不仁，口喎僻：取空青末一豆許，著口中漸入咽即愈。

衍義曰：空青功長於治眼。仁廟朝，嘗詔御藥院，須中空有水者，將賜近戚，久而方得。其楊梅青治瞖極有功，中亦或有水者，其用與空青同，弟有優劣耳。今信州穴山而取，世謂之楊梅青，極難得。

〔箋釋〕

　　《證類本草》以“青”爲名的玉石部藥物，有始見於《本草經》的空青、曾青、白青、扁青、虧青，見於《名醫別錄》的綠青，以及《嘉祐本草》新補的銅青。以上諸青都是銅鹽，除銅青以外，絕大多數都是呈青色或藍色的銅礦石。章鴻釗《石雅》將之分爲石青與石綠兩類：石綠即孔雀石 malachite，爲鹼式碳酸銅 $CuCO_3 \cdot Cu(OH)_2$，空青、曾青、綠青皆屬此類；石青係藍銅礦 azurite，常與孔雀石共生於銅礦中，成分亦是鹼式碳酸銅，分子式爲 $2CuCO_3 \cdot Cu(OH)_2$，扁青、白青即屬此類。此外，膚青雖是《本草經》藥，但陶弘景已不識其物，陶說："俗方及仙經並無用此者，亦相與不復識。"故章鴻釗沒有討論，《本草綱目》將膚青附在白青條，稱爲"綠膚青"，或許可以據以認爲是藍銅礦。銅青則是銅器在空氣中受潮後被氧化表面所生的鹼式碳酸銅，俗稱銅綠、銅銹。銅青的成分與孔雀石同，也可以在銅器表面塗以醋酸人工製得。

丹經中"青"的分類與本草大致相同，《龍虎還丹訣》云："凡青有數十種，曾青最爲上，其狀如黃連，又似貫小真珠，長一寸半寸，或三兩枚相綴，或直或曲，或深或翠色，時有金線還繞其間，光縷璨璨。句容山谷中有。近甚難得，價重於金。其空青出於梓州，大小中心皆空，色甚鮮翠，其間有含水者。昆侖頭青似楊梅，峰頭颯颯然，大者如彈丸，中心實。句容、梓州青作片子，如碎鉢盂，色青無彩翠，揀擇並可用。又有白甘青，生甘土中，鮮翠美顏色，如豆許大，稍軟，以指甲捐之得破，破處轉鮮翠。此一味彼土人呼爲白甘青，古來仙方及本草並不見載。又長偏青、白青、魚目及善青，散出饒、信等州，並雜青也，亦相類。今煮結砂子，乃是畫人淘研出者，彩色家多用結水銀，甚有力。又一說，老銅化爲綠，老綠化爲青，其暈最淺少。"

諸青都療目疾，其中以空青常用。眼科疾病甚多，如果按照《藥性論》的說法，"瞳人破者，再得見物"，簡直神奇得

令人不可思議。按，沙眼是由沙眼衣原體引起的一種慢性
傳染性結膜角膜炎，結膜表面粗糙不平，形似沙粒，故名沙
眼。沙眼除了抗感染治療外，結膜上的濾泡和乳頭狀增生
可以使用硫酸銅棒來腐蝕。我以爲，諸青所含之鹼式碳酸
銅，所起的也是類似硫酸銅的作用，其治療範圍應該只限於
沙眼。《名醫別錄》說“療目赤痛，去膚翳，止淚出”，所描述
的可能就是沙眼。至於宋代將空青之類奉爲治療翳障的神
藥，或許是由《本草經》“主青盲”的功效附會而來。“青盲”，
《本草經》孫星衍輯本作“眚盲”，二者不是一種疾病，“青盲”
或指青光眼，“眚盲”則是白內障之類。

曾青　味酸，小寒，無毒。主目
痛，止淚出，風痺，利關節，通九竅，
破癥堅積聚，養肝膽，除寒熱，殺白
蟲，療頭風、腦中寒，止煩渴，補不
足，盛陰氣，久服輕身不老。能化金
銅。生蜀中山谷及越巂。採無時。
畏菟絲子。

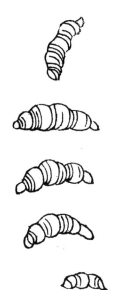

　　陶隱居云：此說與空青同山，療體亦
相似。今銅官更無曾青，惟出始興。形累
累如黃連相綴，色理小類空青，甚難得而
貴。仙經少用之。化金之法，事同空青。
　　唐本注云：曾青出蔚州、鄂州，蔚州者好，
其次鄂州，餘州並不任用。

曾青

289

圖經：文附空青條下。

【雷公云：凡使，勿用夾石及銅青。若修事一兩，要紫背天葵、甘草、青芝草三件，乾濕各一鎰，並細剉，放於一甆堝內，將曾青於中，以東流水二鎰并諸藥等緩緩煮之五晝夜，勿令水火失時，足取出，以東流水浴過，却入乳鉢中，研如粉用。

丹房鏡源：曾青結汞製丹砂，金氣之所生。

寶藏論：曾青若住火成膏者，可立制汞成銀，轉得八石。

青霞子：爽神氣。

〔箋釋〕

曾青條劉甲本《大觀本草》著錄爲白字《本草經》藥，其中"曾青，味酸，小寒"，"主目痛，止淚出，風痺，利關節，通九竅，破癥堅積聚"，"久服，輕身不老。能化金銅"爲白字《本草經》文，幾乎所有《本草經》輯本都有此。

據《本草綱目》釋名："曾音層。其青層層而生，故名。或云其生從實至空，從空至層，故曰曾青也。"如此應該讀作"céng"青，而非"zēng"青。一般根據此說，以碳酸鹽類礦物藍銅礦的礦石具層殼結構的結核狀集合體作爲曾青。但這種曾青的外形與《本草圖經》所繪差別甚大，也不符合陶弘景説"形累累如黃連相綴"，或許另有其物。

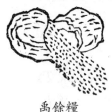

禹餘糧

禹餘糧　味甘，寒、平，無毒。主欬逆，寒熱，煩滿，下赤白，血閉，癥瘕，大熱，療小腹痛結煩疼。鍊餌服之,不飢,輕身,延年。一名白餘糧。生東海池澤及山島中,或池澤中。

陶隱居云:今多出東陽,形如鵝鴨卵,外有殼重疊,中有黃細末如蒲黃,無砂者爲佳。近年茅山鑿地大得之,極精好,乃有紫華靡靡。仙經服食用之。南人又呼平澤中有一種藤,葉如菝葜,根作塊有節,似菝葜而色赤,根形似署預,謂爲禹餘糧。言昔禹行山乏食,採此以充糧,而棄其餘,此云白餘糧也,生池澤,復有髣髴。或疑今石者,即是太一也。張華云:地多蓼者,必有餘糧,今廬江間便是也。適有人於銅官採空青於石坎,大得黃赤色石,極似今之餘糧,而色過赤好,疑此是太一也。彼人呼爲雌黃,試塗物,正如雄黃色爾。唐本注云:陶云“黃赤色石,疑是太一”,既無殼裹,未是餘糧,疑謂太一,殊非的稱。臣禹錫等謹按,藥性論云:禹餘糧,君,味鹹。主治崩中。蕭炳云:牡丹爲使。日華子云:治邪氣及骨節疼、四肢不仁、痔瘻等疾。久服耐寒暑。又名太一餘糧。

圖經曰:禹餘糧生東海池澤及山島中,或池澤中,今惟澤、潞州有之。舊説形如鵝鴨卵,外有殼重疊,中有黃,細末如蒲黃。今圖上者,全是山石之形,都不作卵狀,與舊説小異。採無時。本經又有太一餘糧。謹按,陶隱居《登真隱訣》載長生四鎮丸云:太一禹餘糧,定六府,鎮五藏。注云:按本草有太一餘糧、禹餘糧兩種,治體猶同,而今世惟有禹餘糧,不復識太一。此方所用,遂合其二名,莫辨何者的是。而後小鎮直云禹餘糧,便當用之耳。餘糧多出東陽山岸間,茅山甚有,好者狀如牛黃,重重甲錯,其佳處乃紫色,沘沘如麵,齧之無復磣。雖然,用之宜細研,以水洮取汁澄之，勿令有沙土也。而蘇恭亦云太一餘糧與禹餘糧本一物，而以精麄爲別，故一名太一禹餘糧。其殼若甕，初在殼中未凝結者猶是黃水，久凝乃有數色，或青、或白、或赤、或黃，年多漸變紫色，自赤及紫，俱名太一，其諸色通謂之餘糧也。今醫家但用餘糧，亦不能如此細分別耳。張仲景治傷寒下痢不止，心下痞鞕，利在下焦者，赤石脂禹餘糧湯主之。赤石脂、禹餘糧各一斤，並碎之，以水六升，煮取二升，去滓，分再服。又按張華《博物志》曰：扶海洲上有草焉，名曰蒒草，其實食之如大麥，從七月稔熟，民斂，至冬乃訖，名自然穀，亦曰禹餘糧。今藥中有禹餘糧者，世傳昔禹治水，棄其所餘食於江中，而爲藥也。然則蒒草與此異物而同名也。其云棄之江中而爲藥，乃與生海池澤者同種乎？

【經驗方：治產後煩躁：禹餘糧一枚，狀如酸鹼者，入地埋一半，四面緊築，用炭一秤，發頂火一斤煅，去火三分耗二爲度，用濕砂土罨一宿方取，打去外面一重，只使裹內，細研，水淘澄五七度，將紙淋乾，再研數千遍。患者用甘草煎湯調二錢匕，只一服立効。

勝金方：治婦人帶下：白下，即禹餘糧一兩，乾薑等分。赤下，禹餘糧一兩，乾薑半兩。右件禹餘糧用醋淬，搗研細爲末，空心溫酒調下二錢匕。

別説云：謹案，越州會稽山中見出一種甚良。彼人云，昔大禹會稽於此地餘糧者，本爲此爾。

〔箋釋〕

李群玉《登蒲澗寺後二岩》句，“澗有堯年韭，山餘禹日糧",堯韭是石菖蒲的別名,用來對禹餘糧,非常貼切。
禹餘糧傳說是大禹所遺,《太平御覽》卷九百八十八引《博
物志》説:"扶海洲上有草焉,名曰蒒草,其實食之如大麥,
七月稔熟,民斂,至冬乃訖,名自然穀,或曰禹餘糧。今藥
中有禹餘糧者,世傳昔禹治水,棄其所餘食於江中,而爲藥
也。"傳説如此,對應的實物則有植物、礦物多種。植物如
本條提到的草禹餘糧,應該是百合科菝葜屬(*Smilax*)植
物,如光葉菝葜 *Smilax glabra* 之類,通常稱作"土茯苓"。
《博物志》説的蒒草不知是何物。據《名醫別錄》,麥門冬
也有別名禹餘糧。至於礦物的禹餘糧,古今物種没有變
化,應該是褐鐵礦 limonite 的塊狀集合體,通常呈卵塊狀,
有甲殼重重,硬度較低,打破後中間可以夾有疏鬆的粉末。
被命名爲"禹餘糧",大約認爲是大禹遺下的食物石化
而成。

　　《本草經》有禹餘糧,又有太一餘糧,從名稱來看,一是
大禹所遺,一是太乙所遺,但二者是何關係,陶弘景已説不
明白,更何況道書、方書偶然還有"太一禹餘糧"之名。太
一餘糧條陶注説:"今人惟總呼爲太一禹餘糧,自專是禹餘
糧爾,無復識太一者。"意即太一禹餘糧是禹餘糧與太一餘
糧的總名,或者禹餘糧與太一餘糧合稱爲太一禹餘糧。檢
《抱朴子內篇·仙藥》引《神農四經》説:"五芝及餌丹砂、
玉札、曾青、雄黃、雌黃、雲母、太乙禹餘糧,各可單服之,皆
令人飛行長生。"又説,仙藥之上者,有太乙禹餘糧、石中黃
子等。《傷寒論》赤石脂禹餘糧湯,方用赤石脂、太一禹餘

糧各一斤，其中太一禹餘糧通常都用禹餘糧代替，但論者
也有疑爲當用禹餘糧與太一餘糧兩種者，如《傷寒論集注》
說："按《神農本經》太乙餘糧、禹餘糧各爲一種，既云太乙
禹餘糧，此方宜於三味（指赤石脂、禹餘糧、太一餘糧），或
相傳有誤。"

太一餘糧　味甘，平，無毒。主欬逆上氣，癥瘕，血
閉，漏下，除邪氣，肢節不利，大飽絕力身重。久服耐寒
暑，不飢，輕身，飛行千里，神仙。一名石腦。生太山山
谷。九月採。杜仲爲之使，畏貝母、昌蒲、鐵落。

　　陶隱居云：今人惟總呼爲太一禹餘糧，自專是禹餘糧爾，無
復識太一者，然療體亦相似，仙經多用之，四鎮丸亦總名太一禹
餘糧。唐本注云：太一餘糧及禹餘糧，一物而以精麤爲名爾。其
殼若瓮，方圓不定，初在殼中未凝結者猶是黃水，名石中黃子。
久凝乃有數色，或青、或白、或赤、或黃，年多變赤，因赤漸紫；自
赤及紫俱名太一，其諸色通謂餘糧。今太山不見採得者，會稽、
王屋、澤、潞州諸山皆有之。臣禹錫等謹按，吳氏：太一禹餘糧，
一名禹哀。神農、岐伯、雷公：甘，平。季氏：小寒。扁鵲：甘，無
毒。生太山上，有甲，甲中有白，白中有黃，如雞子黃色。九月
採，或無時。

294

　　圖經：文已具禹餘糧條下。

　　【陳藏器云：蘇云"禹餘糧及太一禹餘糧，皆以精麤爲名。
餘糧中黃子，年多變赤，從赤入紫，俱名太一餘糧，雜色者即禹餘
糧"。案，蘇恭此談，直以紫色爲名，都無按據。且太一者，道之

宗源。太者大也，一者道也，大道之師，即禹之理化神君，禹之師也。師常服之，故有太一之名。兼服混然。張司空云：還魂石中黃子，鬼物、禽獸守之，不可妄得，即其神物也。會稽有地名蓼，出餘糧，土人掘之，以物請買，所請有數，依數必得，不可妄求，此猶有神，豈非太一也？

雷公云：凡使，勿誤用石中黃并卵石黃，此二名石，真似禹餘糧也。其石中黃，向裏赤、黑、黃，味淡微粗。卵石黃，味酸，箇箇如卵，內有子一塊，不堪用也。若誤餌之，令人腸乾。太一禹餘糧看即如石，輕敲便碎，可如粉也。兼重重如葉子雌黃，此能益脾，安藏氣。凡修事四兩，先用黑豆五合，黃精五合，水二斗，煮取五升，置於瓷堝中，下禹餘糧，著火煮，旋添，汁盡爲度。其藥氣自然香如新米，搗了又研一萬杵方用。

〔箋釋〕

太一是早期神仙方士信仰的神祇，後來納入道教體系。太一傳說是神農之師，《北堂書鈔》卷一百五十八引《神農本草》佚文有"神農稽首再拜，問於太一"云云，《藝文類聚》《太平御覽》引文亦有"太一子"云云，這些內容皆不見於今傳本的《本草經》，應該是早期太一信仰的孑遺。今本《本草經》既有禹餘糧，又有太一餘糧。禹餘糧條說"鍊餌服之，不飢，輕身，延年"，太一餘糧條謂"久服耐寒暑，不飢，輕身，飛行千里，神仙"。比較言之，太一餘糧功效之神奇更在禹餘糧之上，大約也是突出太一之意。故陳藏器解釋說："太一者，道之宗源。太者大也，一者道也，大道之師，即禹之理化神君，禹之師也。師常服之，故有太一之名。"

張衡《南都賦》云："太一餘糧，中黃穀玉。"《文選》李善注引《本草經》曰："太一禹餘糧，一名石腦，生山谷。"《博物志》曰："石中黃子，黃石脂。"太一餘糧和今天所用的禹餘糧一樣，是褐鐵礦 limonite 的結核，主要含鹼式氧化鐵 FeO(OH)。《南都賦》中提到的"中黃"，確如李善注爲石中黃子，此物載於《新修本草》，謂其爲"禹餘糧殼中未成餘糧黃濁水也，出餘糧處有之"，與《博物志》說爲黃石脂不同。按，陳藏器引張司空云："還魂石中黃子，鬼物、禽獸守之，不可妄得，即其神物也。"其文異於李善所引《博物志》，未詳孰是。

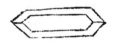
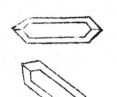

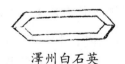

澤州白石英

白石英 味甘、辛，微溫，無毒。主消渴，陰痿不足，欬逆，胸膈間久寒，益氣，除風濕痺，療肺痿，下氣，利小便，補五藏，通日月光。久服輕身長年，耐寒熱。生華陰山谷及太山。大如指，長二三寸，六面如削，白澈有光。其黃端白稜名黃石英，赤端名赤石英，青端名青石英，黑端名黑石英。二月採，亦無時。惡馬目毒公。

陶隱居云：今醫家用新安所出極細

長白澈者，壽陽八公山多大者，不正用之。仙經大小並有用，惟須精白無瑕雜者。如此說，則大者爲佳。其四色英，今不復用。**唐本注**云：白石英所在皆有，今澤州、虢州、洛州山中俱出，虢州者大，徑三四寸，長五六寸。今通以澤州者爲勝也。**臣禹錫等謹按，吳氏**云：白石英，神農：甘；岐伯、黃帝、雷公、扁鵲：無毒。生太山，形如紫石英，白澤，長者二三寸，採無時。**又云**：青石英如白石英，青端赤後者是。赤石英，赤端白後者是，赤澤有光，味苦，補心氣。黃石英，黃色如金在端者是。黑石英，黑澤有光。**藥性論**云：白石英，君。能治肺癰吐膿，治嗽逆上氣，疸黃。**日華子**云：五色石英，平。治心腹邪氣，女人心腹痛，鎮心，療胃冷氣，益毛髮，悅顏色，治驚悸，安魂定魄，壯陽道，下乳。通亮者爲上。其補益隨藏色而治，青者治肝，赤者治心，黃者治皮膚①，白者治肺，黑者治腎。

　　圖經曰：白石英生華陰山谷及泰山，陶隱居以新安出者佳，蘇恭以澤州者爲勝，今亦澤州出焉。大抵長而白澤、明澈有光、六面如削者可用，長五六寸者彌佳。其黃色如金在端者，名黃石英；赤端白後者，名赤石英；青端赤後者，名青石英；黑澤而有光者，名黑石英。二月採，亦云無時。古人服食惟白石英爲重，紫石英但入五石散。其黃、赤、青、黑四種，本經雖有名，而方家都不見用者。故《乳石論》以鍾乳爲乳，以白石英爲石，是六英之貴者，惟白石也。又曰：乳者，陽中之陰；石者，陰中之陽。故陽生十一月後甲子服乳，陰生五月後甲子服石。然而相反畏

───────────────

　　① 治皮膚：前文說"補益隨藏色而治"，按五色五臟對應，本句似當爲"黃者治脾"。

惡，動則爲害不淺，故乳石之發，方治雖多，而罕有能濟者，誠不可輕餌也。

聖惠方：治腹堅脹滿號石水方：用白石英十兩，搥如大豆大，以甆瓶盛，用好酒二斗浸，以泥重封瓶口，將馬糞及糠火燒之，長令酒小沸，從卯至午即住火。候次日煖一中盞飲，日可三度。如喫酒少，隨性飲之。其白石英，可更一度燒之。

簡要濟衆方：治心藏不安，驚悸善忘，上鬲風熱化痰：白石英一兩，朱砂一兩，同研爲散。每服半錢，食後、夜臥，金銀湯調下。

衍義曰：白石英狀如紫石英，但差大而六稜，白色如水精。紫、白二石英，當攻疾，可暫煑汁用，未聞久服之益。張仲景之意，只令㕮咀，不爲細末者，豈無意焉？其久服，更宜詳審。

〔箋釋〕

《本草綱目》釋名説："徐鍇云，英亦作瑛，玉光也。今五種石英，皆石之似玉而有光瑩者。"石英爲石英礦的礦石，主要成分是二氧化硅 SiO_2。《名醫別録》説："大如指，長二三寸，六面如削，白澈有光。"所指當該是石英中純度較高，呈六方柱狀的水晶。水晶通常無色透明，若含有微量的鐵、鋁、錳等，可呈現各種顏色，此即各色石英。

五行是秦漢以來認識論的基本工具，五色與五行的聯繫最爲直觀，《本草經》雖然只有白石英（紫石英另説詳後），但《名醫別録》條文中仍隱含有五行的影子，故味辛而療肺痿，並提及黃石英、赤石英、青石英、黑石英的基本性狀，如此則五行具足。本條引《吳普本草》言赤石英"味苦,補心氣",其他三色石英與五味、五藏關係也昭然若揭。所以,晚出的《日華子本草》説:"其補益隨藏色而治,青者治肝,赤者治心,黄者治皮膚(疑是脾),白者治肺,黑者治腎。"此未必本於《吴普本草》,而是這種認識論思路的一脉相承。

《名醫別録》説白石英"通日月光",《太平御覽》卷九百八十七引《吴普本草》亦云:"生太山,形如紫石英,白澤,長者二三寸,採無時。久服通日月光。"所指應該是純度較高的石英,接近透明,故言服之能通透日月光。按,通日月光之説見於《太平經》卷一百九十四:"三明者,心也,主正明堂,通日月之光,名三明成道。"

紫石英　味甘、辛,溫,無毒。主心腹欬逆邪氣,補不足,女子風寒在子宮,絶孕十年無子,療上氣心腹痛,寒熱邪氣結氣,補心氣不足,定驚悸,安魂魄,填下膲,止消渴,除胃中久寒,散癰腫,令人悦澤。久服溫中,輕身延年。生太山山谷。採無時。長石爲之使。得茯苓、人參、芍藥共療心中結氣,得天雄、昌蒲共療霍亂。畏扁青、附子,不欲鮀甲、黄連、麥句薑。

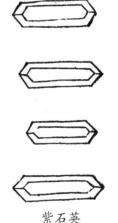

紫石英

陶隱居云:今第一用太山石,色重澈,下有根;次出雹零山,亦好;又有南城石,無根;又有青綿石,色亦重黑,不明澈;又有林邑石，腹裏必有一物如眼；吳興石四面纔有紫色，無光澤；會稽諸暨石，形色如石榴子。先時並雜用，今丸散家採擇，惟太山最勝，餘處者可作丸、酒餌。仙經不正用，而爲俗方所重也。臣禹錫等謹按，吳氏云：紫石英，神農、扁鵲：味甘，平。季氏：大寒。雷公：大溫。岐伯：甘，無毒。生太山或會稽，採無時。欲令如削，紫色達頭如摽蒲者。藥性論云：紫石英，君。女人服之有子，生養肺氣，治驚癇，蝕膿，虛而驚悸不安，加而用之。嶺南錄異云：隴州山中多紫石英，其色淡紫，其實瑩澈，隨其大小皆五稜，兩頭如箭鏃，煑水飲之，暖而無毒。比北中白石英，其力倍矣。日華子云：紫石英，治癰腫毒等，醋淬擣爲末，生薑、米醋煎，傅之，摩亦得。

　　圖經曰：紫石英生泰山山谷，今嶺南及會稽山中亦有之。謹按，《吳普本草》云：“紫石英，生泰山及會稽，欲令如削，紫色達頭如摽蒲者。”陶隱居云：“泰山石色重澈，下有根，最佳。會稽石，形色如石榴子，最下。先時並雜用，今惟用泰山石，餘處者可作丸、酒餌。”又按，《嶺表錄異》云：“今隴州山中多紫石英，其色淡紫，其實瑩澈，隨其大小皆五稜，兩頭如箭鏃，煑水飲之，暖而無毒。比北中白石英，其力倍矣。”然則泰山、會稽、嶺南紫石英用之亦久。《乳石論》無單服紫石者，惟五石散則通用之。張文仲有鎮心單服紫石煮水法，胡洽及《千金方》則多雜諸藥同用。今方家用者，惟治療婦人及治心病藥時有使者。

　　【聖惠方】：補虛勞，止驚悸，令人能食：紫石英五兩，打碎如米豆大，水淘一遍，以水一斗，煑取二升，去滓澄清，細細服，或煮粥羹食亦得，服盡更煎之。

　　青霞子：紫石英，輕身充肌。

衍義曰：紫石英明澈如水精，其色紫而不勻。張仲景治風熱瘈瘲及驚癇瘈瘲風引湯，紫石英、白石英、寒水石、石膏、乾薑、大黃、龍齒、牡礪、甘草、滑石等分，混合咬咀，以水一升，煎去三分，食後量多少溫呷，不用滓，服之無不効者。

〔箋釋〕

　　如果只看白石英與紫石英，認爲紫石英就是紫色之石英或紫色之水晶，並没有任何不妥，但如果留意到《本草經》與五行有關的四組藥物，除五色石脂，其餘三組，在青赤黄白黑五色之外，都另有一個紫色藥物，即紫石英、紫芝和紫參，與前面五色藥物共成六色。這應該不是巧合，但由此形成的六色石英、六色芝、六參藥物組，依託於漢代或漢代以前的哪種認識模式，實在不得而知。

　　古代似乎在以"五"爲基調的認識模式以外，還存在一個圍繞數字"六"進行的思維系統，其中比較典型的是六合、六爻、六律、六甲、六腑。《漢書·律曆志》說："天六地五，數之常也。天有六氣，降生五味。夫五六者，天地之中合，而民所受以生也。故日有六甲，辰有五子，十一而天地之道畢。"話雖如此，"五""六"兩套體系並不太能够調和，比如同樣表示方位的五方與六合，前者缺乏上下的空間概念，後者没有觀察者所處的中央位置。相對而言，音樂中的"五音六律"與醫學中的"五藏六腑"，尚能基本協調"五"與"六"。分析紫石英、紫芝兩條，除了可以猜測漢代的"六色"是青、赤、黄、白、黑、紫以外，其他一無所知。或許屬於尚未圓融的"五""六"聯合認識體系吧。拈出疑難，以俟知者。

就藥物名實而言，紫石英確實是紫色的石英，即三方晶系的紫水晶 amethyst，晶體呈六方雙錐、六方柱聚形。但今天藥用的紫石英則是螢石 fluorite，成分主要是氟化鈣 CaF_2，爲等軸晶系礦物，晶體呈立方體、八面體、十二面體，透明或者不透明，具玻璃樣光澤，常呈淺綠、紫色或紫黑色。兩條證據表明螢石不是古代的紫石英：（1）《嶺表録異》説：“隨其大小皆五稜，兩頭如箭鏃。”《本草衍義》云：“白石英，狀如紫石英，但差大而六稜。”章鴻釗指出：“紫石英本六稜，有時亦減爲五，蓋面缺而稜亦不全也。其言兩頭如箭鏃，則非弗石（即螢石）尤明。”（2）螢石有螢光，此特徵一般不會被古人忽略。

青石、赤石、黃石、白石、黑石脂等　味甘，平。主黃疸，洩痢，腸澼膿血，陰蝕，下血，赤白，邪氣，癰腫，疽痔，惡瘡，頭瘍，疥瘙。久服補髓，益氣，肥健，不飢，輕身，延年。五石脂各隨五色補五藏。生南山之陽山谷中。

臣禹錫等謹按，蜀本云：今義陽山甚有之。一本“南陽山谷中”也。

青石脂　味酸，平，無毒。主養肝膽氣，明目，療黃疸，洩痢腸澼，女子帶下百病，及疽痔，惡瘡。久服補髓，益氣，不飢，延年。生齊區山及海崖。採無時。

別説云：謹按，唐注云"出蘇州餘杭山，今不採"，而蘇州今乃見貢赤、白二種，然入藥不甚佳，唯延州山中所出最良，揭兩石中取之。延州每以蕃寇圍城，苦無水，廼撅地深廣三五丈，以石脂密固貯水，得經時久不滲漏，宜以此爲良。

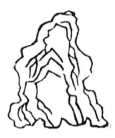

潞州赤石脂

赤石脂　味甘、酸、辛，大温，無毒。主養心氣，明目益精，療腹痛，洩澼，下痢赤白，小便利，及癰疽瘡痔，女子崩中漏下，産難胞衣不出。久服補髓，好顔色，益智，不飢，輕身延年。生濟南、射陽及太山之陰。採無時。

唐本注云：此石濟南、太山不聞出者，今虢州盧氏縣、澤州陵川縣及慈州吕鄉縣並有，色理鮮膩，宜州諸山亦有。此五石脂中，又有石骨①，似骨，如玉堅潤，服之力勝鍾乳。臣禹錫等謹按，藥性論云：赤石脂，君，惡松脂，補五藏虚乏。

圖經曰：赤石脂生濟南、射陽及泰山之陰。蘇恭云"濟南、泰山不聞出者，惟虢州盧氏縣、澤州陵川縣、慈州吕鄉縣並有，及宜州諸山亦出"。今出潞州，以色理鮮膩者爲勝，採無時。古人亦有單服食者。《乳石論》載服赤石脂發則心痛，飲熱酒不解，治之用葱豉綿裹，水煮飲之。《千金翼》論曰：治痰飲吐水無時

卷第三　玉石部上品總七十三種

---

①　據石膏條《本草拾遺》引蘇敬作"五石脂中又有石膏，似骨，如玉堅潤，服之勝鍾乳"，似此處"石骨"當作"石膏"。

節者,其源以冷飲過度,遂令脾胃氣羸,不能消於飲食,飲食入胃,則皆變成冷水,反吐不停,皆赤石脂散主之。赤石脂一斤,擣篩,服方寸匕,酒飲自任,稍稍加至三匕。服盡一斤,則終身不吐淡水,又不下痢。補五臟,令人肥健。有人淡飲,服諸藥不效,用此方遂愈。其雜諸藥用者,則張仲景治傷寒下痢不止,便膿血者,桃花湯主之。其方用赤石脂一斤,一半全用,一半末用,乾薑一兩,粳米半升,以水七升煮之,米熟爲準,去滓,每飲七合,内赤石脂末方寸匕服,日三。愈止後服,不爾盡之。又有烏頭赤石脂丸,主心痛徹背者。烏頭一分,附子二分,並炮,赤石脂、乾薑、蜀椒各四分,五物同杵末,以蜜和丸,大如梧子,先食服一丸,不知,稍增之。

【斗門經:治小兒疳瀉:用赤石脂杵羅爲末如麵,以粥飲調半錢服,立差。或以京芎等分同服,更妙。

衍義曰:赤石脂,今四方皆有,以舌試之,粘著者爲佳。有人病大腸寒滑,小便精出,諸熱藥服及一斗二升,未甚効。後有人教服赤石脂、乾薑各一兩,胡椒半兩,同爲末,醋糊丸如梧桐子大,空心及飯前米飲下五七十丸,終四劑,遂愈。

黄石脂　味苦,平,無毒。主養脾氣,安五藏,調中,大人、小兒洩痢腸澼,下膿血,去白蟲,除黄疸,癰疽蟲。久服輕身,延年。生嵩高山。色如鶯鶵。採無時。曾青爲之使,惡細辛,畏蜚蠊。

【唐本餘:畏黄連、甘草、蜚蠊。

雷公云:凡使,須研如粉,用新汲水投於器中,攪不住手,了,傾作一盆。如此飛過三度,澄者去之。取飛過者,任入藥中使用,服之不問多少,不得食卵味。

白石脂　味甘、酸,平,無毒。主養肺氣,厚腸,補骨髓,療五藏驚悸不足,心下煩,止腹痛下水,小腸澼熱溏,便膿血,女子崩中,漏下,赤

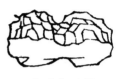

潞州白石脂

白沃,排癰疽瘡痔。久服安心,不飢,輕身,長年。生泰山之陰。採無時。得厚朴并米汁飲,止便膿。鷰屎爲之使,惡松脂,畏黄芩。

唐本注云:白石脂,今出慈州諸山,勝於餘處者,太山左側不聞有之。臣禹錫等謹按,蜀本及蕭炳云:畏黄連、甘草、飛廉。藥性論云:白石脂,一名白符。惡馬目毒公。味甘、辛。澀大腸。

圖經曰:白石脂,生太山之陰。蘇恭云"出慈州諸山,泰山左側不聞有之",今惟潞州有焉,潞與慈相近,此亦應可用。古斷下方多用,而今醫家亦稀使。採無時。五色石脂舊經同一條,並生南山之陽山谷中,主治並同,後人各分之。所出既殊,功用亦別,用之當依後條。然今惟用赤、白二種,餘不復識者。唐韋宙《獨行方》治小兒臍中汁出不止兼赤腫,以白石脂細末熬溫,撲臍中,日三良。又《斗門方》治瀉痢,用白石脂、乾薑二物停搗,以百沸湯和麵爲稀糊,搜勻,併手丸如梧子,暴乾,飲下三十丸;久痢不定,更加三十丸;霍亂,煎漿水爲使。

【子母秘錄:治小兒水痢,形羸不勝大湯藥:白石脂半大

兩,研如粉,和白粥空肚與食。

別說云：謹按,唐注云"出蘇州餘杭山,今不採",而蘇州今乃見貢赤、白二種,然入藥不甚佳,唯延州山中所出最良,揭兩石中取之。延州每以蕃寇圍城,若無水,酒撅地深廣三五丈,以石脂密固貯水,得經時久不滲漏,宜以此爲良。

衍義曰：白石脂,有初生未滿月小兒,多啼叫,致臍中血出,以白石脂細末貼之即愈。未愈,微微炒過,放冷再貼,仍不得剝揭。

黑石脂 味鹹,平,無毒。主養腎氣,強陰,主陰蝕瘡,止腸澼洩痢,療口瘡咽痛。久服益氣,不飢,延年。一名石涅,一名石墨。出潁川陽城。採無時。

陶隱居云：此五石脂如《本經》療體亦相似,《別録》各條,所以具載。今俗用赤石、白石二脂爾。仙經亦用白石脂以塗丹釜,好者出吳郡,猶與赤石脂同源。赤石脂多赤而色好,惟可斷下,不入五石散用,好者亦出武陵、建平、義陽。今五石散皆用義陽者,出鄧縣界東八十里,狀如㹠腦,色鮮紅可愛,隨採復而生,不能斷痢,而不用之。餘三色脂有而無正用,黑石脂乃可畫用爾。唐本注云：義陽即申州也,所出者名桃花石,非五色脂,色如桃花,久服肥人,土人亦以療下痢。舊出蘇州,餘杭山大有,今不收採爾。臣禹錫等謹按,吳氏云：五色石脂,一名青、赤、黃、白、黑符。青符,神農：甘;雷公：酸,無毒;桐君：辛,無毒;季氏：小寒。生南山或海涯。採無時。赤符,神農、雷公：甘;黃帝、扁鵲：無毒;季氏：小寒。或生少室,或生太山,色絳,滑如脂。黃符,季氏:小寒;雷公:苦。或生嵩山,色如狌腦、鴈鶵,採無時。白符,一名隨。岐伯、雷公:酸,無毒;季氏:小寒;桐君:甘,無毒;扁鵲:辛。或生少室、天婁山,或太山。黑符,一名石泥。桐君:甘,無毒。生洛西山空地。**日華子**云:五色石脂,並温,無毒。畏黄芩、大黄。治瀉痢,血崩帶下,吐血,衄血,并澀精、淋瀝,安心,鎮五藏,除煩,療驚悸,排膿,治瘡癤、痔瘻,養脾氣,壯筋骨,補虚損。久服悦色,文理膩,綴脣者爲上也。

[箋釋]

儘管《證類本草》將全部藥物産地刻作黑字《名醫別録》文,五色石脂條恰好可以證明産地其實是《本草經》的内容。《本草經》五色石脂共爲一條,除末句"生南山之陽山谷中"被刻作黑字外,其餘皆爲白字《本草經》文。而《名醫別録》五色石脂爲獨立的五條,各有産地:青石脂生齊區山及海崖;赤石脂生濟南、射陽及太山之陰;黄石脂生嵩高山;白石脂生泰山之陰;黑石脂出潁川陽城。既然《本草經》與《名醫別録》意見不統一,那麼《本草經》五色石脂後"生南山之陽山谷中",只能是《本草經》原文,而非後代名醫添附。

儒家以五色土代表五方,祭祀五帝,此五色土自古出於徐州。《尚書·禹貢》云:"(徐州)厥貢惟土五色。"《漢書·郊祀志》亦云:"徐州牧歲貢五色土各一斗。"但五色石脂似乎無關於儒家的祭祀活動,而與道教有一定關聯。《吳普本草》云:"五色石脂,一名青、赤、黄、白、黑符。""符"本來是符節,在道教則指符籙。道書《太上靈寶五符序》卷下有東西南北及中央戊己靈寶符命五張,五色石脂或許是早期道教圖繪這類五方符時的專用顏料,因此有青符、黃符、赤符、白符、黑符諸別名。至於陶弘景在五色石脂條的注釋中說:"今俗用赤石、白石二脂爾。……餘三色脂有而無正用,黑石脂乃可畫用爾。"不言石脂可以畫符籙,或是流派不同的緣故,蓋《靈寶經》屬於靈寶派,陶弘景則是茅山上清派也。

諸家本草皆强調五色石脂的止瀉功效,其基本作用應該與止瀉藥物蒙脱石 montmorillonite 一樣,爲高嶺土黏土礦物。因其層紋狀結構及非均匀性電荷分佈,對消化道内的病毒、病菌及其産生的毒素、氣體有固定和抑制作用,使其失去致病性,並能在胃腸道黏膜表面形成保護層,保護胃腸道黏膜不受致病因素的損傷。五色石脂皆是高嶺石 kaolinite,主要爲水化硅酸鋁,一般呈白色,即白石脂;若雜含有氧化亞鐵 FeO,呈赤紅色,爲赤石脂;含有少量氫氧化鐵 $Fe(OH)_3$,呈黃色;含有錳、鎂、鋇等元素,則可出現其他顏色。黑石脂因爲一名石涅,一名石墨,如《山海經·西山經》謂"女床之山,其陽多赤銅,其陰多石涅",或因此認爲是石墨之類。但據李時珍說:"此乃石脂之黑者,亦可爲墨,其性粘舌,與石炭不同。南人謂之畫眉石。許氏《説文》云:黛,畫眉石也。"則非石墨礦。

308

白青 味甘、酸、鹹,平,無毒。主明目,利九竅,耳聾,心下邪氣,令人吐,殺諸毒三蟲。久服通神明,輕身,延年，不老。可消爲銅劍，辟五兵。生豫章山谷。採無時。

陶隱居云：此醫方不復用，市人亦無賣者，惟仙經《三十六水方》中時有須處。銅劍之法，具在《九元子術》中。唐本注云：陶所云"今空青圓如鐵珠，色白而腹不空者"是也。研之色白如碧，亦謂之碧青，不入畫用。無空青時亦用之，名魚目青，以形似魚目故也。今出簡州、梓州者好。

〔箋釋〕

《名醫別錄》説白青"可消爲銅劍，辟五兵"，這是道教法術，當是以白青煉銅，用此銅鑄劍。《太平御覽》卷九百八十七引《淮南萬畢術》云："白青，得鐵即化爲銅。"原注："取礬石、白青分等，煉冶，合鐵即成銅矣。"白青是水膽礬 brochantite 礦石，爲含銅之氫氧化物 $Cu_4SO_4(OH)_6$，含銅量較高，也是濕法煉銅的重要原料。陶弘景注"銅劍之法，具在《九元子術》中"。據《雲笈七籤》卷一百一十引《洞仙傳》云："九元子者，煉紫金合神丹，登仙，其經曰《庚辛經》。"因知九元子乃是煉丹家，《石藥爾雅》"叙諸經傳歌訣名目"中有《九元子訣》一篇。

《本草經》説白青"令人吐"，這是硫酸銅的催吐劑作用。一般認爲，硫酸銅口服刺激胃黏膜感受器而引發嘔吐反射，吸收後刺激腦極後區嘔吐反射化學感受區（CTZ），從而興奮嘔吐中樞致嘔。綠青也是銅鹽，同樣有催吐作用，《本草圖經》綠青條中談到的"吐風痰法"，即利用此作用。

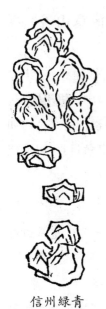

信州綠青

綠青 味酸,寒,無毒。主益氣,療䘌音求。鼻,止洩痢。生山之陰穴中,色青白。

陶隱居云:此即用畫綠色者,亦出空青中,相帶挾。今畫工呼爲碧青,而呼空青作綠青,正反矣。唐本注云:綠青即扁青也,畫工呼爲石綠。其碧青即白青也,不入畫用。

圖經曰:綠青,今謂之石綠。舊不著所出州土,但云生山之陰穴中。本經次空青條上云"生益州山谷及越巂山有銅處",此物當是生其山之陰耳。今出韶州、信州。其色青白,即畫工用畫綠色者,極有大塊,其中青白花文可愛。信州人用琢爲腰帶環及婦人服飾。其入藥者,當用顆塊如乳香不挾石者佳。今醫家多用吐風痰,其法,揀取上色精好者,先擣下篩,更用水飛過至細,乃再研治之。如風痰眩悶,取二三錢匕,同生龍腦三四豆許研匀,以生薄荷汁合酒溫調服。使偃臥須臾,涎自口角流出,乃愈。不嘔吐,其功速於它藥,今人用之,比比皆効,故以其法附之云。又下條云"扁青生朱崖山谷及武都朱提",蘇恭云"即綠青是也,海南來者,形塊大如拳,其色又青,腹中亦時有空者",今未見此色。武昌、簡州、梓州亦有,今亦不用。

衍義曰:綠青即石碌是也。其石黑綠色者佳,大者刻爲物形,或作器用。又同硇砂作吐風涎藥,驗則驗矣,亦損心肺。

〔箋釋〕

　　《本草圖經》繪有信州綠青,亦作山石狀。綠青當是孔雀石 malachite 之類,亦即中國畫所用的石綠,成分主要是鹼式碳酸銅 $CuCO_3 \cdot Cu(OH)_2$。故《本草圖經》説:"即畫工用畫綠色者,極有大塊,其中青白花文可愛。信州人用琢爲腰帶環及婦人服飾。"《本草綱目》集解項李時珍説:"石綠,陰石也。生銅坑中,乃銅之祖氣也。銅得紫陽之氣而生綠,綠久則成石,謂之石綠,而銅生於中,與空青、曾青同一根源也,今人呼爲大綠。范成大《桂海志》云:石綠,銅之苗也,出廣西右江有銅處。生石中,質如石者,名石綠。一種脆爛如碎土者,名泥綠,品最下。"

石中黄子　味甘,平,無毒。久服輕身,延年,不老。**此禹餘糧殼中未成餘糧黄濁水也,出餘糧處有之。陶云"芝品中有石中黄子",非也。**唐本先附。

　　臣禹錫等謹按,日華子云:功同上。去殼研用,即是殼內未乾凝者。

　　圖經曰:石中黄子,本經不載所生州土,云出禹餘糧處有之,今惟出河中府中條山谷內。舊説是餘糧殼中未成餘糧黄濁水,今云其石形如麵劑,紫黑色,石皮內黄色者,謂之中黄。兩説小異。謹按,葛洪《抱朴子》云:"石子中黄所在有之,近水之山尤多,在大石中,其石

河中府石中黄子

常潤濕不燥，打石，石有數十重，見之赤黃溶溶，如雞子之在殼，得者即當飲之，不爾，便堅凝成石，不中服也。破一石中，多者有一升，少者數合，法當正及未堅時飲之，即堅凝，亦可末服也。"若然，舊說是初破取者，今所用是久而堅凝者耳。採無時。

衍義曰：石中黃子，此又字誤也，"子"當作"水"。況當條自言未成餘糧黃濁水，焉得却名之"子"也？若言未乾者，亦不得謂之子也。"子"字乃"水"字無疑。又曰太一餘糧者，則是兼石言之者也。今醫家用石中黃，只石中乾者及細末者，即便是；若用禹餘糧石，即用其殼。故本條言一名石腦，須火燒醋淬。如此即是石中黃水爲一等，石中黃爲一等，太一餘糧爲一等，斷無疑焉。

[箋釋]

顧況《剗紙歌》說："宛委山裏禹餘糧，石中黃子黃金屑。"石中黃子爲禹餘糧（褐鐵礦結核）團塊中未凝固的部分，主要是黏土質的褐鐵礦粉末，也可以是粘稠的流體。按照王嘉蔭在《本草綱目的礦物史料》中的意見，石中黃子乃是褐鐵礦結核空隙處的含水物，打破以後，水分揮發，逐漸變成堅硬的石頭或石粉。所以《新修本草》說其爲"禹餘糧殼中未成餘糧黃濁水"，《本草圖經》說"其石形如麵劑"，都是一義，沒有差別。

《本草衍義》認爲本條"石中黃子"是"石中黃水"之訛。檢《真誥》卷五云："黃子陽者，魏人也，少知長生之妙，學道在博落山中九十餘年，但食桃皮，飲石中黃水，後逢司馬季主，季主以導仙八方與之，遂以度世。"可見道書確有"石中黃水"之說，但未必就是指禹餘糧中的液體；況且葛洪、陶弘景皆是道教人士,《抱朴子内篇》《本草經集注》都稱"石中黄子",而不言"石中黄水",亦可見二者不是一物。

至於《新修本草》批評"陶云'芝品中有石中黄子'"爲非,此見石流赤條陶弘景注:"芝品中有石流丹,又有石中黄子。"按,陶說實本於《抱朴子内篇·仙藥》,葛洪説:"五芝者,有石芝,有木芝,有草芝,有肉芝,有菌芝,各有百許種也。"石中黄子屬於石芝類,有云:"石中黄子所在有之,沁水山爲尤多。其在大石中,則其石常潤濕不燥,打其石有數十重,乃得之。在大石中,赤黄溶溶,如雞子之在其殼中也。即當飲之,不飲則堅凝成石,不復中服也。法正當及未堅時飲之,既凝則應末服也。破一石中,多者有一升,少者有數合,可頓服也。雖不得多,相繼服之,共計前後所服,合成三升,壽則千歲。但欲多服,唯患難得耳。"

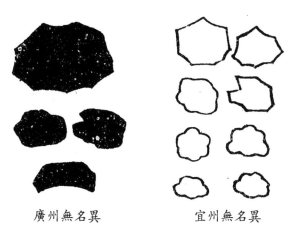

廣州無名異　　宜州無名異

無名異　味甘,平。主金瘡折傷內損,止痛,生肌肉。出大食國。生於石上。狀如黑石炭,蕃人以油鍊如鱉石,嚼之如餳。今附。

臣禹錫等謹按,日華子云:無名異,無毒。

圖經曰:無名異出大食國,生於石上,今廣州山石中,及宜州南八里龍濟山中亦有之。黑褐色,大者如彈丸,小者如墨石子,採無時。本經云“味甘平,主金瘡折傷內損,生肌肉”,今云味鹹,寒,消腫毒癰疣,與本經所説不同,疑別是一種。又嶺南人云:有石無名異,絕難得;有草無名異,彼人不甚貴重。豈本經説者爲石,而今所有者爲草乎? 用時以醋磨塗傅所苦處。又有婆娑石,生南海,解一切毒。其石綠色,無斑點,有金星,磨之成乳汁者爲上。胡人尤珍貴之,以金裝飾作指弭帶之。每欲食及食罷,輒含吮數四,以防毒。今人有得指面許塊,則價直百金。人莫能辨,但水磨涓滴,點雞冠熱血,當化成水,乃真也。俗謂之摩娑石。

衍義曰:無名異,今《圖經》曰:“本經云味甘,平,治金瘡折傷,生肌肉;今云味鹹,寒,消腫毒癰腫,與本經所説不同,疑別是一種。”今詳上文三十六字,未審“今云”字下,即不知是何處云也。

〔箋釋〕

《本草圖經》繪有廣州無名異與宜州無名異兩圖,前者黑色塊狀。按,宋代有關無名異的記載甚多,《宋史·大食傳》謂淳化四年(993)、大中祥符四年(1011)大食所獻方物皆有"無名異一塊"。《夢溪筆談·補筆談》卷下,熙寧中,闍婆國使人入貢方物,其中有摩娑石與無名異,沈括説:"無名異,色黑如漆,水磨之,色如乳者爲真。"此外,《嶺外代答》《諸蕃志》亦提到大食諸國出無名異。雖然不能斷言無名異在宋代始傳入中國,但其進口時間也不會太早。《雷公炮炙論·序》云:"無名止楚,截指而似去甲毛。"原注:"無名異形似玉柳石,又如石灰,味別。"故《炮炙論》的成書年代應在無名異傳入以後,所以蘇頌在《本草圖經》滑石條委婉指出:"雷敩雖名隋人,觀其書,乃有言唐以後藥名者,或是後人增損之歟?"無名異即屬於"唐以後藥名"。

無名異舶來以後,中國亦有冒稱"無名異"的礦物出現,《本草圖經》説:"今廣州山石中,及宜州南八里龍濟山中亦有之。黑褐色,大者如彈丸,小者如墨石子。"章鴻釗根據蘇頌的描述,並結合採購所得實物標本,斷定無名異爲軟錳礦的礦石,主要組成爲二氧化錳 MnO_2。今所用無名異確實如章説爲二氧化錳礦石,但其性狀與大食國舶來者差別甚大。宋峴研究認爲,無名異乃是阿拉伯語木乃伊(mūmiyā)的譯音。對照阿維森納(980-1037)所著《醫典》,藥物木乃伊的性狀、功效皆與無名異近似,故認爲宋代進口的無名異實爲軟瀝青 maltha。宋峴的研究見《中華醫史雜誌》1994 年第 3 期,亦見所撰《古代波斯醫學與中國》。

至於《本草衍義》對《本草圖經》"今云"的來歷提出疑

問，檢《本草圖經》，這種情況甚多，應該是各地進呈藥材圖繪時所附的文字説明。如在朴消、石膽條下，都提到"南方醫人"著説云云，即是此類。

菩薩石 平，無毒。解藥毒、蠱毒，及金石藥發動作癰疽渴疾，消撲損瘀血，止熱狂驚癇，通月經，解風腫，除淋，並水磨服。蛇蟲、蜂蝎、狼犬、毒箭等所傷，並末傅之，良。新補。見日華子。

【楊文公談苑：嘉州峨眉山有菩薩石，人多採得之。色瑩白，若太山狼牙石、上饒州水晶之類，日光射之有五色，如佛頂圓光。

衍義曰：菩薩石，出峨嵋山中，如水精明澈，日中照出五色光，如峨嵋普賢菩薩圓光，因以名之。今醫家鮮用。

〔箋釋〕

　　菩薩石也是水晶之類，《本草衍義》所謂"日光照之有五色"，乃是描述光的散射現象。晁公溯有《謝王元才見惠峨嵋山菩薩石》詩云："久聞光明山，下有太古雪。大冬劇嚴凝，厚地愈融結。崢嶸成層冰，千歲終不滅。野翁因厥荒，得此走城闕。初非人磨礱，真是天剖劂。形模如圭長，顏色逾玉潔。巨細皆晶熒，青裹俱洞澈。或疑普賢化，誰得昆吾切。太陽一照曜，神光時發越。誠宜置宴坐，相伴修白業。可配寒露壺，清泠濯明月。"

婆娑石　主解一切藥毒，瘴疫熱悶頭痛。生南海，胡人採得之。無斑點，有金星，磨成乳汁者爲上。又有豆斑石，雖亦解毒，功力不及；復有鄂緑，有文理，磨鐵成銅色，人多以此爲之，非真也。凡欲驗真者，以水磨點雞冠熱血，當化成水是也。此即俗謂之摩娑石也。今附。

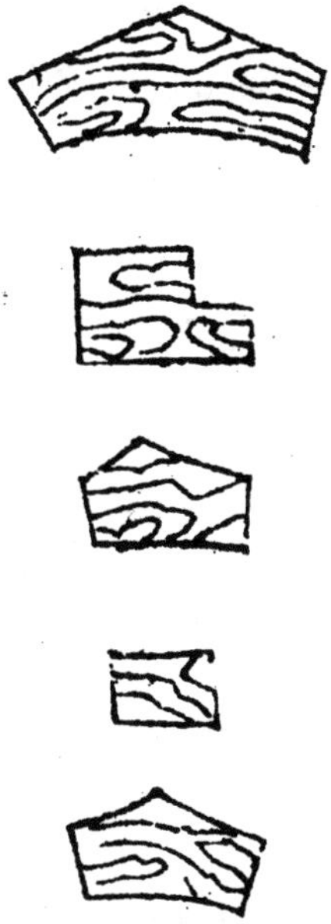
婆娑石

圖經：文具無名異條下。

衍義曰：婆娑石，今則轉爲磨娑石，如淡色石緑，間微有金星者佳。磨之如淡乳汁，其味淡。又有豆斑石，亦如此石，但於石上有黑斑點，無金星。

〔箋釋〕

《本草圖經》無名異條提到婆娑石，謂其"生南海，解一切毒"。這種一名"摩挲石"的藥物亦是舶來品，《本草綱目》引《庚辛玉册》説："出三佛齊。海南有山，五色聳峙，其石有光焰。其水下滚如箭，船過其下，人以刀斧擊取。燒之作硫黄氣。以形如黄龍齒而堅重者爲佳。"王嘉蔭《本草綱目的礦物史料》據此認爲是含黄鐵礦的緑色板巖，其説不差，但很可能與無名異一樣，是舶來中國後的品種變異。其在原産地可能應如宋峴在《古代波斯醫學與中國》中所説，爲具有解毒作用的黑琥珀（煤玉）。

绿礬　凉,無毒。治喉痹,蛀牙,口瘡及惡瘡疥癬。釀鯽魚燒灰和服,療腸風瀉血。新補。見日華子。

圖經:文具礬石條下。

【**集驗方**】:治小兒疳氣不可療,神效丹:绿礬用火煅通赤,取出,用釅醋淬過,復煅,如此三度。細研,用棗肉和丸如菉豆大,溫水下,日進兩三服。

柳絮礬　冷,無毒。消痰,治渴,潤心肺。新補。見日華子。

圖經:文具礬石條下。

扁音褊。青　味甘,平,無毒。主目痛、明目,折跌,音迭。癰腫,金瘡不瘳,音抽。破積聚,解毒氣,利精神,去寒熱風痹,及丈夫莖中百病,益精。久服輕身,不老。生朱崖山谷、武都、朱音殊。提。音時。採無時。

陶隱居云:仙經俗方都無用者。朱崖郡先屬交州,在南海中,晉代省之。朱提郡今屬寧州。唐本注云:此即前條陶謂綠青是也。朱崖、巴南及林邑、扶南舶上來者,形塊大如拳,其色又青,腹中亦時有空者。武昌者,片塊小而色更佳。簡州、梓州者形扁作片,而色淺也。臣禹錫等謹按,吳氏云:扁青,神農、雷公:小寒,無毒。生蜀郡。治丈夫內絕,令人有子。

圖經:文具绿青條下。

〔箋釋〕

　　扁青，醫家少用，畫家用爲顏料。《歷代名畫記·論畫體工用拓寫》提到"越嶲之空青，蔚之曾青，武昌之扁青"，扁青後注釋説："上品石緑。"今用者爲緑色鹼式碳酸銅。

三種海藥餘

　　車渠　《集韻》①云：生西國。是玉石之類，形似蚌蛤，有文理。大寒，無毒。主安神鎮宅。解諸毒藥及蟲螫，以玳瑁一片，車渠等同，以人乳磨服，極驗也。又《西域記》云：重堂殿梁檐皆以七寶飾之，此其一也。

〔箋釋〕

　　《集韻》爲北宋丁度撰，不應爲五代李珣《海藥本草》所引，尚志鈞先生最先發現此問題，確定爲"韻集"之倒乙，《韻集》爲東晉吕静撰。《證類本草》卷五青瑯玕條《嘉祐本草》引陳藏器即有"《韻集》曰火齊珠也"云云。

　　車渠亦寫作硨磲，爲硨磲科硨磲屬（Tridacna）各類硨磲的殼。硨磲是雙殼類海洋生物中形體最大者，直徑可在一米以上，主要分佈在印度洋和西太平洋水域，最初因中國少見，所以被誤認爲礦物。《廣雅·釋地》硨磲與瑪瑙並列，皆被歸爲石之次玉者一類。《藝文類聚》卷八十四引魏文帝《車渠碗賦》，其序云："車渠，玉屬也。多纖理縟文，生於西國，其俗寶之。"其實，宋代人已知車渠爲海洋生物。

---

①　集韻：當是"韻集"之訛，晉吕静撰。

《夢溪筆談》卷二十二云：“海物有車渠，蛤屬也，大者如箕，背有渠壟，如蚶殼，故以爲器，致如白玉。生南海。”但不知何故，掌禹錫修訂《嘉祐本草》，受李珣的影響，將車渠補入玉石部上品。其後唐慎微作《證類本草》，明代劉文泰編修《本草品彙精要》，皆襲誤而不察，直到《本草綱目》才將之由玉石部移到卷四十八介部。

金線礬　《廣州志》云：生波斯國。味鹹、酸、澀，有毒。主野雞瘻痔、惡瘡疥癬等疾。打破内有金線文者爲上。多入燒家用。

波斯白礬　《廣州記》云：出大秦國。其色白而瑩净，内有棘針紋。味酸、澀，温，無毒。主赤白漏下，陰蝕洩痢，瘡疥，解一切蟲蛇等毒。去目赤暴腫，齒痛。火煉之良。惡牡蠣。多入丹竈家，功力逾於河西石門者，近日文州諸番往往亦有，可用也。

三十五種陳藏器餘

320　　金漿　味辛，平，無毒。主長生神仙。久服腸中盡爲金色。

古鏡　味辛，無毒。主驚癇邪氣，小兒諸惡。煑取汁，和諸藥煑服之。文字彌古者佳爾。

勞鐵　主賊風。燒赤投酒中，熱服之。勞鐵經用辛苦者，鐵是也。

〔箋釋〕

　　《説文》"勞，劇也"，《爾雅·釋詁》"勞，勤也"，故《本草拾遺》説勞鐵是"經用辛苦者"，但意思欠分明。《天工開物》錘鍛第十云："凡出爐熟鐵名曰毛鐵。受鍛之時，十耗其三爲鐵華、鐵落。若已成廢器未鏽爛者名曰勞鐵，改造他器與本器，再經錘鍛，十止耗去其一也。"即以用廢之鐵器爲勞鐵。

神丹　味辛，温，有小毒。主萬病。有寒温，飛金石及諸藥隨寒温共成之，長生神仙。

鐵繡　主惡瘡疥癬，和油塗之；蜘蛛蟲等咬，和蒜磨傅之。此鐵上衣也，鏽生鐵上者堪用。

布鍼　主婦人橫産。燒令赤，内酒中，七遍，服之。可取二七布鍼，一時火燒。麤者用縫布大鍼是也。

銅盆　主熨霍亂。可盛灰厚二寸許，以炭火安其上，令微熱，下以衣藉患者腹，漸漸熨之。腹中通熱差。

釘棺下斧聲之時，主人身弩肉。可候有時，專聽其

聲,聲發之時,便下手速捺二七遍,已後自得消平也。産
婦勿用。

〔箋釋〕

　　此條據目錄以"釘棺下斧聲"爲標題,正文則"釘棺下
斧聲"與"之時"連續成文,故標點時不分開。後文類似情
況不再注明。

　　枷上鐵及釘　有犯罪者,忽遇恩得免枷了,取葉釘
等,後遇有人官累,帶之除得災。

　　黄銀　銀注中蘇云"作器辟惡,瑞物也"。按,瑞物
黄銀載於《圖經》,銀瓮丹甑,非人所爲,既堪爲器,明非
瑞物。今烏銀辟惡,賣之,工人以爲器物,養生者爲器以
煮藥。兼於庭中,高一丈,夜承得醴,投別器中,飲長年。
今人作烏銀以琉黄薰之再宿,寫之出,即其銀黑矣。此
是假,非真也。

〔箋釋〕

322
　　《本草綱目》銀條附錄黄銀,李時珍説:"按方勺《泊宅
編》云:黄銀出蜀中,色與金無異,但上石則白色。熊太古
《冀越集》云:黄銀絶少,道家言鬼神畏之。《六帖》載唐太
宗賜房玄齡帶云:世傳黄銀鬼神畏之。《春秋運斗樞》云:
人君秉金德而生,則黄銀見世。人以鍮石爲黄銀,非也。
鍮石,即藥成黄銅也。"

石黄　雄黄注中蘇云“通名黄石”。按，石黄，今人
敲取精明者爲雄黄，外黑者爲薰黄。主惡瘡，殺蟲，薰瘡
疥蟣虱，和諸藥薰嗽。其武都雄黄燒不臭，薰黄中者燒
則臭，以此分别之。蘇云通名，未之是也。

〔箋釋〕

《新修本草》雄黄條注：“出石門名石黄者亦是雄黄，
而通名黄食石。”《本草拾遺》此處乃是批評蘇敬注釋不準
確，並非另外有一物名“石黄”。《本草綱目》即將《本草拾
遺》此段合併入雄黄條中。

石脾　芒硝注中陶云：“取石脾爲硝石。以水煮之
一斛，得三斗，正白如雪，以石投中則消，故名消石。”
按，石脾、芒消、消石，並生西戎鹵地。鹹水結成，所生次
類相似。

諸金有毒　生金有大毒，藥人至死。生嶺南夷獠洞
穴山中，如赤黑碎石、金鐵屎之類。南人云：毒蛇齒脱在
石中。又云：蛇著石上，又鳩屎著石上，皆碎取毒處爲生
金，以此爲雌黄，有毒，雄黄亦有毒。生金皆同此類。人
中金藥毒者，用蛇解之。其候法在金蛇條中。本經云黄
金有毒，惧甚也，生金與彼黄金全别也。

此條目録以"諸金"爲標題,但參考此後各卷引《本草
拾遺》,有"諸土有毒""諸水有毒""諸草有毒""諸木有
毒"等,此處亦當標點作"諸金有毒"。

水中石子 無毒。主食魚鱠腹中脹滿成瘕痛悶,飲
食不下,日漸瘦。取水中石子數十枚,火燒赤,投五升水
中,各七遍,即熱飲之。如此三五度,當利出瘕也。

石漆 堪燃燭膏,半釭如漆,不可食。此物水石之
精,固應有所主療,檢諸方,見有説《博物志》酒泉南山
石出水,其如肥肉汁,取著器中如凝脂,正黑,與膏無異,
彼方人爲之石漆。今檢不見其方,深所恨也。

〔箋釋〕

《嘉祐本草》新增石腦油,《本草綱目》將石漆併入該
條,此即石油。

按,《漢書·地理志》云:"高奴有洧水,可燃。"此即石油。
《續漢書·郡國志》酒泉郡延壽縣條注引《博物記》云:"縣
南有山,石出泉水,大如筥簾,注地爲溝。其水有肥,如煮
肉洎,羕羕永永,如不凝膏,然之極明,不可食。縣人謂之
石漆。"《酉陽雜俎》卷十云:"石漆,高奴縣石脂水,水膩浮
水上如漆,采以膏車及燃燈,極明。"《夢溪筆談》卷二十四
云:"鄜延境内有石油,舊説高奴縣出脂水,即此也。生於

水際沙石，與泉水相雜，惘惘而出，土人以雉尾裒之，乃采入缶中，頗似淳漆，燃之如麻，但煙甚濃，所霑幄幕皆黑。予疑其煙可用，試掃其煤以爲墨，黑光如漆，松墨不及也，遂大爲之，其識文爲‘延川石液’者是也。此物後必大行於世，自予始爲之。蓋石油至多，生於地中無窮，不若松木有時而竭。今齊、魯間松林盡矣，漸至太行、京西、江南，松山大半皆童矣。造煤人蓋未知石煙之利也。石炭煙亦大，墨人衣。予戲爲《延州詩》云：二郎山下雪紛紛，旋卓穹廬學塞人。化盡素衣冬未老，石煙多似洛陽塵。”古代文獻有關石油的記載不多，主要者即如上數條。《本草拾遺》此條因爲發明不多，通常不被重視。其實，陳藏器説“此物水石之精，固應有所主療”，而感歎“今檢不見其方，深所恨也”，正反映了萬物皆藥的思想，與沈括“此物後必大行於世”的預言一樣有意思——當然，沈括的本意只是説，作爲製煙原料，石油將取代松樹而獲得大用。

燒石令赤，投水中，内鹽數合，主風瘙癮癬，及洗之。又取石如鵝卵大，猛火燒令赤，内醋中十餘度，至石碎盡，取屑暴乾，和醋塗腫上。出《北齊書》醫人馬嗣明。發背及諸惡腫皆愈。此並是尋常石也。

〔箋釋〕

　　此條目録以“燒石”爲標題，正文“燒石”與“令赤”連續成文，故標點時不分開。所述之“燒石療法”載《北齊書·馬嗣明傳》："楊令患背腫，嗣明以練石塗之便差。作練石法：以粗黃色石鵝鴨卵大，猛火燒令赤，内淳醋中，自屑，頻燒至石盡，取石屑曝乾，擣下篩，和醋以塗腫上，無不愈。"

石藥　味苦，寒，無毒。主折傷内損，瘀血，止煩悶欲死者，酒消服之。南方俚人以傅毒箭鏃及深山大蝮中人，速取病者當頂上十字劈之，令皮斷出血，以藥末瘡上，并傅所傷處，其毒必攻上，下洩之，當出黃汁數升，則悶解。俚人重之，帶於腰，以防毒箭。亦主惡瘡，熱毒癰腫，赤白遊，瘻蝕等瘡。北人呼腫名之曰遊。並水和傅之。出賀州石上山内，似碎石、砸砂之類，土人以竹筒盛之。

研朱石槌　主妬乳。煑令熱，熨乳上，取二槌，更互用之，以巾覆乳上，令熱徹内，數十遍，取差爲度也。

暈石　無毒。主石淋。磨服之，亦燒令赤，投酒中服。生大海底。如薑石，紫褐色，極緊似石，是鹹水結成之，自然有暈也。

流黃香　味辛，溫，無毒。去惡氣，除冷，殺蟲。似流黃而香，《吳時外國傳》云：流黃香出都昆國，在扶南南三千里。《南洲異物志》云：流黄香出南海邊諸國，今中國用者從西戎來。

白師子　主白虎病。向東人呼爲歷節風，置白師子於病者前自愈，此壓伏之義也。白虎鬼，古人言如猫，在糞堆中，亦云是糞神。今時人掃糞莫置門下，令人病。此療之法，以鷄子揩病人痛，呪願送著糞堆，頭勿反顧。

〔箋釋〕

　　《本草綱目》改題爲“白獅子石”，收錄在卷十一之末“附錄諸石”中。

玄黄石　味甘，平，温，無毒。主驚恐身熱邪氣，鎮心。久服令人眼明，令人悦澤。出淄川北海山谷土石中。如赤土、代赭之類。又有一名零陵，極細，研服之如代赭，土人用以當朱，呼爲赤石，恐是代赭之類也。人未用之。

石欄干　味辛，平，無毒。主石淋，破血，産後惡血。磨服，亦煮汁服，亦火燒投酒中服。生大海底，高尺餘，如樹，有眼、莖。莖上有孔，如物點之，漁人以網罥得之，初從水出微紅，後漸青。

〔箋釋〕

　　《本草綱目》將石欄干併入青瑯玕條，審其内容，當是珊瑚一類。

玻璨　味辛,寒,無毒。主驚悸心熱,能安心明目,去赤眼,熨熱腫。此西國之寶也。是水玉,或云千歲冰化爲之,應玉石之類,生土石中,未必是冰。今水精、珠精者極光明,置水中不見珠也。熨目除熱淚。或云火燧珠,向日取得火。

〔箋釋〕

《本草綱目》以玻璃爲正名,與今通用者相同,李時珍釋名說:"本作頗黎。頗黎,國名也。其瑩如水,其堅如玉,故名水玉,與水精同名。"

石髓　味甘,溫,無毒。主寒熱中羸瘦無顏色,積聚,心腹脹滿,食飲不消,皮膚枯槁,小便數疾,癖塊,腹內腸鳴,下利,腰脚疼冷,男子絕陽,女子絕産,血氣不調。令人肥健能食,合金瘡,性擁,宜寒瘦人。生臨海蓋山石窟。土人採取,澄淘如泥,作丸如彈子,有白有黃,彌佳矣。

〔箋釋〕

《列仙傳》云:"邛疏者,周封史也。能行氣煉形,煮石髓而服之,謂之石鍾乳。至數百年,往來入太室山中,有卧石床枕焉。"庾信《道士步虛詞》"石髓香如飯,芝房脆似蓮"即此。《本草綱目》集解項李時珍説:"按《列仙傳》言,邛疏煮石髓服,即鍾乳也。《仙經》云,神山五百年一開,石髓出,服之長生。王列入山見石裂,得髓食之,因撮少許與嵇康,化爲青石。《北史》云龜兹國北大山中,有如膏者,流出成川,行數里入地,狀如醍醐,服之齒髮更生,病人服之,皆愈。《方鎮編年録》云:高展爲并州判官,一日見砌間沫出,以手撮塗老吏面,皺皮頓改,如少年色。展以爲神藥,問承天道士。道士曰:此名地脂,食之不死。乃發砌,無所見。此數説皆近石髓也。"

霹靂鍼 無毒。主大驚失心,恍惚不識人,并下淋,磨服,亦煮服。此物伺候震處,掘地三尺得之。其形非一,或言是人所造,納與天曹,不知事實。今得之,亦有似斧刃者,亦有如剗刃者,亦有安二孔者,一用人間石作也。注出雷州,并河東山澤間。因雷震後時,多似斧,色青黑,斑文,至硬如玉。作枕,除魔夢,辟不祥。名霹靂屑也。

〔箋釋〕

此雖神秘其説,審其描述,應該是新石器時代人類石製工具之遺物。此類遺物古代亦有發現,《碧里雜存》卷下云:"正德甲戌,吾鄉硤石友人沈拓,於紫硤山土中,得異石無數,有如斧鍼者、圭璧者,方者、圓者,而長者厚僅二三分,周圍口尤廉薄。各有圓竅,竅皆倒櫺,黄白黑緑各不同,光潔工巧,人爲有所不如。見者皆以爲霹靂砧而藏之。嘉靖丁巳,黃灣馬氏開山作壙,亦於土中得如前者一十六枚,其形極相似,白者光可鑒。"

《本草綱目》改題爲霹靂砧,別名雷楔,李時珍説:"舊作針及屑,誤矣。"集解項説:"按《雷書》云:雷斧如斧,銅鐵爲之。雷砧似砧,乃石也,紫黑色。雷錘重數斤,雷鑽長尺餘,皆如鋼鐵,雷神以劈物擊物者。雷環如玉環,乃雷神所乣遺落者。雷珠乃神龍所含遺下者,夜光滿室。又《博物志》云:人間往往見細石形如小斧,名霹靂斧,一名霹靂楔。《玄中記》云:玉門之西有一國,山上立廟,國人年年出鑽,以給雷用。此謬言也。雷雖陰陽二氣激薄有聲,實有神物司之,故亦隨萬物啓蟄,斧鑽砧錘皆實物也。"

大石鎮宅 主災異不起。《宅經》取大石鎮宅四隅。《荆楚歲時記》:十二月暮日,掘宅四角,各埋一大石爲鎮宅。又《鴻寶萬畢術》云:埋丸石於宅四隅,槌桃核七枚,則鬼無能殃也。

330 **金石** 味甘,無毒。主久羸瘦,不能食,無顏色。補腰脚冷,令人健壯,益陽,有暴熱脱髮,飛鍊服之。生五臺山清凉寺。石中金屑,作赤褐色。

玉膏 味甘,平,無毒。玉石。主延年神仙,術家取蟾蜍膏軟玉如泥，以苦酒消之成水，此則爲膏之法。今玉石間水飲之長生，令人體潤。以玉投朱草汁中化成醴。朱草瑞物，已出金水卷中。《十洲仙記》瀛洲有玉膏泉如酒，飲之數杯輒醉，令人長生。洲上多有仙家似吳兒，雖仙境之事，有可憑者，故以引爲證也。

温石及燒塼主之。得熱氣徹腰腹，久患下部冷，久痢腸腹下白膿，燒塼并温石熨及坐之，並差。但取堅石燒暖用之，非別有温石也。

〔箋釋〕

此條目録以“温石”爲標題，正文“温石”與“及燒塼主之”連續成文，故標點時不分開。此條的情況與前燒石條近似，疑《本草拾遺》原文未必完全以藥名爲條目，《證類本草》以“陳藏器餘”名目增加的內容，有一些是唐慎微隨便擬定的標題，如“釘棺下斧聲”“燒石”“温石”之類。

印紙　無毒。主令婦人斷産無子。剪有印處燒灰，水服之一錢匕，神效。

〔箋釋〕

印紙指舊時官府印發的各種表簿以及證件等，因爲鈐蓋有官印，故謂之“印紙”。如《舊唐書·食貨志下》云：“市牙各給印紙，人有買賣，隨自署記，翌日合算之。”印紙也專指官文中鈐蓋官印的部分，如《西湖遊覽志餘》卷二十五云:"宋時吏部有一胥好滑稽,有董公邁參選失去官誥,但存印紙,遂投狀給據。一日侍郎問其胥曰:此事無礙否?胥曰:朝公大夫董公邁,失一官誥,印紙在,也不礙。"故本條特別指明需"剪有印處燒灰"。

煙藥 味辛,溫,有毒。主瘰癧,五痔瘻,瘻瘤瘡根惡腫。石黄、空青、桂心並四兩,乾薑一兩爲末,取鐵片闊五寸,燒赤,以藥置鐵上,用甆椀以猪脂塗椀底,藥飛上,待冷即開,如此五度,隨瘡孔大小,以藥如鼠屎內孔中,麫封之,三度根出也。無孔者鍼破內之。

〔箋釋〕

　　從内容看,本條煙藥並不是單獨一種藥物,而是石黄、空青、桂心、乾薑四味藥物作成的製劑。石黄受熱轉化成三氧化二砷,可能起到腐蝕和殺菌作用,這或許是較早的"枯痔療法",但砷中毒問題不可小視。

特蓬殺 味辛、苦,溫,小毒。主飛金石用之,煉丹亦須用,生西國。似石脂、蠣粉之類,能透金石鐵無礙下通出。

〔箋釋〕

　　此即硼砂一類,《本草綱目》附録入蓬砂條。《雲笈七籤》卷六十八《九還金丹二章》之"修金合藥品"云:"持明砂者,雖禀陽精,從陽所養,體如琥珀,質似桃膠。其性和,

332

而能銷瀝陽金，革陰滯質。若合硫黃、赤鹽，變煉其陽精，轉轉增光。七篇之中，用御正陽之炁，復歸真元，其功甚矣。"其中"持明砂"，《中華道藏》疑其爲"特明砂"之訛，即引《本草拾遺》特蓬殺爲證。

阿婆、趙榮二藥 有小毒。主丁腫惡瘡出根，蝕瘜肉、肉刺。齊人以白薑石、犬屎、緋帛、棘鍼鈎等合成如墨，硬土作丸。又有阿婆趙榮藥，功狀相同，云石灰和諸蟲及緋帛、棘鍼合成之，並出臨淄、齊州。

〔箋釋〕

此條標題"阿婆、趙榮二藥"，叙述功效以後又説"又有阿婆趙榮藥，功狀相同"云云，則前面的功效顯然不是"阿婆趙榮藥"，配方也不一樣。此也是唐慎微在剪裁資料時考慮不周。

六月河中諸熱砂 主風濕頑痺不仁，筋骨攣縮，脚疼冷風掣，癱緩，血脉斷絕。取乾沙日暴令極熱，伏坐其中，冷則更易之，取熱徹通汗。然後隨病進藥，及食忌風冷勞役。

〔箋釋〕

《證類本草》將《本草拾遺》玉石部金類、水類、土類藥物，以"陳藏器餘"的名目分別安排在玉石部卷三、卷四、卷五之末，並不考慮上品、中品、下品也。

重修政和經史證類備用本草卷第四

玉石部中品總八十七種_{金銀鐵鹽土等附}。

一十六種神農本經_{白字}。

七種名醫別録_{墨字}。

七種唐本先附_{注云"唐附"}。

八種今附_{皆醫家嘗用有效，注云"今附"}。

三種新補

一種新分條

三種圖經餘

一種唐慎微續添_{墨蓋子下是}。

一種唐本餘

四十種陳藏器餘

　　凡墨蓋子已下並唐慎微續證類

雄黄	石硫黄	雌黄
食鹽_{自米部，今移}。	水銀	石膏_{玉火石（附）}。
金屑	銀屑	
生銀_{今附。朱砂銀（續注）}。		【靈砂

水銀粉新補。　　磁石磁石毛（續注）。玄石

緑鹽唐附。　　　凝水石　　　　陽起石

孔公孽　　　　　殷孽　　　　　蜜陀僧唐附。

鐵精鐵熱、淬鐵水、針砂、鍛竈下鐵屑、刀刃、犁鑱尖（續注）。

鐵漿元附鐵精下，新分條。

秤錘今附。鐵杵、故鋸、鑰匙（續注）。

鐵華粉今附。　　生鐵　　　　　鐵粉今附。

鐵落　　　　　　鋼鐵　　　　　鐵

石腦　　　　　　理石　　　　　珊瑚唐附。

石蟹今附。浮石（續注）。　　　長石

馬銜今附。　　　礞石新補。　　　石花唐附。

桃花石唐附。　　光明鹽唐附。　　石牀唐附。

膚青　　　　　　馬腦新補。

太陰玄精鹽精（附）。今附。　　　車轄今附。

石蛇圖經餘。　　黑羊石圖經餘。　　白羊石圖經餘。

　　　一種唐本餘

銀膏

　　　　四十種陳藏器餘

天子藉田三推犁下土　社壇四角土　　土地

市門土　　　　　　　自然灰　　　　鑄鍾黃土

户坭下土　　　　　　鑄鏵鉏孔中黃土　甕𡓿中裹白灰

彈丸土　　　　　　　執日取天星上土　大甑中蒸土

蚡鼠壤堆上土　　塚上土及磚石　　桑根下土
春牛角上土　　　土蜂窠上細土　　載鹽車牛角上土
驢溺泥土　　　　故鞋底下土　　　鼠壤土
屋內墉下蟲塵土　鬼屎　　　　　　寡婦床頭塵土
牀四腳下土　　　瓦甑　　　　　　甘土
二月上壬日取土　柱下土　　　　　胡鷰窠內土
道中熱塵土　　　正月十五日燈盞　仰天皮
蟻穴中出土　　　古墼　　　　　　富家中庭土
百舌鳥窠中土　　豬槽上垢及土　　故茅屋上塵
諸土有毒

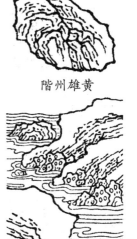

雄黃　味苦、甘，平、寒、大溫，有毒。主寒熱，鼠瘻，惡瘡，疽痔，死肌，療疥蟲，䘌瘡，目痛，鼻中息肉及絕筋破骨，百節中大風，積聚，癖氣中惡，腹痛，鬼疰，殺精物惡鬼，邪氣，百蟲毒，勝五兵，殺諸蛇虺毒，解藜蘆毒，悅澤人面。鍊食之，輕身神仙，餌服之，皆飛入人腦中，勝鬼神，延年益壽，保中不飢。得銅可作金。一名黃食石。生武都山谷、燉煌山之陽。採無時。

階州雄黃

階州水窟雄黃

陶隱居云：鍊服之法皆在仙經中，以銅爲金，亦出黃白術中。晉末已來，氐羌中紛擾，此物絶不復通，人間時有三五兩，其價如金，合丸皆用石門、始興石黃之好者爾。始以齊初凉州互市，微有所得，將至都下，余最先見於使人陳典籤處，撿獲見十餘片，伊輩不識此是何等，見有夾雌黃，或謂是丹砂，示吾，吾乃示語，并又屬覓，於是漸漸而來。好者作雞冠色，不臭而堅實。若黯黑及虛軟者，不好也。武都、氐羌是爲仇池，宕昌亦有，與仇池正同而小劣。燉煌在凉州西數千里，所出者，未嘗得來江東，不知當復云何？此藥最要，無所不入。唐本注云：出石門名石黃者，亦是雄黃，而通名黃食石，而石門者最爲劣爾。宕昌、武都者爲佳，塊方數寸，明澈如雞冠，或以爲枕，服之辟惡。其青黑堅者，不入藥用，若火飛之而療瘡亦無嫌。又云：惡者名熏音訓。黃，用熏瘡疥，故名之，無別熏黃也。貞觀年中，以宕州新出有得方數尺者，但重脆不可全致之爾。臣禹錫等謹按，吳氏云：雄黃，神農：苦。山陰有丹，雄黃生山之陽，故曰雄，是丹之雄，所以名雄黃也。水經云：黃水出零陽縣西，北連巫山，溪出雄黃，頗有神異。採常以冬月，祭祀，鑿石深數丈方得，故溪水取名焉。抱朴子云：雄黃當得武都山所出者，純而無雜，其赤如雞冠，光明曄曄者，乃可用耳；其但純黃，似雌黃色無光者，不任作仙藥，可以合理病藥耳。藥性論云：雄黃，金苗也，殺百毒，又名黃石。味辛，有大毒。能治尸疰，辟百邪鬼魅，殺蠱毒。人佩之，鬼神不能近；入山林，虎狼伏；涉川濟，毒物不敢傷。蕭炳云：雄黃，君。陳藏器云：按，石黃，今人敲取中精明者爲雄黃，外黑者爲熏黃。主惡瘡，殺蟲，熏瘡疥蟣蝨，及和諸藥熏嗽。其武都雄黃燒不臭，熏黃中者燒則

證類本草箋釋

臭，以此分別之。蘇云通名，未之是也。日華子云：雄黃，微毒。治疥癬，風邪，癲癇，嵐瘴，一切蛇蟲犬獸傷咬。久服不飢。通赤亮者爲上，驗之，可以燒蟲死者爲真；臭氣少，細嚼口中含湯不激辣者，通用。

　　圖經曰：雄黃生武都山谷燉煌山之陽，今階州山中有之。形塊如丹砂，明澈不夾石，其色如雞冠者爲真。有青黑色而堅者名熏音訓。黃，有形色似真而氣臭者名臭黃，並不入服食藥，只可療瘡疥耳。其臭以醋洗之便可斷氣，足以亂真，用之尤宜細辨。又階州接西戎界，出一種水窟雄黃，生於山巖中有水泉流處。其石名青煙石、白鮮石，雄黃出其中，其塊大者如胡桃，小者如粟豆，上有孔竅，其色深紅而微紫，體極輕虛，而功用勝於常雄黃，丹竈家尤所貴重。或云雄黃，金之苗也，故南方近金坑冶處時或有之，但不及西來者真好耳。謹案，雄黃治瘡瘍尚矣。《周禮·瘍醫》"凡療瘍以五毒攻之"，鄭康成注云："今醫方有五毒之藥，作之合黃堥，音武。置石膽、丹砂、雄黃、礜石、磁石其中，燒之三日三夜，其煙上著，以雞羽掃取之，以注創，惡肉破骨則盡出。"故翰林學士楊億常筆記，直史舘楊嵎年少時有瘍生於頰，連齒輔車外腫若覆甌，內潰出膿血不輟，吐之痛楚難忍，療之百方，彌年不差。人語之，依鄭法合燒藥成，注之創中，少頃，朽骨連兩牙潰出，遂愈，後便安寧。信古方攻病之速也。黃堥若今市中所貨有蓋瓦合也，近世合丹藥猶用黃瓦甌，亦名黃堥，事出於古也。

　　【雷公云：凡使，勿用黑雞黃、自死黃①、夾膩黃。其臭黃

---

　　① 自死黃：疑是"臰黃"之訛，"臰"即臭之別體。《本草圖經》亦說"有形色似真而氣臭者名臭黃"。

真似雄黄,只是臭不堪用,時人以醋洗之三兩度,便無臭氣,勿誤用也。次夾膩黄亦似雄黄,其内一重黄一重石,不堪用。次有黑雞黄,亦似雄黄,如烏雞頭上冠也。凡使,要似鷓鴣鳥肝色爲上。凡修事,先以甘草、紫背天葵、地膽、碧稜花四件並細剉,每件各五兩,雄黄三兩,下東流水入坩堝中,煮三伏時,漉出,擣如粉,水飛,澄去黑者,曬乾再研,方入藥用。其内有劫鐵石,是雄黄中有,又號赴矢黄,能劫於鐵,並不入藥用。

聖惠方:治傷寒、狐惑毒,蝕下部肛外如㾦,痛癢不止:以雄黄半兩,先用瓶子一箇口大者,内入灰上,如裝香火,將雄黄燒之,候煙出,當病處熏之。

外臺秘要:治骨蒸極熱:以一兩和小便一升,研如粉。乃取黄理石一枚,方圓可一尺,以炭火燒之三食頃,極熱,灌雄黄汁於石上。恐大熱不可近,宜著一片薄氈置石上,令患人脱衣坐石上。冷停,以衣被圍遶身,勿令藥氣泄出,經三五度,差。　**又方:**治箭毒:擣爲末傅之,沸汁出愈。亦療蛇咬毒。

千金方:治婦人始覺有姙,養胎,轉女爲男:以一兩囊盛帶之。　**又方:**治耳聾:以雄黄、硫黄等分爲末,綿裹塞耳中。**又方:**卒中鬼擊及刀兵所傷,血漏腹中不出,煩滿欲絶:雄黄粉酒服一刀圭,日三服,化血爲水。　**又方:**治癥瘕積聚,去三尸,益氣延年却老:以雄黄二兩,細研爲末,九度水飛過,却入新净竹筒内盛,以蒸餅一塊塞筒口,蒸七度,用好粉脂一兩爲丸如菉豆大。日三服,酒下七丸、十丸,三年後道成,益力不飢,玉女來侍。

肘後方：若血內漏者：以雄黃末如大豆，內瘡中。又服五錢匕，血皆化爲水，卒以小便服之。

經驗方：治馬汗入肉：雄黃、白礬等分，更用烏梅三箇，碪碎，巴豆一箇，合研爲細末。以半錢匕油，調傅患處。

斗門方：辟魔，以一塊帶頭上，妙。

博濟方：治偏頭疼至靈散：雄黃、細辛等分，研令細，每用一字已下，左邊疼吹入右鼻，右邊疼吹入左鼻，立効。

續十全方：治纏喉風：雄黃一塊，新汲水磨，急灌，吐下，差。

集驗方：治卒魘：雄黃搗爲末，細篩，以管吹入鼻孔中。

傷寒類要：治小腹痛滿，不得小便及療天行病：雄黃細研，蜜丸如棗核，內溺孔中。　　**又方**：殺齒蟲，以末如棗塞牙間。

抱朴子：餌之法，或以蒸煮，或以酒服，或以消石化爲水乃凝之，或以猪脂裹蒸之於赤土下，或以松脂和之，或以三物煉之，引之如布，白如冰。服之皆令人長生，百病除，三尸下，瘢痕滅，白髮黑，墮齒生，千日玉女來侍，可使鬼神。又云：玉女常以黃玉爲誌，大如黍米，在鼻上，是真玉女；無此誌者，鬼試人也。帶雄黃入山林，即不畏蛇。若蛇中人，以少許末傅之，登時愈。蛇雖多品，惟蝮虵、青蜂金蛇中人爲至急，不治，一日即死。人不曉治之方術者，爲二虵中人，即以刀急割瘡肉投地，其肉沸如火炙，須臾盡燋，而人得活也。此蛇七月、八月毒盛之時，不得嚙人，其毒不泄，乃以牙剌大竹木，即亦燋枯。

太平廣記：劉無名，成都人也。志希延生，謂古方草木之藥，但愈疾得效，見火輒爲灰燼，自不能固，豈有延生之力哉？乃入霧中山，嘗遇人教服雄黃，凡三十餘年。一旦，有二人赤巾朱服，徑詣其室。劉問：何人？對曰：我泰山直事，追攝子耳。不知子以何術？我已三日，冥期迫促而無計近子，將欲陰符譴責，以稽延獲罪，故見形相問。劉曰：余無他術，但冥心至道，不視聲利，靜處幽山，志希度世而已。二使曰：子之黃光照灼於頂，迨高數尺，得非雄黃之功乎？今子三尸已去，而積功未著，大限既盡，將及死期，豈可苟免？劉聞其語，心魂憂迫，不知所爲。二使謂之曰：岷峨青城，神仙之府，可以求真師，訪尋要道。我聞鉛汞朱髓，可致沖天，此非高真上仙，須得修煉之旨。復入青城北崖之下，見一洞，行數里，忽覺平博，殆非人世，遇神仙居其間，云青城劉真人。劉祈叩再三，具述所值鬼使追攝之由，願示要道，以拔沉淪，賜度生死之苦。真人指一巖室，使栖止其中。復令齋心七日，乃視其陽爐陰鼎，柔金煉化水玉之方，伏汞煉鉛成朱髓之訣。狐剛子、陰長生皆得此道，亦名金液九丹之經。丹分三品，以鉛爲君，以汞爲臣，八石爲使，黃牙爲田，君臣相得，運火功全。七日爲輕冰，二七日變紫鋒，三七日五彩具，內赤上黃，狀如窻塵。復運火二年，日周六百，再經四時，重履長至。初則十月離胞胎，已成初品，即能乾汞成銀，丸而服之，可以祛疫。二年之外，服者延年益筭，白髮反黑。三年之後，服之刀圭，散居名山，周遊四海，爲初品地仙。服之半劑，變化萬端，坐在立亡，駕馭飛龍，白日昇天。大都此藥經十六節已爲中品，便能使人長生。藥成之日，五金、八石、黃牙諸物，與君臣二藥，不相雜亂。千日功畢，名上品還丹，謹而藏之，勿示非人。世有其人，視形氣功行合道，依而儔之。劉受丹訣，還霧中山，築室修煉，三年乃成。開成二年猶駐於蜀，自述無名傳，以示後人。入青城山去，不知所終矣。

太上八帝玄變經：小丹法，用雄黃、栢子，拘魂制魄方。栢子細篩去滓，松脂十斤，以和栢子、雄黃各二斤，色如赤李，合藥臼中復搗，如蒸藥一日。如餌，正坐北向，平旦頓服五丸，百日之後，與神人交見。

明皇雜錄：有黃門奉使交廣迴，周顧謂曰：此人腹中有蛟龍。上驚問黃門曰：卿有疾否？曰：臣馳馬大庾嶺，時當大熱，困且渴，遂飲水，覺腹中堅痞如石。周遂以消石及雄黃煮服之，立吐一物，長數寸，大如指，視之鱗甲具，投之水中，俄頃長數尺，復以苦酒沃之如故，以器覆之，明日已生一龍矣。上甚訝之。

唐書：甄立言究習方書，仕唐爲太常丞，有道人心腹滿煩，彌二歲，立言診曰：腹有蟲，誤食髮而然。令餌雄黃一劑，少選，吐一蛇，如人小指，惟無目，燒之有髮氣，乃愈。

寶藏論：雄黃，若以草藥伏住者，熟鍊成汁，胎色不移。若將制諸藥成汁并添得者，上可服食，中可點銅成金，下可變銀成金。

丹房鏡源：雄黃千年化爲黃金。

衍義曰：雄黃非金苗，今有金窟處無雄黃。金條中言，“金之所生處處皆有”，雄黃豈處處皆得也？別法，治蛇咬，焚之燻蛇遠去。又武都者，鑴磨成物形，終不免其臭。唐甄立言仕爲太常丞，有道人病心腹懣煩，彌二歲。診曰：腹有蟲，誤食髮而然。令餌雄黃一劑，少選，吐一蛇，如拇指，無目，燒之有髮氣，乃愈。此殺毒蟲之驗也。

雄黄、雌黄皆是砷礦。雄黄 realgar 爲二硫化二砷 As_2S_2，礦石多呈橘紅色；雌黄 orpiment 爲三硫化二砷 As_2S_3，礦石多呈檸檬黄色。雄黄常與雌黄共生，即陶弘景所言雄黄夾有雌黄者，最初或許是因爲顏色的差異，而被分别命名爲"雄"與"雌"。至於説雄黄生山之陽而名"雄"，雌黄生山之陰而名"雌"，如《名醫别録》言"（雌黄）與雄黄同山，生其陰"，則是傳聞之訛。

不僅雄黄、雌黄共生，砷礦還與輝銻礦、辰砂礦共生。因爲雄黄與丹砂顏色相近，又存在共生關係，早期認識不足，乃有混淆現象。《吴普本草》解釋雄黄的得名説："山陰有丹，雄黄生山之陽，故曰雄，是丹之雄，所以名雄黄也。"一部早期道經《洞神八帝玄變經》在討論"真丹砂"時也説："此藥出雄黄中，然與雄黄少異。其形色黄明潤澤，勝於雄黄，不甚有熏黄之氣，然猶是雄黄之類。"陶弘景在《本草經集注》中專門提到這種混淆情况，丹砂條説："俗醫皆别取武都、仇池雄黄夾雌黄者名爲丹砂，方家亦往往俱用，此爲謬矣。"雄黄條説："始以齊初涼州互市（即與北朝的邊境貿易），微有所得，將至都下，余最先見於使人陳典籤處，撿獲見十餘片，伊輩不識此是何等，見有夾雌黄，或謂是丹砂，示吾，吾乃示語，并又屬覓，於是漸漸而來。好者作雞冠色，不臭而堅實。若黯黑及虚軟者，不好也。"較之一般的煉丹家，陶弘景的礦物學知識確實稱得上專門。

雄黄、雌黄皆微有大蒜樣氣味，焚燒則氣味更濃，由於析出游離砷，可能會看到焚燒區域昆蟲死亡。《太平御覽》引《淮南萬畢術》說"夜燒雄黃，水蟲成列"，注釋謂"水蟲聞燒雄黃臭氣，皆趨火"，大約就是這個道理。因爲殺蟲，推而廣之則有辟蛇的傳說，《抱朴子內篇·登涉》云："昔圓丘多大蛇，又生好藥，黃帝將登焉，廣成子教之佩雄黃，而衆蛇皆去。今帶武都雄黃色如雞冠者五兩以上，以入山林草木，則不畏蛇。"因避蛇又進一步推衍，《本草經》乃說："殺精物惡鬼，邪氣，百蟲毒，勝五兵。"本書墨蓋子下引《明皇雜錄》以雄黃、消石治腹中蛟龍，引《新唐書》用雄黃治療已經變成小蛇的"髮蠱"，都是循此思路而來。所以雄黃是除朱砂以外，道士畫符的另一種重要顏料。《名醫別錄》又提到，雄黃服食能够"悅人面澤"，此則口服微量砷劑，皮膚變得紅潤光澤的現象。

　　《白蛇傳》中白娘子端午飲雄黃酒的傳說廣爲人知，這一習俗大約開始於明代，《金瓶梅》《警世通言》中皆有使用實例，從文獻來看，早期雄黃酒實際是以雄黃與菖蒲兩物調製，如《西遊記》中朱紫國王向唐僧講述自己受害經過，專門提到端陽時節，"飲菖蒲雄黃酒，看鬥龍舟"。《遵生八箋·四時調攝箋》云："五日午時，飲菖蒲雄黃酒，避除百疾而禁百蟲。"《清嘉錄》卷五也說："研雄黃末，屑蒲根，和酒以飲，謂之雄黃酒。又以餘酒染小兒額及手足心，隨灑牆壁間，以袪毒蟲。"後世漸漸省去菖蒲，單用水飛雄黃細末浸酒。

　　今天知道，雄黃中的砷毒性劇烈，飲用雄黃酒屬於陋習,早當革除。清人梁章鉅已經注意及此,《浪跡叢談》卷八有專條説此,録出備參:"吾鄉每過端午節,家家必飲雄黄燒酒,近始知其非宜也。《一斑録》云:雄黄能解蛇虺諸毒,而其性最烈,用以愈疾,多外治,若内服,只可分釐之少,更不可衝燒酒飲之。有表親錢某,於端午大飲雄黄燒酒,少時腹痛,如服砒信,家衆誤認爲痧,百計治之。有知者云:雄黄性烈,得燒酒而愈烈,飲又太多,是亦爲患也。急覓解法,而已無及矣。"

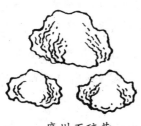

廣州石硫黄

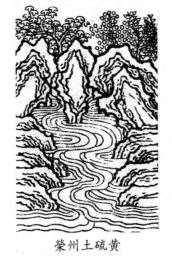

榮州土硫黄

石硫黄 味酸,温、大熱,有毒。主婦人陰蝕,疽痔,惡血,堅筋骨,除頭秃,療心腹積聚,邪氣冷癖在脅,欬逆上氣,脚冷疼弱無力,及鼻衄,惡瘡,下部䘌瘡,止血,殺疥蟲。能化金、銀、銅、鐵奇物。生東海牧羊山谷中,及太山、河西山,礬石液也。

陶隱居云:東海郡屬北徐州,而箕山亦有。今第一出扶南、林邑,色如鵝子初出殼,名崑崙黄;次出外國,從蜀中來,色深而煌煌。俗方用之療脚弱及痼冷甚良;仙經頗用之,所化奇物,並是黃白術及合丹法。此云礬石液,今南方則無礬石,恐不必爾。臣禹錫等謹案,吳氏云:硫黃一名石留黃。神農、黃帝、雷公:鹹,有毒。醫和、扁鵲:苦,無毒。或生易陽,或河西,或五色。黃是潘水石液也,燒令有紫焰者。八月、九月採。治婦人血結。藥性論云:石硫黃,君,有大毒。以黑錫煎湯解之,及食宿冷豬肉。味甘,太陽之精,鬼焰居焉,伏鍊數般皆傳於作者。能下氣,治脚弱,腰腎久冷,除冷風頑痺。又云:生用治疥癬,及療寒熱欬逆。鍊服主虛損,泄精。蕭炳云:硫黃,臣。日華子云:石亭脂、曾青爲使,畏細辛、飛廉、鐵。壯陽道,治疰癬冷氣,補筋骨勞損,風勞氣,止嗽上氣,及下部痔瘻,惡瘡疥癬,殺腹藏蟲,邪魅等。煎餘甘子汁,以禦其毒也。

圖經曰:石硫黃生東海牧羊山谷中,及泰山、河西山,礬石液也。今惟出南海諸蕃,嶺外州郡或有,而不甚佳。以色如鵝子初出殼者爲真,謂之崑崙黃。其赤色者名石亭脂,青色者號冬結石,半白半黑名神驚石,並不堪入藥。又有一種土硫黃,出廣南及榮州,溪澗水中流出,其味辛,性熱腥臭,主治疥瘡,殺蟲毒。又可煎鍊成汁,以模鑄作器,亦如鵝子黃色。謹按,古方書未有服餌硫黃者。本經所說功用,止於治瘡蝕,攻積聚冷氣,脚弱等,而近世遂火鍊治爲常服丸散。觀其製鍊服食之法,殊無本源,非若乳石之有論議節度,故服之其效雖緊,而其患更速,可不戒之。

347

【海藥:謹案,《廣州記》云:生崑崙日脚下,顆塊瑩净,無夾石者良。主風冷虛憊,腎冷,止氣,腿膝虛羸,長肌膚,益氣力,遺精,痔漏,老人風秘等。並宜燒煉服。仙方謂之黃砒砂,能壞五金,亦能造作金色,人能制伏歸本色,服而能除萬病。如有發動,宜以豬肉、鴨羹、餘甘子湯並解之。蜀中雅州亦出,光膩甚好,功力不及舶上來者。

雷公云：凡使,勿用青赤色及半白半青、半赤半黑者。自有黃色,內瑩淨似物命者貴也。凡用四兩,先以龍尾蒿自然汁一鎰,東流水三鎰,紫背天葵汁一鎰,粟遂子莖汁一鎰,四件合之,攪令勻,一坩堝用六一泥固濟底下,將硫黃碎之入於堝中,以前件藥汁旋旋添入,火煮之,汁盡爲度了,再以百部末十兩,柳蚛末二斤,一簇草二斤,細剉之,以東流水并藥等同煑硫黃二伏時,日滿,去諸藥,取出,用熟甘草湯洗了,入鉢中研二萬币方用。

聖惠方：治諸瘡弩肉如蛇出數寸：用硫黃一兩細研,於肉上薄塗之,即便縮。

外臺秘要：千金療小兒聤耳：硫黃末以粉耳中,日一夜一,差止。

肘後方：女子陰瘡,末硫黃傅之。

經驗方：大治元藏氣發,久冷腹痛虛瀉,應急大効,玉粉丹：生硫黃五兩,青鹽一兩,已上袞細研,以蒸餅爲丸如菉豆大,每服五丸,熱酒空心服,以食壓之。

梅師方：治陰生濕疱瘡：取石硫黃研如粉,傅瘡上,日三度。

博濟方：治陰陽二毒傷寒,黑龍丹：舶上硫黃一兩,以柳木搥研三兩日,巴豆一兩,和殼記箇數。用二升鐺子一口,先安硫黃鋪鐺底,次安巴豆,又以硫黃蓋之,釅醋半升已來澆之,盞子蓋合令緊密,更以濕紙周回固濟縫,勿令透氣,縫紙乾,更以醋濕

證類本草箋釋

348

之。文武火熬，常着人守之，候裏面巴豆作聲數已半爲度，急將鐺子離火，便入臼中急擣令細。再以米醋些子，并蒸餅些小，再擣，令冷，可丸如雞頭大。若是陰毒，用椒四十九粒、葱白二莖、水一盞，煎至六分，服一丸；陽毒，用豆豉四十九粒、葱白二莖、水一盞同煎，吞一丸，不得嚼破。

孫尚藥：治氣虛傷冷，暴作水瀉，日夜三二十行，腹痛不止，夏月路行備急朝真丹：硫黃二兩，牛角研令極細，枯白礬半兩，同細研勻水浸，蒸餅去水脉了，和丸如梧桐子大，朱砂爲衣。每服十五丸至二十丸，米飲、鹽湯下。

玉㕔方：王方平通靈玉①粉散，治腰膝，暖水藏，益顏色，其功不可具載：硫黃半斤，桑柴灰五斗，淋取汁，煮三伏時，以鐵匙抄於火上，試之，伏火即止。候乾，以大火煅之。如未伏更煮，以伏爲度。煅了，研爲散。穿地坑一尺二寸，投水於中，待水清，取水和硫黃，水不得多，於坩堝中煎熬令如膏。及用鐵錢一面，不著火上，以細砂隔紙，慢抄出硫黃於紙上滴之，自然如玉色，光彩射人，此號爲玉粉散。細研，要丸以飯丸如麻子大，空心，每日鹽湯下十丸，散服亦鹽湯調兩字，極有効驗。余鄉人王昭遂合服之，年九十，顏貌如童，夜視細字，力倍常人。

太清服鍊靈砂法：石硫黃本出波斯國，南明之境，禀純陽火石之精氣而結成，質性通流，含其猛毒，藥品之中，號爲將軍。功能破邪歸正，返滯還清，挺立陽精，消陰化魄。

丹房鏡源：石硫黃，可乾汞，訣曰：此硫黃見五金而黑，得

---

① 玉：底本作“王”，據後文“玉粉散”改，《普濟方》《本草綱目》皆引作“玉”。

水銀而赤。又曰黃牙。

青霞子：硫黃散癖。

衍義曰：石硫黃，今人用治下元虛冷，元氣將絕，久患寒泄，脾胃虛弱，垂命欲盡，服之無不效。中病當便已，不可盡劑。世人蓋知用而爲福，不知用久爲禍。此物損益兼行，若俱棄而不用，當倉卒之間，又可闕乎？或更以法製拒火而又常服者，是亦弗思也。在本經則不言如此服食，但專治婦人。不知者，往往更以酒服，其可得乎？或臟中久冷，服之先利。如病勢危急，可加丸數服，少則不効，仍加附子、乾薑、桂。

〔**箋釋**〕

石硫黃係天然硫磺礦石，早期文獻皆寫作"石流黃"，《證類本草》則改寫爲"硫"。《本草經集注》有名無用類別有石流青與石流赤二物，見《證類本草》卷三十，尚作"流"。從名稱來看，石流（硫）黃、石流青、石流赤似乎也是由五行得名，甚至可能還有"石流白""石流黑"，如《雷公炮炙論》提到："凡使，勿用青赤色及半白半青、半赤半黑者。"這或許就是所謂的"石流白""石流黑"。但既然"陶弘景不識，今醫博識人亦不識"，自然也就無從推考了。《本草綱目》將石硫赤、石硫青安排在金石部卷十一石硫黃之後，並分別解釋說："此即硫黃之多赤者，名石亭脂。""此硫黃之多青色者。"未免強作解人。王嘉陰認爲含硒的硫帶赤色，即是石流赤，且聊備一説。

硫磺爲煉丹家所需，故《本草經》説"能化金、銀、銅、鐵奇物"，但如蘇頌所注意到的："謹按，古方書未有服餌硫黄者。本經所説功用,止於治瘡蝕,攻積聚冷氣、脚弱等,而近世遂火鍊治爲常服丸散。觀其製鍊服食之法,殊無本源。"蘇頌的意見十分正確,服食硫磺的習慣的確開始於唐代。李肇《唐國史補》卷中云:"韋山甫以石流黄濟人嗜欲,故其術大行,多有暴風死者。"《舊唐書‧裴潾傳》稱"憲宗(806-820在位)季年鋭於服餌,詔天下搜訪奇士",裴潾上疏諫曰:"伏見自去年已來,諸處頻薦藥術之士,有韋山甫、柳泌等,或更相稱引,迄今狂謬,薦送漸多。"因此知士大夫服硫磺的習慣開始於元和年間,而其危害可舉詩歌爲證。張祜《硫黃》詩:"一粒硫黃入貴門,寢堂深處問玄言。時人盡説韋山甫,昨日餘干吊子孫。"韓愈也是受害者,白居易《思舊》詩有句:"退之服硫磺,一病訖不痊。"針對硫磺的毒性,晚唐《藥性論》乃説:"石硫黄,有大毒,以黑錫煎湯解之。"黑錫(鉛)是否能解毒不得而知,《太平惠民和劑局方》黑錫丹用硫磺補陽,配以黑錫,應該就是受此説的影響。

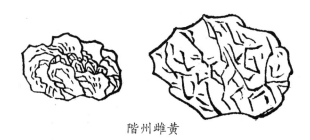

階州雌黄

雌黄 味辛、甘,平、大寒,有毒。主惡瘡,頭秃,痂疥，殺毒蟲、蝨、身癢，邪氣，諸毒，蝕鼻中息肉，下部䘌瘡，身面白駮，散皮膚死肌，及恍惚邪氣，殺蜂蛇毒。鍊之，久服輕身，增年，不老，令人腦滿。生武都山谷，與雄黃同山，生其陰，山有金，金精熏則生雌黃。採無時。

陶隱居云：今雌黃出武都仇池者，謂爲武都仇池黃，色小赤。扶南、林邑者，謂崑崙黃，色如金而似雲母甲錯，畫家所重。依此言，既有雌雄之名，又同山之陰陽，於合藥便當以武都爲勝，用之既稀，又賤於崑崙者。仙經無單服法，惟以合丹砂、雄黃共飛鍊爲丹爾。金精是雌黃，銅精是空青，而服空青反勝於雌黃，其義難了。臣禹錫等謹按，藥性論云：雌黃，君，不入湯服。

圖經曰：雌黃生武都山谷，與雄黃同山，其陰止有金之精熏則生雌黃①，今出階州，以其色如金，又似雲母甲錯可析者爲佳，其夾石及黑如鐵色者不可用。或云一塊重四兩者，析之可得千重，此尤奇好也。採無時。

【雷公云：凡使，勿悮用夾石黃、黑黃、珀熟等。雌黃一塊重四兩，按《乾寧記》云：指開拆得千重，軟如爛金者上。凡修事，勿令婦人、雞、犬、新犯淫人、有患人、不男人、非形人、曾是刑獄地臭穢，已上並忌。若犯觸者，雌黃黑如鐵，不堪用也，及損人壽。凡修事四兩，用天碧枝、和陽草、粟遂子草各五兩，三件乾，濕加一倍，用甆堝子中煑三伏時了，其色如金汁，一垛在堝底下，用東流水猛投於中，如此淘三度了，去水取出拭乾，却於臼中搗

---

① 其陰止有金之精熏則生雌黃：此句當據《名醫別錄》作"生其陰，山有金，金精熏則生雌黃"。

篩過,研如塵,可用之。

聖惠方:治烏癩瘡,殺蟲:用雌黃研如粉,以醋幷雞子黃打令勻,塗於瘡上,乾即更塗。　**又方**:治婦人久冷,血氣攻心,疼痛不止:以葉子黃二兩,細研,醋一升,煎似稠糊,丸如小豆大。每服無時,醋湯下五丸。　**又方**:治久心痛,時發不定,多吐清水,不下飲食:以雌黃二兩,好醋二升,慢火煎成膏,用乾蒸餅丸如梧桐子大。每服七丸,薑湯下。

百一方:治小腹滿,不得小便:細末雌黃,蜜丸如棗核大,內一丸溺孔中,令入半寸許,以竹管注陰令緊,嗍氣通之。

經驗方:縮小便:以顆塊雌黃一兩半,研如粉,乾薑半兩切碎,入鹽四大錢同炒,令乾薑色黃,同爲末,乾蒸餅入水爲丸如菉豆大。每服十丸至二十丸,空心鹽湯下。

斗門方:治肺勞咳嗽:以雌黃一兩,入瓦合內,不固濟,坐合子於地上,用灰培之,周匝令實,可厚二寸。以炭一斤簇定,頂以火煅之,三分去一,退火待冷,出,研如麵,用蟾酥爲丸如粟大。每日空心杏人湯下三丸,差。

勝金方:治久嗽,暴嗽,勞嗽,金粟丸:葉子雌①一兩研細,用紙筋泥固濟,小合子一箇令乾,勿令泥厚。將藥入合子內,水調赤石脂封合子口,更以泥封之,候乾,坐合子於地上,上面以未入窰瓦坯子彈子大,擁合子,令作一尖子,上用炭十斤簇定,頂上著火一熨斗籠起,令火從上漸熾,候火消三分去一,看瓦杯通赤則去火,候冷,開合子取藥,當如鏡面,光明紅色。入乳鉢內細

353

---

① 雌:按文意當是"雌黃"。

研,湯浸蒸餅心爲丸如粟米大。每服三丸、五丸,甘草水服。服後睡良久,妙。

寶藏論：雌黄伏住火,胎色不移,鞴鎔成汁者,點銀成金,點銅成銀。

丹房鏡源：黄,背陰者雌也,純柔者亦可乾汞①。舶上噀血者上,湖南者次。青者本性,葉子上者可轉硫黄,伏粉霜,記之不可悮使。

青霞子云：雌黄,辟邪去惡。

衍義曰：雌黄入藥最稀,服石者宜審諦。治外功多,方士點化術多用,亦未聞終始如何。畫工用之。

〔箋釋〕

煉丹的主要原料五金、八石、三黄,八石,説者各異,三黄指硫黄、雄黄、雌黄則没有争議。《寶藏論》説"點銀成金,點銅成銀",乃是指煉化砷銅合金類的黄白術,當含砷量低於 10% 時呈金黄色,爲"藥金",超過 10% 則呈銀白色,爲"藥銀"。

除了煉丹用,雌黄還是古代重要的文具,用來修改塗乙,類似於今天的塗改液。《齊民要術》卷三雜説有"雌黄治書法",其略云："先於青硬石上,水磨雌黄令熟;曝乾,更於瓷椀中研令極熟。曝乾,又於瓷椀中研令極熟。乃融好膠清,和於鐵杵臼中,熟搗。丸如墨丸,陰乾。以水研而治書,永不剥落。"若於椀中和用之者,膠清雖多,久亦剥落。

---

① 汞:底本作"录",據文意改。

凡雌黄治書,待潢訖治者佳;先治,入潢則動。《夢溪筆談》卷一專門說到使用雌黄塗改的效果:"館閣新書净本有誤書處,以雌黄塗之。嘗校改字之法,刮洗則傷紙,紙貼之又易脱,粉塗則字不没,塗數遍方能漫滅。唯雌黄一漫則滅,仍久而不脱。古人謂之'鉛黄',蓋用之有素矣。"

因爲雌黄用來修改校訂,所以評論他人的文章,也稱爲"雌黄"。《類説》卷四十七云:"古人寫書皆用黄紙,以蘗染之,所以辟蠹,故曰黄卷。有誤字,以雌黄滅之,爲其與紙色相類故。可否人文章,謂之雌黄。"

關於雌黄,更有名的用例是"信口雌黄",《文選》卷五十五《廣絶交論》"雌黄出其唇吻,朱紫由其月旦"句,李善注引《晉陽秋》云:"王衍字夷甫,能言,於意有不安者,輒更易之,時號口中雌黄。"這本來是形容王衍才思便給,後世轉義爲罔顧事實,隨口亂説。《訂訛雜録》辨正説:"王衍善談論,錯舉經籍,輒隨口改易,聽者不覺,故謂之口中雌黄,以其改易字句,如口中塗滅更定,非以其譏議也。"

食鹽　味鹹,温,無毒。主殺鬼蠱邪疰毒氣,下部蠶瘡,傷寒寒熱,吐胸中痰癖,止心腹卒痛,堅肌骨。多食傷肺,喜欬。

陶隱居云:五味之中,惟此不可闕。有東海、北海鹽及河東鹽池,梁、益鹽井,交、廣有南海鹽,西羌有山鹽,胡中有樹鹽,而色類不同,以河東者爲勝。東海鹽、官鹽白,草粒細。北海鹽黄,草粒麁。以作魚鮓及鹹葅,乃言北勝,而藏繭必用鹽官者。蜀中

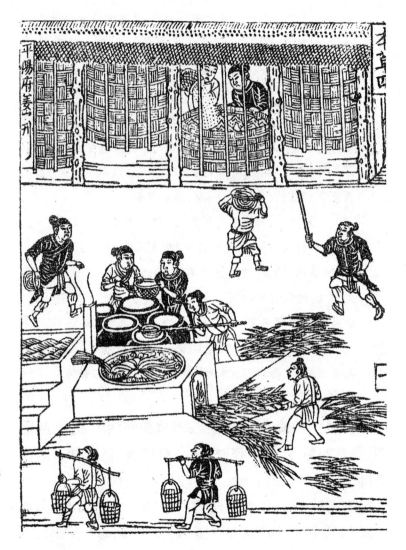

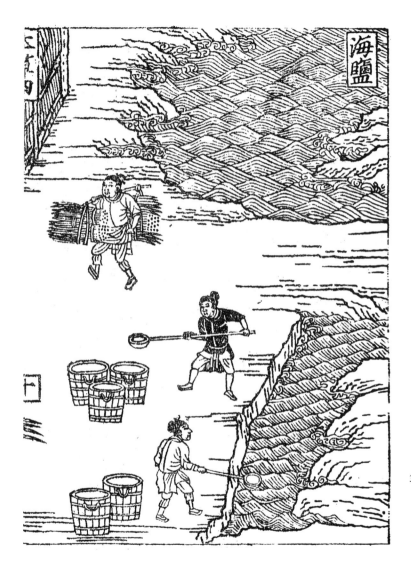

海鹽

卷第四　玉石部中品總八十七種

357

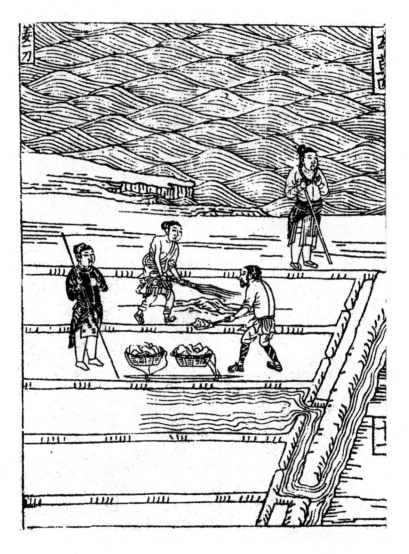

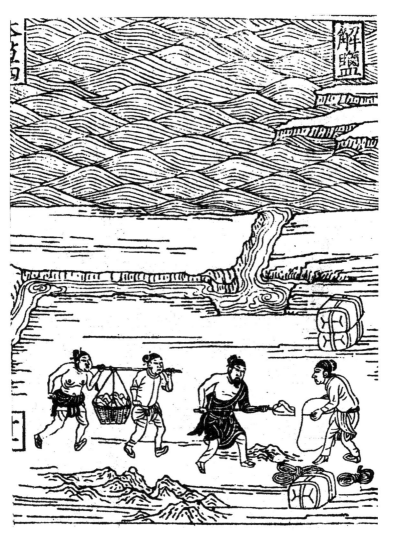

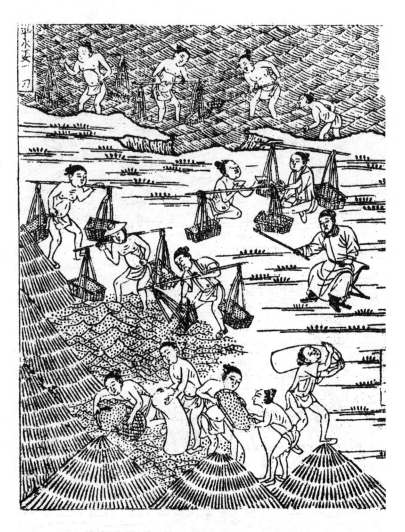

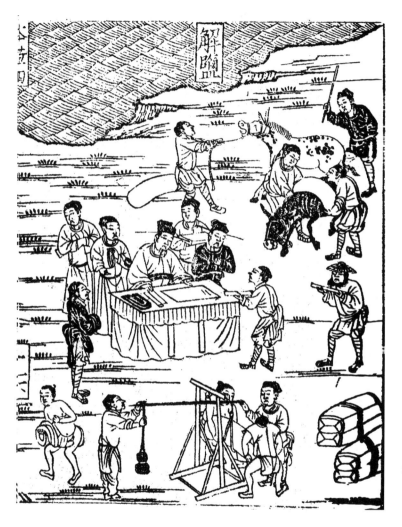

鹽小淡,廣州鹽鹹苦,不知其爲療體復有優劣否？西方、北方人,食不耐鹹,而多壽少病,好顏色;東方、南方人,食絕欲鹹,而少壽多病,便是損人,則傷肺之效矣。然以浸魚肉則能經久不敗,以沾布帛則易致朽爛,所施處各有所宜也。今注:唐本元在米部,今移。臣禹錫等謹按,蜀本云:多食令人失色膚黑損筋力也。藥性論云:鹽,有小毒。能殺一切毒氣,鬼疰氣。主心痛中惡,或連腰臍者。鹽如雞子大,青布裹燒赤,内酒中頓服,當吐惡物。主小兒卒不尿,安鹽於臍中灸之。面上五色瘡,鹽湯綿浸搨瘡上,日五六度易,差。又和槐白皮切蒸,治脚氣。又空心揩齒,少時吐水中洗眼,夜見小字,良。治婦人隱處疼痛者,鹽青布裹熨之。主鬼疰,尸疰,下部䘌瘡,炒鹽布裹坐熨之,兼主火灼瘡。陳藏器云:按,鹽本功外,除風邪,吐下惡物,殺蟲,明目,去皮膚風毒,調和腑藏,消宿物,令人壯健。人卒小便不通,炒鹽内臍中即下。陶公以爲損人,斯言不當。且五味之中,以鹽爲主,四海之内,何處無之,惟西南諸夷稍少,人皆燒竹及木鹽當之。日華子云:暖水藏,及霍亂,心痛,金瘡,明目,止風淚,邪氣,一切蟲傷瘡腫,消食,滋五味,長肉,補皮膚,通大小便。小兒疝氣并内腎氣,以葛袋盛於户口懸之,父母用手撚抖盡,即疾當愈。

　　圖經曰:食鹽,舊不著所出州郡,陶隱居云"有東海、北海鹽,及河東鹽池,梁、益有鹽井,交、廣有南海鹽,西羌有山鹽,胡中有木鹽,而色類不同,以河東者爲勝"。河東鹽,今解州、安邑兩池所種鹽最爲精好是也。又有并州兩監末鹽,乃刮鹹音減。煎鍊,不甚佳,其鹹蓋下品所著鹵鹹,生河東鹽池者,謂此也。下品又有大鹽,生邯鄲及河東池澤,蘇恭云"大鹽即河東印鹽,人之常食者,形麄於末鹽",乃似今解鹽也。解人取鹽,於池傍耕地,沃以池水,每鹽南風急,則宿昔成鹽滿畦,彼人謂之種鹽。東海、北海、南海鹽者,今滄、密、楚、秀、溫、台、明、泉、福、廣、瓊、化諸州官場煑海水作之,以給民食者,又謂之澤鹽,醫方所謂海鹽是也。其煮鹽之器,漢謂之牢盆,今或鼓鐵爲之,或編竹爲之,上下周以蜃灰,廣丈深尺,平底,實於竈,皆謂之鹽盤。《南越志》所謂"織篾爲鼎,和以牡蠣"是也。然後於海濱掘地爲坑,上布竹木,覆以蓬茅,又積沙於其上。每潮汐衝沙,鹵鹹淋於坑中。水退則以火炬照之,鹵氣衝火皆滅,因取海鹵注盤中煎之,頃刻而就。《管子》曰齊有渠展之鹽,伐菹薪煮海水征積之,十月始生,至于正月成三萬是也。菹薪謂以茅菹然火也。梁、益鹽井者,今歸州及西川諸郡皆有鹽井,汲其水以煎作鹽,如煑海之法,但以食彼方之民耳。西羌山鹽、胡中木鹽者,即下條云光明鹽,生鹽州。下品有戎鹽,"生胡鹽山及西羌北地酒泉福禄城東南角,北海青,南海赤"者是也。然羌胡之鹽種類自多。陶注又云"虜中鹽有九種,白鹽、食鹽,常食者,黑鹽、柔鹽、赤鹽、駁鹽、臭鹽、馬齒鹽之類"[①],今人不能徧識。醫家治眼及補下藥多用青鹽,疑此即戎鹽。而本經云"北海青,南海赤",今青鹽從西羌來者,形塊方稜,明瑩而青黑色,最奇。北胡來者,作大塊而不光瑩,又多孔竅若蜂窠狀,色亦淺於西鹽,彼人謂之鹽枕,入藥差劣。北胡

---

① 陶注又云虜中鹽有九種……馬齒鹽之類:據戎鹽條陶弘景注:"虜中鹽乃有九種:白鹽、食鹽,常食者;黑鹽,主腹脹氣滿;胡鹽,主耳聾目痛;柔鹽,主馬脊瘡;又有赤鹽、駁鹽、臭鹽、馬齒鹽四種,並不入食。"《本草圖經》引文脱漏胡鹽,且"常食者"三字按引文理解乃統攝黑鹽、柔鹽以下數種,與陶弘景以白鹽、食鹽爲常食者不同。

又有一種鹽，作片屑如碎白石，彼人亦謂之青鹽，緘封於匣中，與鹽枕並作禮贄，不知是何色類。又階州出一種石鹽，生山石中，不由煎煉，自然成鹽，色甚明瑩，彼人甚貴之，云即光明鹽也。醫方所不用，故不能盡分別也。又通、泰、海州並有停户刮鹹煎鹽輸官，如并州末鹽之類，以供給江湖，極爲饒衍，其味乃優於并州末鹽也。濱州亦有人户煎煉草土鹽，其色最麄黑，不堪入藥，但可㪿馬耳。又下有緑鹽條云："以光明鹽、硇砂、赤銅屑釀之爲塊，緑色，真者出焉耆國，水中石下取之，狀若扁青、空青。"今不聞識此者，醫方亦不用。唐柳柳州纂救三死治霍亂鹽湯方云：元和十一年十月得乾霍亂，上不可吐，下不可利，出冷汗三大斗許，氣即絕。河南房偉傳此湯，入口即吐，絕氣復通。其法：用鹽一大匙，熬令黄，童子小便一升，二物温和服之，少頃吐下即愈。劉禹錫《傳信方》著崔中丞錬鹽黑丸方：鹽一升擣末，内麄甖瓶中，實築，泥頭訖，初以煻火燒，漸漸加炭火，勿令瓶破，候赤徹，鹽如水汁，即去火，其鹽冷即凝，破瓶取之。豉一升熬焦，桃人一大兩和麸熬令熟，巴豆二大兩，去心膜，紙中熬令油出，須生熟得所，熟即少力，生又損人。四物各用研擣成熟藥，秤量蜜和丸如梧子，每服三丸，皆平旦時服。天行時氣，豉汁及茶下並得，服後多喫茶汁行藥力；心痛，酒下，入口便止；血痢，飲下，初變水痢，後便止；鬼瘧，茶飲下；骨熱，白蜜湯下。忌冷漿水。合藥久則丸稍加令大。凡服藥後吐痢，勿怪。服藥一日，忌口兩日，吐痢若多，即煎黄連汁服止之。平旦服藥，至小食時已來不吐痢者，或遇殺藥人，即便服一兩丸投之。其藥冬中合，臘月尤佳，甖合子中盛貯，以臘紙封之，勿令洩氣。清河崔能云：合得一劑，可救百人。

天行時氣,卒急覓諸藥不得,又恐過時,或道途或在村落,無諸藥可求,但將此藥一刀圭,即敵大黃、朴消數兩,曾試有效。宜行於閭里間及所使輩。若小兒、女子不可服多,被攪作耳。唐方又有藥鹽法,出於張文仲,唐之大夫多作之。

【食療:蠼螋尿瘡:鹽三升,水一斗,煮取六升,以綿浸湯,淹瘡上。又,治一切氣及腳氣:取鹽三升,蒸,候熱,分裹近壁,腳踏之,令腳心熱。又,和槐白皮蒸用,亦治腳氣。夜夜與之,良。又,以皂莢兩梃,鹽半兩,同燒令通赤,細研,夜夜用揩齒,一月後有動者齒及血䘌齒,並差,其齒牢固。

聖惠方:治小兒臍風濕:以鹽二兩,豉二合,相和爛搗,捏作餅子如錢大,安新瓦上炙令熱,以熨臍上,差。亦用黃檗末傅之。 又方:治肝風虛,轉筋入腹:以鹽半斤,水煮少時,熱漬之佳。

外臺秘要:治胸心痰飲,傷寒熱病,瘴瘧須吐者:以鹽末一大匙,以水或煖湯送下,須臾則吐。吐不快,明旦更服,甚良。
又方:治天行後兩脇脹滿,小便澀:熬鹽熨臍下。 又方:主風,身體如蟲行:鹽一斗,水一石,煎減半,澄清溫洗三五度,治一切風。

千金方:治齒齗宣露:每旦捻鹽內口中,以熱水含漱齒百徧,不過五日齒即牢密。 又方:主逆生:以鹽塗兒足底,又可急搔爪之。

千金翼:治諸瘡癬初生,或始痛時,以單方救不較:嚼鹽塗之,妙。

肘後方：治中風，但腹中切痛：以鹽半斤，熬令水盡，著口中，飲熱湯二升，得吐愈。　**又方**：齒疼，斷間出血，極驗。以鹽末每夜厚封齒斷上，有汁瀝盡乃臥，其汁出時，仍叩齒勿住。不過十夜，疼血止，更久尤佳。長慎猪肉、油菜等。　**又方**：卒得風，覺耳中恍恍者：急取鹽五升，甑蒸使熱，以耳枕之，冷復易。**又方**：治耳卒疼痛：以鹽蒸熨之。　**又方**：手足忽生疣目：以鹽傅疣上，令牛舐之，不過三度。　**又方**：治金瘡中風：煎鹽令熱，以匙抄瀝，取水熱瀉瘡上，冷更著，一日許勿住，取差，大效。**又方**：治赤白久下，穀道疼痛不可忍：宜服溫湯，熬鹽熨之。又，炙枳實熨之妙。

經驗方：治蚯蚓咬：濃作鹽湯，浸身數徧，差。浙西軍將張韶爲此蟲所咬，其形如大風，眉鬚皆落，每夕蚯蚓鳴於體，有僧教以此方，愈。

梅師方：治心腹脹堅，痛悶不安，雖未吐下欲死：以鹽五合，水一升，煎令消，頓服。自吐下，食出即定，不吐更服。　**又方**：治金中經脉傷皮及諸大脉，血出多，心血冷則殺人：宜炒鹽三撮，酒調服之。　**又方**：治蜈蚣咬人痛不止：嚼鹽沃上及以鹽湯浸瘡，極妙。其蜈蚣有赤足者螫人，黃足者痛甚。　**又方**：治熱病，下部有䘌蟲生瘡：熬鹽綿裹熨之，不過三度差。

孫真人食忌：主眯眼者：以少鹽并豉，置水視之，立出。**又方**：主卒喉中生肉：以綿裹筯頭柱鹽揩，日六七度易。　**又方**：主卒中尸遁，其狀腹脹氣急衝心或塊起，或牽腰脊者是：服鹽湯取吐。

食醫心鏡：鹽，主殺鬼蠱氣，下部䘌瘡，傷寒寒熱，吐胸中痰癖，止心腹卒痛，堅肌骨。黃帝云：食甜瓜竟，食鹽成霍亂。又主大小腸不通。取鹽和苦酒，傅臍中，乾即易。

廣利方：治氣淋，臍下切痛：以鹽和醋調下。

集驗方：主毒箭：以鹽貼瘡上，灸鹽三十壯，差。

范汪方：主轉筋：以鹽一升、水一升半作湯，洗漬之。

又方：主目中淚出不得開即刺痛方：以鹽如大豆許，內目中，習習，去鹽，以冷水數洗目，差。

産寶方：治姙娠心腹痛，不可忍：以一斤鹽，燒令赤，以三指取一撮酒服，差。

子母秘録：小兒撮口：鹽、豉臍上灸之。

後魏李孝伯傳：鹽九種，各有所宜。白鹽主上所自食，黑鹽治腹脹氣滿，末之，以酒服六銖。

素問：鹹傷血，發渴之證。

丹房鏡源：鹽消作汁，拒火之力。

衍義曰：食鹽，《素問》曰“鹹走血”，故東方食魚鹽之人多黑色，走血之驗，故可知矣。病嗽及水者，宜全禁之。北狄用以淹尸，取其不壞也，至今如此。若中蚑蚓毒，當以鹽洗沃，亦宜湯化飲汁。其燒剥金銀，鎔汁作藥，仍須解州池鹽爲佳。齒縫中多出血，常以鹽湯嗽即已，益齒走血之驗也。

367

〔箋釋〕

　　《本草經》已有戎鹽、大鹽、鹵鹹，皆是鹽鹵之類，不知爲何，《名醫別録》又爲“鹽”單獨開列了一個條目。或許與《本草經》朴消、消石外《別錄》新增芒消,《本草經》牡桂、菌桂外《別錄》新增桂一樣,都是魏晉名醫不滿意於《本草經》的叙述而另起爐灶者。

新增的"鹽"條在《本草經集注》中的原貌不得而知,《新修本草》將之安置在米部下品,至《開寶本草》乃將其移到玉石部中品,並改名爲"食鹽"。《證類本草》因循無變化,《本草綱目》則將"大鹽"合併入"食鹽"條。

墨蓋子下引"後魏李孝伯傳"云云,此出自《魏書》卷五十三《李孝伯傳》,拓跋燾遣李孝伯送氈一領、鹽九種給劉義恭、劉駿,李孝伯説:"凡此諸鹽,各有所宜。白鹽、食鹽,主上自食;黑鹽治腹脹氣滿,末之六銖,以酒而服;胡鹽治目痛;戎鹽治諸瘡;赤鹽、駁鹽、臭鹽、馬齒鹽四種,並非食鹽。"戎鹽條陶弘景注"虜中鹽乃有九種"云云,即本於此。

食鹽根據來源和提取製作方法可以分海鹽、湖鹽、井鹽、巖鹽諸類,其成分都是氯化鈉 NaCl。大鹽即是颗鹽,《新修本草》説:"大鹽,即河東印鹽也,人之常食者是。形颗於末鹽,故以大別之。"《天工開物》解釋説:"凡引水種鹽,春間即爲之,久則水成赤色。待夏秋之交,南風大起,則一宵結成,名曰顆鹽,即古志所謂大鹽也。以海水煎者細碎,而此成粒顆,故得大名。"《新修本草》又新增光明鹽:"生鹽州五原鹽池下。鑿取之,大者如升,皆正方光徹。一名石鹽。"《本草圖經》説:"階州出一種石鹽,生山石中,不由煎煉,自然成鹽,色甚明瑩,彼人甚貴之,云即光明鹽也。"這是結晶完好的透明鹽磚,成分也是氯化鈉。

《本草衍義》説"北狄用以淹尸,取其不壞",《舊五代史·契丹傳》云:"(耶律德光卒,)契丹人破其尸,摘去腸胃,以鹽沃之,載而北去,漢人目之爲帝羓焉。"《虜庭事實》記北人喪葬之禮亦云:"惟契丹一種,特有異焉。其富貴之家,人有亡者,以刃破腹,取其腸胃滌之,實以香藥鹽礬,五彩縫之;又以尖葦筒刺於皮膚,瀝其膏血,且盡,用金銀爲面具,銅絲絡其手足。耶律德光之死,蓋用此法。時人目爲帝羓,信有之也。"

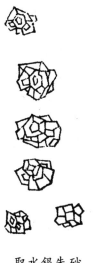

取水銀朱砂

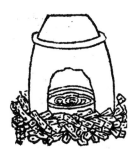

煆水銀鑪

水銀　味辛,寒,有毒。主疥瘻,痂音加。瘍音羊。白禿,殺皮膚中蝨,墮胎,除熱。以傅男子陰,陰消無氣。

殺金、銀、銅、錫毒，鎔化還復爲丹。久服神仙不死。一
名汞。生符陵平土，出於丹砂。畏磁石。

　　陶隱居云：今水銀有生熟。此云生符陵平土者，是出朱砂腹
中，亦別出沙地，皆青白色，最勝。出於丹砂者，是今燒麄末朱砂
所得，色小白濁，不及生者。甚能消化金銀使成泥，人以鍍物是
也。還復爲丹，事出仙經。酒和日暴，服之長生。燒時飛著釜上
灰，名汞粉，俗呼爲水銀灰，最能去蟲。唐本注云：水銀出於朱
砂，皆因熱氣，未聞朱砂腹中自出之者。火燒飛取，人皆解法。
南人蒸取之，得水銀雖少，而朱砂不損，但色少變黑爾。今按，陳
藏器《本草》云：水銀，本功外，利水道，去熱毒。入耳能食腦至
盡，入肉令百節攣縮，到陰絕陽。人患瘡疥，多以水銀塗之，性滑
重，直入肉，宜慎之。昔北齊徐王療攣躄病，以金物火炙熨之。
水銀得金當出蝕金，候金色白者是也。如此數度，並差也。臣禹
錫等謹按，廣雅云：水銀謂之澒，紅董切。藥性論云：水銀，君，殺
金銅毒，妊女也，有大毒。朱砂中液也。此還丹之元母，神仙不
死之藥。伏鍊五金爲泥，生能墮胎。主療痂疥等，緣殺蟲。日華
子云：水銀，無毒。治天行熱疾，催生，下死胎，治惡瘡，除風，安
神鎮心。鍍金燒粉人多患風，或大段使作，須飲酒，并肥猪肉及
服鐵漿，可禦其毒。

　　圖經曰：水銀生符陵平土，今出秦州、商州、道州、邵武軍，
而秦州乃來自西羌界。經云"出於丹砂"者，乃是山石中採麄次
朱砂，作鑪，置砂於中，下承以水，上覆以盎，器外加火煅養，則煙
飛於上，水銀溜於下，其色小白濁。陶隱居云"符陵平土者，是
出朱砂腹中，亦別出沙地，皆青白色"，今不聞有此。至於西羌

來者,彼人亦云如此燒煅。但其山中所生極多,至於一山自拆裂,人採得砂石,皆大塊如升斗,碎之乃可燒煅,故西來水銀極多於南方者。謹案,《廣雅》"水銀謂之澒",丹竈家乃名汞,蓋字亦通用耳。其鑪蓋上灰亦名澒粉是也。又飛鍊水銀爲輕粉,醫家下膈最爲要藥。服者忌血,以其本出於丹砂故也。

【雷公云:凡使,勿用草中取者,并舊朱漆中者,勿用經別藥制過者,勿用在屍過者,半生半死者。其水銀若在朱砂中產出者,其水銀色微紅,收得後用胡蘆收之,免遺失。若先以紫背天葵并夜交藤自然汁二味,同煮一伏時,其毒自退。若修十兩,用前二味汁各七鎰,和合煑足爲度。

聖惠方:誤吞銀鐶子、釵子,以半兩服之,再服即出。

經驗後方:治心風秘:水銀一兩,藕節八箇,先研藕節令細,次入水銀同研成沙子,丸如雞頭大。每服二丸,磨刀水下,一二服差。

梅師方:治胎死腹中不出,其母氣絶:以水銀二兩吞之,立出。 又方:治難産:以水銀二兩,先煑之,後服立差。 又方:治痔,穀道中蟲癢不止:以水銀、棗膏各二兩,同研相和,撚如棗形狀,薄綿片裹,內下部,明日蟲出。若痛者,加粉三大分作丸。

漢武帝內傳曰:封君達,隴西人,初服黃連五十餘年,入烏峰山服水銀百餘年,還鄉里如二十者,常乘青牛,故號青牛道士。

太清服鍊靈砂法:汞稟五陽神之靈精,會符合爲體,故能輕飛玄化,感遇萬靈。

丹房鏡源：可以勾金，可爲涌泉匱，蓋藉死水銀之氣也。

衍義曰：水銀，入藥雖各有法，極須審慎，有毒故也。婦人多服絕娠。今人治小兒驚熱涎潮，往往多用，經中無一字及此，亦宜詳諦。得鈆則凝，得硫黃則結，併棗肉研之則散。別法煆爲膩粉、粉霜，唾研斃虱。銅得之則明，灌屍中，則令尸後腐。以金、銀、銅、鐵置其上則浮，得紫何車則伏。唐韓愈云：太學博士李干，遇信安人方士柳賁，能燒水銀爲不死藥。以鈆滿一鼎，按中爲空，實以水銀，蓋封四際，燒爲丹砂，服之下血。比四年病益急，乃死。余不知服食説自何世起，殺人不可計，而世慕尚之益至，此其惑也。在文書所記，及耳聞傳者不説，今直取目見，親與之游，而以藥敗者六七，公以爲世誡。工部尚書歸登，自説既服水銀得病，若有燒鐵杖，自顛貫其下，摧而爲火，射竅節以出，狂痛號呼，乞絕。其茵蓆得水銀，發且止，唾血，十數年以斃。殿中御史李虛中，疽發其背死。刑部尚書李遜謂余曰“我爲藥誤”，遂死。刑部侍郎李建，一旦無病死。工部尚書孟簡邀我於萬州，屏人曰：“我得秘藥，不可獨不死，今遺子一器，可用棗肉爲丸服之。”別一年而病，後有人至，訊之，曰：“前所服藥誤，方且下之，下則平矣。”病二歲卒。東川節度御史大夫盧坦，溺血、肉痛不可忍，乞死。金吾將軍李道古，以柳賁得罪，食賁藥，五十死海上。此可爲誡者也。蘄不死，乃速得死，謂之智者不可也。五穀三牲，鹽醯果蔬，人所常御，人相厚勉，必曰强食。今惑者皆曰五穀令人夭，當務減節，臨死乃悔。嗚呼，哀也已。今有水銀燒成丹砂，醫人不曉，研爲藥衣，或入藥中，豈不違誤，可不慎哉。

〔箋釋〕

　　水銀特殊的理化性質引得古人無比好奇。水銀具有
金屬樣的光澤和很高的比重，卻例外地在常溫下呈液態，
"水銀"之名因此而來。水銀又可以溶解多種金屬元素如
金銀等，並形成合金，被稱爲"汞齊"。《本草經》説"殺金、
銀、銅、錫毒"，陶弘景説"甚能消化金銀使成泥"，皆是此
意。而最令古人覺得神奇的是丹砂與水銀間的轉換。《本
草經》丹砂條言"能化爲汞"，水銀條云"鎔化還復爲丹"。
丹砂化汞，加熱即能獲得；還復爲丹，則需要繁瑣的步驟。
陶弘景説："還復爲丹，事出仙經。"遵照今天多數化學史研
究者的意見，早期煉丹術文獻所説的"還復爲丹"，其實是
水銀氧化生成的紅色的氧化汞 HgO，而非真正的丹砂（硫
化汞），古人不識，遂認爲成功地"還復爲丹"了。

　　或許在煉丹家眼中，硫化汞與氧化汞的區別並不重
要，他們感興趣的是銀白色流動的水銀，經過爐燧變化，重
新變成了紅色固態的物質。他們把這種物質稱爲"還
丹"——即是"還復爲丹"的簡寫，並認爲生命將因還丹而
得到延續。葛洪是煉丹術的積極宣導者，他針對王充《論
衡·道虛》説："髮白，雖吞藥養性，終不能黑。黑青不可復
還，老衰安可復卻？"即"萬物變化，無復還者"的命題，利
用丹砂水銀互變爲例進行駁斥。《抱朴子內篇·金丹》説：
"丹砂燒之成水銀，積變又還成丹砂。"又説："世人少所
識，多所怪。或不知水銀出於丹砂，告之終不肯信。云丹
砂本赤物，從何得成此白物。又云丹砂是石耳，今燒諸石

皆成灰,而丹砂何獨得爾。此近易之事,猶不可喻,其聞仙
道,大而笑之,不亦宜乎。"

關於服食水銀的危害,《本草衍義》引韓愈《故太學博
士李君墓誌銘》論之尤詳,《本草綱目》補充説:"水銀乃至
陰之精,稟沉著之性。得凡火煅煉,則飛騰靈變;得人氣薰
蒸,則入骨鑽筋,絕陽蝕腦。陰毒之物無似之者。而大明
言其無毒,《本經》言其久服神仙,甄權言其還丹元母,《抱
朴子》以爲長生之藥,六朝以下貪生者服食,致成廢篤而喪
厥軀,不知若干人矣。方士固不足道,本草其可妄言哉?"

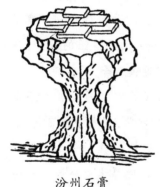

汾州石膏

石膏 味辛、甘,微寒、大
寒,無毒。主中風寒熱,心下逆
氣驚喘,口乾舌焦,不能息,腹
中堅痛,除邪鬼,產乳,金瘡,除
時氣,頭痛身熱,三焦大熱,皮
膚熱,腸胃中隔氣,解肌發汗,
止消渴,煩逆,腹脹,暴氣喘息,
咽熱。亦可作浴湯。一名細石。細理白澤者良,黃者令
人淋。生齊山山谷及齊盧山、魯蒙山。採無時。雞子爲
之使,惡莽草、馬目毒公。

陶隱居云:二郡之山,即青州、徐州也。今出錢塘縣,皆在地
中,雨後時時自出,取之皆如碁子,白澈最佳。彭城者亦好。近
道多有而大塊,用之不及彼。仙經不須此。唐本注云:石膏、方

解石大體相似，而以未破爲異。今市人皆以方解石代石膏，未見有真石膏也。石膏生於石傍，其方解石不因石而生，端然獨處，大者如升，小者若拳，或在土中，或生溪水，其土皮隨土及水苔色，破之方解，大者方尺。今人以此爲石膏，療風去熱雖同，而解肌發汗不如真者。臣禹錫等謹按，藥性論云：石膏，使，惡巴豆，畏鐵。能治傷寒，頭痛如裂，壯熱皮如火燥，煩渴，解肌，出毒汗。主通胃中結，煩悶，心下急，煩躁。治脣口乾焦。和蔥煎茶去頭痛。蕭炳云：石膏，臣。陳藏器云：陶云出錢塘縣中。按，錢塘在平地，無石膏，陶爲錯注。蘇又注五石脂云“五石脂中又有石膏，似骨如玉堅潤，服之勝鍾乳”，與此石膏乃是二物同名耳，不可混而用之。日華子云：治天行熱狂，下乳，頭風旋，心煩躁，揩齒益齒。通亮，理如雲母者上，又名方解石。

圖經曰：石膏生齊山山谷及齊盧山、魯蒙山，今汾、孟、虢、耀州，興元府亦有之。生於山石上，色至瑩白，其黃者不堪。此石與方解石絕相類，今難得真者，用時惟取未破者以別之。其方解石不附石而生，端然獨處，外皮有土及水苔色，破之皆作方稜，石膏自然明瑩如玉石，此爲異也。採無時。方解石舊出下品，本經云“生方山”，陶隱居以爲長石，一名方石，療體相似，疑是一物。蘇恭云“療熱不減石膏”，若然，似可通用，但主頭風不及石膏也。又今南方醫家著一説云：按，本草石膏、方解石大體相似，但方解石不因石，端然獨處。又云：今市人皆以方解石代石膏，未見有真石膏也。又陶隱居謂“石膏皆在地中，雨後時時自出，取之皆如棊子”，此又不附石生也。二説相反，未知孰是。今詳石膏既與方解石肌理、形段、剛柔皆同，但以附石、不附石，豈得功力相異也？但意今之所用石膏、方解者，自是方解石，石膏乃別是一物爾。今石膏中，時時有瑩澈可愛，有縱理，而不方解者，好事者或以爲石膏，然據本草，又似長石。又有議者以謂青石間，往往有白脉貫澈類肉之有膏肪者爲石膏，此又本草所謂理石也。然不知石膏定是何物。今且依市人用方解石，然博物者亦宜堅考其實也。今密州九仙山東南隅，地中出一種石，青白而脆，擊之內有火，謂之玉火石，彼土醫人常用之。云味甘、微辛，溫，療傷寒發汗，止頭目昏眩痛，功與石膏等。彼土人或以當石膏，故以附之。

證類本草箋釋

【雷公云：凡使，勿用方解石。方解石雖白，不透明，其性燥，若石膏出剡州茗山縣義情山，其色瑩净如水精，性良善也。凡使之，先於石臼中搗成粉，以夾物羅過，生甘草水飛過了，水盡令乾，重研用之。

外臺秘要：骨蒸亦曰內蒸，所以言內者，必外寒內熱附骨也，其根在五藏六府之中，或皮燥而無光，蒸盛之時，四肢漸細，足趺腫者：石膏十分，研如乳法，和水服方寸匕，日再，以體涼爲度。

肘後方：葛氏療小便卒大數非淋，令人瘦：以石膏半斤搗碎，水一斗，煮取五升，稍飲五合。

376

梅師方：治熱油、湯、火燒瘡，痛不可忍：取石膏搗末細研，用粉，瘡愈。

子母祕録：治乳不下：以石膏三兩，水二升，煮之三沸。三日飲令盡，妙。

太上八帝玄變經：石膏發汗。

丹房鏡源：石膏桂州者，可結汞。

別説云：謹按，陶説“出錢塘山中，雨後時時自出”，今錢塘人乃鑿山以取之，甚多，搗爲末，作齒藥貨用。浙人呼爲寒水石，然入藥最勝他處者。今既鑿山石而取，乃是因石而生，即石膏也。陳藏器謂錢塘縣在平地，無石膏，乃知陳不識錢塘，明矣。

衍義曰：石膏，二書紛辨不决，未悉厥理。詳本經元無方解石之文，止緣唐本注“石膏、方解石大體相似”，因此一説，後人遂惑。經曰“生齊山山谷及齊廬山、魯蒙山，採無時”，即知他處者爲非。今《圖經》中又以汾州者編入，前後人都不詳經中所言“細理白澤者良”，故知不如是，則非石膏也。下有理石條中經云“如石膏順理而細”，又可明矣。今之所言石膏、方解石，二者何等有順理細文又白澤者，有是，則石膏也，無是，則非石膏也。仍須是經中所言州土者方可入藥，餘皆偏見，可略不取。仲景白虎湯中，服之如神。新校正仲景《傷寒論》後言，四月已後，天氣熱時，用白虎者是也。然四方氣候不齊，又歲中氣運不一，方所既異，雖其説甚雅，當此之時，亦宜兩審。若傷寒熱病，或大汗後，脉洪大，口舌燥，頭痛，大渴不已；或着暑熱，身痛倦怠，白虎湯服之無不可。

〔箋釋〕

　　本草中石膏與長石、理石、方解石相混淆，自陶弘景以來聚訟紛紜，莫衷一是。關於石膏的名實争論至明代才逐漸平息。《本草綱目》集解項李時珍在引録綜述各家意見後，有結論説：“石膏有軟、硬二種。軟石膏，大塊生於石中,作層如壓扁米糕形,每層厚數寸。有紅白二色,紅者不可服,白者潔净,細文短密如束針,正如凝成白蠟狀,鬆軟易碎,燒之即白爛如粉。其中明潔,色帶微青,而文長細如白絲者,名理石也。與軟石膏乃一物二種,碎之則形色如一,不可辨矣。硬石膏,作塊而生,直理起稜,如馬齒堅白,擊之則段段橫解,光亮如雲母、白石英,有牆壁,燒之亦易散,仍硬不作粉。其似硬石膏成塊,擊之,塊塊方解,牆壁不明者,名方解石也,燒之則姹散亦不爛。與硬石膏乃一類二種,碎之則形色如一,不可辨矣。自陶弘景、蘇恭、大明、雷斆、蘇頌、閻孝忠皆以硬者爲石膏,軟者爲寒水石;至朱震亨始斷然以軟者爲石膏,而後人遵用有驗,千古之惑始明矣。蓋昔人所謂寒水石者,即軟石膏也;所謂硬石膏者,乃長石也。石膏、理石、長石、方解石四種性氣皆寒,俱能去大熱結氣;但石膏又能解肌發汗爲異爾。理石即石膏之類,長石即方解之類,俱可代用,各從其類也。今人以石膏收豆腐,乃昔人所不知。"其説與今之軟石膏、硬石膏相合,硬石膏爲無水硫酸鈣 $CaSO_4$,在適當地質條件下可轉化成軟石膏 $CaSO_4 \cdot 2H_2O$。

378 **金屑** 味辛,平,有毒。主鎮精神,堅骨髓,通利五藏,除邪毒氣,服之神仙。生益州。採無時。

陶隱居云:金之所生,處處皆有,梁、益、寧三州多有,出水沙中作屑,謂之生金。辟惡而有毒,不鍊服之殺人。建平、晉安亦有金砂,出石中,燒鎔鼓鑄爲鉐,雖被火亦未熟,猶須更鍊。高麗、

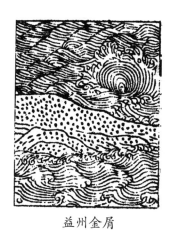

益州金屑

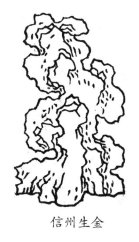

信州生金

扶南及西域外國成器皆鍊熟可服。仙經以醯、蜜及猪肪、牡荆酒輩，鍊餌柔軟，服之神仙。亦以合水銀作丹砂外，醫方都無用者，當是慮其有毒故也。仙方名金爲太真。今注:醫家所用皆鍊熟金薄及以水煎金器取汁用之，固無毒矣。按，陳藏器《拾遺》云，嶺南人云生金是毒蛇屎，此有毒。常見人取金，掘地深丈餘，至紛子石，石皆一頭黑焦，石下有金，大者如指，小猶麻豆，色如桑黃，咬時極軟，即是真金。夫匠竊而吞者，不見有毒。其麩金出水沙中，氊上掏取，或鵝、鴨腹中得之，即便打成器物，亦不重鍊。煎取金汁，便堪鎮心。此乃藏器傳聞之言，全非。按，據皇朝收復嶺表，詢其事於彼人，殊無蛇屎之事。入藥當必用熟金，恐後人覽藏器之言惑之，故此明辨。臣禹錫等謹按,藥性論云:黃金屑，金薄亦同。主小兒驚，傷五藏，風癇，失志，鎮心，安魂魄。楊損之云:百鍊者堪，生者殺人，水飲合膏，飲之即不鍊。日華子云:金，平，無毒。畏水銀。鎮心，益五藏，添精補髓，調利血脉。

圖經曰：金屑，生益州。銀屑，生永昌。陶隱居注云：“金之所生，處處皆有，梁、益、寧三州多有，出水沙中作屑，謂之生金。”而銀所出處，亦與金同，但皆生石中耳。蘇恭以爲銀之與金生不同處，金又出水中。陳藏器云：“生金是毒蛇屎，常見人取金，掘地深丈餘，至紛子石，石皆一頭黑焦，石下有金，大者如指，小猶若麻豆，色如桑黃，咬時極軟，即是真金。麩金出水沙中，氈上淘取，或鵝、鴨腹中得之。”注以陳説爲非是，然今饒、信、南、劒、登州出金處，採得金亦多端，或有若山石狀者，或有若米豆粒者，若此類未經火，皆可爲生金。其銀在鑛中，則與銅相雜，土人採得之，必以鈆再三煎鍊方成，故不得爲生銀也。故下別有生銀條云“出饒州、樂平諸坑生銀鑛中，狀如硬錫，文理麤錯，自然者真”。今坑中所得，乃在土石中滲溜成條，若絲髮狀，土人謂之老翁鬚，似此者極難得。方書用生銀，必得此乃真耳。金屑，古方不見用者，銀屑，惟葛洪治癮腫五石湯用之，今人彌不用，惟作金銀薄，入藥甚便。又金石凌、紅雪、紫雪輩，皆取金銀取汁，此亦通用經鍊者耳。

【海藥云：按，《廣州記》云，出大食國，彼方出金最多，凡是貨易並使金。金性多寒，生者有毒，熟者無毒。主癲癇，風熱上氣，咳嗽，傷寒，肺損吐血，骨蒸勞，極渴，主利五藏邪氣，補心，並入薄於丸散服。《異志》云金生麗水，《山海經》説諸山出金極多，不能備録。蔡州出瓜子金，雲南山出顆塊金，在山石間採之，黔南、遂府、吉州水中並産麩金。又《嶺表録異》云：廣州治涯縣有金池，彼中居人忽有養鵝、鴨，常於屎中見麩金片，遂多養，收屎淘之，日得一兩或半兩，因而至富矣。

淮南子：陽燧見日，然而爲火，許慎注云：陽燧，金也。取金杯無緣去聲。者，熟磨令熱，日中時日下①，以艾承之，則然得火也。

太清服煉靈砂法：金所禀於中宮陰己之魄，性本剛，服之傷損肌。

寶藏論：凡金有二十件：雄黃金、雌黃金、曾青金、硫黃金、土中金、生鐵金、熟鐵金、生銅金、䃅石金、砂子金、土碌砂子金、金母砂子金、白錫金、黑鉛金、朱砂金，已上十五件；惟祇有還丹金、水中金、瓜子金、青麩金、草砂金等五件是真金，餘外並皆是假。

丹房鏡源：楚金出漢江五溪，或如瓜子形，雜衆金，帶青色。若天生牙，亦曰黃牙。若制水銀、朱砂成器爲利術，不堪食，内有金氣毒也。

青霞子：《金液還丹論》：金未增年。又，黃金破冷除風。

衍義曰：金屑，不曰"金"，而更加"屑"字者，是已經磨屑可用之義，如玉漿之義同。二經不解屑爲末盡，蓋須烹鍊，鍛屑爲薄，方可研屑入藥。陶隱居云"凡用銀屑，以水銀和成泥"，若非鍛屑成薄，焉能以水銀和成泥也？獨不言金屑，亦其闕也。生金有毒，至於殺人，仍爲難解。有中其毒者，惟鷓鴣肉可解，若不經鍛屑，則不可用。顆塊金即穴山或至百十尺，見伴金石，其石褐色，一頭如火燒黑之狀，此定見金也，其金色深赤黃。麩金即在江沙水中淘汰而得，其色淺黃。此等皆是生金也，得之皆當銷

---

① "日下"前，《淮南子·天文訓》許注有"以當"二字。

鍊。麩金耗折少,塊金耗折多。入藥當用塊金,色既深,則金氣足。餘更防罨製成及點化者,如此,焉得更有造化之氣也? 若本朝張永德,字抱一,并州人,五代爲潞帥,淳化二年改并州。初寓睢陽,有書生鄰居臥病,永德療之獲愈。生一日就永德求汞五兩,即置鼎中,煑成中金。永德懇求藥法,生曰:君當貴,吾不吝此,慮損君福。鍛工畢升言:祥符年嘗在禁中爲方士王捷鍛金,以鐵爲金,凡百餘兩爲一餅,輻解爲八段,謂之鴉觜金。初自冶中出,色尚黑。由是言之,如此之類,乃是水銀及鐵,用藥製成,非造化所成,功治焉得不差殊? 如惠民局合紫雪用金,蓋假其自然金氣爾。然惡錫。又東南方金色深,西南方金色淡,亦土地所宜也,入藥故不如色深者。然得餘甘子則體柔,亦相感爾。

〔箋釋〕

此條引《寶藏論》記述金的名色二十種,生銀條記述銀的名色十七種,僞造者佔了大半,這些被稱爲"藥金""藥銀"的東西,主要是鋅銅合金、砷銅合金,以及汞的各種合金,尤以前二者爲常見。鋅銅合金又稱"鍮石金",這可能是從波斯煉金術士手中傳來的方法。用菱鋅礦(碳酸鋅 $ZnCO_3$,又稱爐甘石)與銅密閉加熱,形成金色的鋅銅合金。砷銅合金一般以含砷的礦石如雄黃、雌黃爲原料,也可以使用砒霜與銅形成合金。若合金的含砷量在 10% 以下,呈金黃色,超過 10% 則爲銀白色。

煉丹家除了秘製金丹大藥以外,將各種賤金屬變煉成金銀,也是他們的重要目標。據《抱朴子內篇·黃白》說:"至於真人作金,自欲餌服之致神仙,不以致富也。"道士不服用真金銀的原因，除了價格昂貴以外，葛洪説："化作之金，乃是諸藥之精，勝於自然者也。"

　　金屑即單質金 Au，這是性質穩定的金屬元素，常規溶劑幾乎不能溶解，皮膚接觸也很難吸收，一般而言不應該被認爲有毒，所以《本草衍義》説"生金有毒，至於殺人，仍爲難解"。但一直流傳"吞金自殺"的説法，一般認爲，如果真的是因爲"吞金"引起死亡，可能的原因是黄金比重大，通過胃腸道困難，造成消化道穿孔、腹膜炎等致死。《本草綱目》也堅持金屑有毒，並舉例："晉賈后飲金屑酒而死，則生金有毒可知矣。"這是西晉惠帝皇后賈南風的故事，出自《晉書·惠賈皇后傳》："倫乃矯詔，遣尚書劉弘等持節齎金屑酒，賜后死。"金屑酒若只是用金箔作成，應該完全不至於致死；如果不是羼有其他烈性毒藥，"金屑酒"可能只是達成賜死目的之藉口，逼令受害者飲酒以後，再以其他手段致死。另有説法認爲吞金、金屑酒使用的是"藥金"，但這些"藥金"本來就是術士們爲"服食"製作的，儘管存在重金屬危害，卻不至於在極短時間内引起死亡。

銀屑　味辛，平，有毒。主安五藏，定心神，止驚悸，除邪氣，久服輕身長年。生永昌。採無時。

　　陶隱居云：銀之所出處亦與金同，但皆是生石中，鍊餌法亦相似。今醫方合鎮心丸用之，不可正服爾。爲屑，當以水銀研令消也。永昌本屬益州，今屬寧州。仙經又有服鍊法，此當無正主療，故不爲本草所載。古者名金爲黄金，銀爲白金，銅爲赤金。

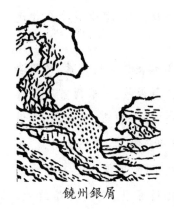

饒州銀屑

今銅有生熟，鍊熟者柔赤，而本草並無用。今銅青及大錢皆入方用，並是生銅，應在下品之例也。**唐本注**云：銀之與金，生不同處，金又兼出水中。方家用銀屑，當取見成銀薄，以水銀消之爲泥，合消石及鹽研爲粉，燒出水銀，淘去鹽石，爲粉極細，用之乃佳，不得已磨取屑爾。且銀所在皆有，而以虢州者爲勝，此外多錫穢爲劣。高麗作帖者，云非銀鉏所出，然色青不如虢州者。又有黄銀，本經不載，俗云爲器辟惡，乃爲瑞物。**臣禹錫等謹按，藥性論**云：銀屑，君。銀薄同。主定志，去驚癇，小兒癲疾狂走之病。

圖經：文具金屑條下。

【海藥云：謹按，《南越志》云：出波斯國，有天生藥銀，波斯國用爲試藥指鐶。大寒，無毒。主堅筋骨，鎮心，明目，風熱，癲疾等。並入薄於丸散服之。又燒朱粉瓮下，多年沉積有銀，號盃鉢銀，光軟甚好，與波斯銀功力相似，祇是難得。今時燒鍊家，每一斤生鉢只煎得一二銖。《山海經》云：東北樂平郡黨少山出銀甚多。黔中生銀，體骨硬，不堪入藥。又按唐《貞觀政要》云：十年，有理書御史權萬紀奏曰：宣、饒二州諸山極有銀坑，採之甚是利益。太宗曰：朕貴爲天子，無所乏少，何假取乎？是知彼處出銀也。

子母秘録：姙娠卒腰背痛如折：銀一兩，水三升，煎取二升，飲之。

384

太上八帝玄變經:銀屑益壽。

青霞子:《金液還丹論》:銀破冷除風。

衍義曰:銀屑,金條中已解屑義。銀本出於礦,須煎鍊而成,故名熟銀,所以於後別立生銀條也,其用與熟銀大同。世有術士能以朱砂而成者,有鉛汞而成者,有焦銅而成者,不復更有造化之氣,豈可更入藥? 既有此類,不可不區別。其生銀,即是不自礦中出,而特然自生者,又謂之老翁鬚,亦取像而言之耳。然銀屑經言有毒,生銀經言無毒,釋者漏略不言。蓋生銀已生發於外,無蘊鬱之氣,故無毒;礦銀尚蘊蓄於石中,鬱結之氣,全未敷暢,故言有毒。亦惡錫。

〔箋釋〕

陶弘景在本條注釋中提到銀屑的做法:"爲屑,當以水銀研令消也。"《新修本草》進一步解釋說:"方家用銀屑,當取見成銀薄,以水銀消之爲泥,合消石及鹽研爲粉,燒出水銀,淘去鹽石,爲粉極細,用之乃佳。"可見是先作銀箔,再與水銀形成汞齊,回收水銀而得到極細的粉末,按照寇宗奭的意見,金屑也是同樣方法製作。

《本草衍義》論生銀、銀屑毒性之有無,《本草綱目》不以爲然,李時珍說:"生銀初煎出如縵理,乃其天真,故無毒。熔者投以少銅,則成絲文金花,銅多則反敗銀,去銅則復還銀,而初入少銅終不能出,作僞者又製以藥石鉛錫。且古法用水銀煎消,製銀箔成泥入藥,所以銀屑有毒。銀本無毒,其毒則諸物之毒也。今人用銀器飲食,遇毒則變黑;中毒死者,亦以銀物探試之,則銀之無毒可徵矣。"

一直流傳銀器驗毒的説法，故習慣用銀製作食器，一説遇毒變黑，一説能解毒。按，銀器變黑主要是與硫形成黑色的硫化銀 Ag_2S；古代砒霜 As_2O_3 是常見毒藥，因爲條件所限，生産的砒霜純度通常不高，含有單質硫，遇銀器變黑，所以銀器驗毒確有其事，但所檢驗的僅僅局限於不純的砒霜，對其他毒性物質幾乎没有鑒別能力。至於"解毒"的説法，很可能是基於"驗毒"衍生出來的作用，但微量的銀離子其實具有消毒殺菌作用，能够吸附液體中的細菌，使細菌的酶失活，從而殺菌。

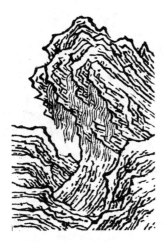

饒州生銀

生銀　寒，無毒。**主熱狂驚悸，發癲恍惚，夜卧不安，**讝音詹。**語，邪氣鬼祟。服之明目，鎮心，安神定志。小兒諸熱丹毒，並以水磨服，功勝紫雪。出饒州、樂平諸坑生銀礦中，狀如硬錫，文理廳錯，自然者真。**今附。

臣禹錫等謹按，陳藏器云：生銀，味辛。日華子云：冷，微毒。畏石亭脂、磁石。治小兒衝惡，熱毒煩悶。並水磨服，忌生血。又云：朱砂銀，冷，無毒。畏石亭脂、磁石、鐵。延年益色，鎮心安神，止驚悸，辟邪。治中惡蠱毒，心熱煎煩，憂忘虚劣。忌一切血。

圖經：文具金屑條下。

【雷公云：金、銀、銅、鐵氣，凡使，在藥中用時，即渾安置於藥中，借氣生藥力而已，勿誤入藥中用，消人脂也。

千金翼：治身有赤疵，常以銀揩令熱，不久漸漸消。

抱朴子：銀但不及金玉，可以地仙也。服之法，麥漿化之，亦可以朱草酒餌之，亦可以龍膏餌煉之。然日三服，服輒大如彈丸，然非清貧道士所能得也。

太清服煉靈砂法：銀稟西方辛陰之神，結精而爲質，性戾，服之傷肝。

寶藏論云：夫銀有一十七件：真水銀銀、白錫銀、曾青銀、土碌銀、丹陽銀、生鐵銀、生銅銀、硫黃銀、砒霜銀、雄黃銀、雌黃銀、鍮石銀，惟有至藥銀、山澤銀、草砂銀、母砂銀、黑鉛銀五件是真，外餘則假。銀坑內石縫間有生銀迸出如布線，土人曰老翁鬚，是正生銀也。

丹房鏡源：銀生洛平盧氏縣，褐色石打破，內即白。生於鉛坑中，形如笋子，此有變化之道。亦曰自然牙，亦曰生鉑，又曰自然鉑。可爲利術，不堪食，鉑內銀性有毒，可用結砂子。

衍義：文具銀屑條下。

〔箋釋〕

生銀即天然銀，極少見，煉丹家稱爲"老翁鬚"。《丹房須知》引《火龍經》云："騶虞白髯，玄公素髮。不經凡火，天生神物。不能備見，求之純澤。"解曰："騶虞，白虎也。白髯，自然生也。玄公，黑石也。銀精抱之，狀如髯髮也,號曰老翁鬚。不經火煆,天生銀也。"宋王之道《浣溪沙》有云:"體粟須煩鼎力蘇。流涎正值麴盈車。坐來獸炭撥還無。一闋可能酬一絕,雙銀端不換雙珠。松毛粉白老翁鬚。"

【靈砂 味甘,性温,無毒。主五藏百病,養神安魂魄,益氣,明目,通血脉,止煩滿,益精神,殺精魅惡鬼氣。久服通神明,不老輕身神仙,令人心靈。一名二氣砂。水銀一兩,硫黄六銖細研,先炒作青砂頭,後入水火既濟爐,抽之如束針絞者,成就也。惡磁石,畏鹹水。

茅亭話:楊子度餌猢猻靈砂,輒會人語然,可教。好事者知之,多以靈砂飼猢猻、鸚鵡、犬、鼠等教之。

青霞子:靈砂若草伏得住火,成汁不折,可療風冷。用作母砂子匱為銀,若把五金折不成汁,不堪。

〔箋釋〕

靈砂為硫化汞,是朱砂的人工製成品。按照趙匡華先生在論文《中國古代煉丹術及醫藥化學中的氧化汞》(《自然科學史研究》1988年第4期)中的意見,中國煉丹術記載確切的人造硫化汞處方,是見於隋代蘇元朗《太清石壁記》卷上的太一小還丹方。此丹別名太精丹、朝景丹、凝霞丹、落暉丹,方用水銀一斤、石硫黄五兩為原料,具體操作如下:"研石硫黄為末,以白厚紙承之,取於炭火上炙。硫黄鎔滴水中,棄前紙。如此三遍煉之,秤五兩。又取新瓷瓶可二升已下，內外通有油（釉）者，以黃土細篩，和石灰紙筋相爲泥，泥瓶子外，可厚三分，曝乾。又取一新瓷盞子，令與瓶子相當，內有通油者，還以前泥泥盞外，亦厚三分許，曝乾燥爲瓶蓋。又令鐵床子鍋脚與瓶底相當，坐瓶子於床子上。又作風爐，高於瓶子五寸許，四面各去瓶子五寸，磚瓦和泥作爐，下開四風門，待乾用之。又先以水銀下瓶子中，微火溫之令暖。又取一鐺子，鎔硫黃令如水，傾水銀瓶子中，攪之少時，待冷，水銀便如碎錫，可以爲塊。遂以前盞子蓋之，還用前泥密固濟，下爐中，即以微火傍瓶四邊，炙之令固濟處乾。爐漸熱，加火。初文後武，令稱瓶上火色紫焰出時聲動，其火令心虛，稍稍添炭，如此百夜，漸漸退火寒之，開看其丹並著瓶子四邊及上蓋，其丹狀如石榴子，紫黑色。水中研泛之，取細者，色過光明砂，紅赤非常。”

水銀粉 味辛，冷，無毒。畏礠石、石黃。通大腸，轉小兒疳，并瘰癧，殺瘡疥癬蟲，及鼻上酒皶，風瘡瘙癢。又名汞粉、輕粉、峭粉，忌一切血。新補。見陳藏器及日華子。

圖經：文具水銀條下。

【經驗方】：治小兒喫泥膧肚：膩粉一分，用沙糖搜和丸如麻子大，空心米飲下一丸，良久瀉出塺，差。

孫用和：治虛風，不二散：膩粉一兩，用湯煎五度如茶脚，慢火上焙乾，麝香半兩，細研如粉。每服一字，溫水調。但是風，臨時服半錢或一錢匕，看虛實加減。　　又方：治血痢：膩粉五錢，定粉三錢，同研勻，用水浸蒸餅心少許和爲丸，如菉豆大。每服七丸或十丸。艾一枝，水一盞，煎湯下艾，湯多亦妙。

衍義曰：水銀粉，下涎藥，幷小兒涎潮、瘈瘲多用。然不可常服及過多，多則其損兼行。若兼驚，則尤須審愼。蓋驚爲心氣不足，不可下，下之裏虛，驚氣入心，不可治。若其人本虛，便須禁此一物，愼之至也。

〔箋釋〕

在水銀條，陶弘景還提到汞粉："燒時飛著釜上灰，名汞粉，俗呼爲水銀灰，最能去蝨。"汞粉即氯化亞汞 Hg_2Cl_2，《嘉祐本草》收載，正名水銀粉，別名輕粉、峭粉、膩粉。煉丹家製作汞粉的處方甚多，以《本草綱目》卷九所載的製法最簡易，李時珍云："用水銀一兩，白礬二兩，食鹽一兩，同研不見星，鋪於鐵器內，以小烏盆覆之。篩灶灰鹽水和，封固盆口。以炭打二炷香，取開，則粉升於盆上矣。其白如雪，輕盈可愛。一兩汞，可升粉八錢。"需要注意的是，各種方法製得的水銀粉，除含有氯化亞汞外，往往混有毒性劇烈的氯化高汞 $HgCl_2$。氯化高汞一般認爲即是《本草綱目》中的粉霜，但《本草綱目》製作粉霜的工藝有二，其中第一法乃是用真汞粉再次升華結晶，按照張覺人在《中國煉丹術與丹藥》中的意見，其生成物仍爲氯化亞汞，只是更加純粹而已，並非氯化高汞。

《列仙傳》有蕭史，善吹簫，與妻弄玉隨鳳凰仙去。後人附會汞粉爲蕭史發明，《本草綱目》釋名項謂："昔蕭史與秦穆公煉飛雲丹，第一轉乃輕粉，即此。"《紺珠集》卷十二引《二儀錄》又有異説云："蕭史造煉雪丹，與弄玉塗之，即今之水銀粉是也。"所以宋周文璞《華道士白胭脂》詩有句"蕭史水銀粉，番女紅藍花"。

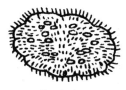

慈州磁石

磁石 味辛、鹹，寒，無毒。主周痺，臣禹錫等謹按，蜀本注云：凡痺隨血脉上下，不能左右去者，爲周痺。風濕，肢節中痛，不可持物，洗洗酸痛，除大熱、煩滿及耳聾，養腎藏，强骨氣，益精，除煩，通關節，消癰腫，鼠瘻，頸核，喉痛，小兒驚癇。鍊水飲之，亦令人有子。一名玄石，一名處石。生太山川谷及慈山山陰，有鐵處則生其陽。採無時。柴胡爲之使，殺鐵毒，惡牡丹、莽草，畏黃石脂。

陶隱居云：今南方亦有，好者能懸吸針，虛連三四爲佳。殺鐵毒，消金。仙經、丹方、黃白術中多用之。臣禹錫等謹按，蜀本注云：吸鐵虛連十數針，乃至一二斤刀器，迴轉不落。南州異物志云：漲海崎頭水淺而多磁石，外徼人乘舶皆以鐵鍱鍱之，至此關，以磁石不得過。吳氏云：磁石一名磁君。藥性論云：磁石，臣，味鹹，有小毒。能補男子腎虛，風虛，身强，腰中不利，加而用之。陳藏器云：磁石毛，味鹹，温，無毒。主補絶傷，益陽道，止小便白數，治腰脚，去瘡瘻，長肌膚，令人有子，宜入酒。出相州北山。磁石毛，鐵之母也，取鐵如母之招子焉。本經有磁石，不言毛。毛、石功狀殊也。又言磁石寒，此彌誤也。日華子云：磁石，味甘、澀,平。治眼昏,筋骨羸弱,補五勞七傷,除煩躁,消腫毒。小兒誤吞鍼鐵等,即細末筋肉,莫令斷,與磁石同下之。

圖經曰:磁石生泰山山谷及慈山山陰,有鐵處則生其陽,今磁州、徐州及南海傍山中皆有之。慈州者歲貢最佳,能吸鐵虛連十數針,或一二斤刀器回轉不落者尤真。採無時。其石中有孔,孔中黃赤色,其上有細毛,性溫,功用更勝。謹按《南州異物志》云:漲海崎頭水淺而多磁石,徼外大舟以鐵葉錮之者,至此多不得過。以此言之,海南所出尤多也。按磁石一名玄石,而此下自有玄石條,云"生泰山之陽,山陰有銅,銅者雌,鐵者雄"。主療頗亦相近,而寒溫銅鐵畏惡乃別,蘇恭以爲鐵液也,是磁石中無孔,光澤純黑者,其功劣於磁石,又不能懸針。今北蕃以磁石作禮物,其塊多光澤,又吸針無力,疑是此石,醫方罕用。

【雷公云:凡使,勿誤用玄中石并中麻石,此石之二真相似磁石,只是吸鐵不得。中麻石心有赤,皮麤,是鐵山石也,誤服之,令人有惡瘡,不可療。夫欲驗者,一斤磁石,四面只吸鐵一斤者,此名延年沙;四面只吸得鐵八兩者,號曰續未石;四面只吸得五兩已來者,號曰磁石。若夫修事一斤,用五花皮一鎰,地榆一鎰,故綿十五兩,三件並細剉,以搥於石上,碎作二三十塊了。將磁石於礞瓶子中,下草藥,以東流水煮三日夜,然後漉出拭乾,以布裹之,向大石上再搥,令細了,却入乳鉢中研細如塵,以水沉飛過了,又研如粉用之。

聖惠方:治小兒誤吞針:用磁石如棗核大,磨令光,鑽作竅,絲穿令含,針自出。

外臺秘要:療丁腫:取磁石搗爲粉,釅酢和,封之,根即立出,差。

錢相公篋中方：療誤吞錢：以磁石棗許大一塊，含之立出。

鬼遺方：治金瘡腸出，欲入之：磁石、滑石各三兩爲末，以白米飲調方寸匕服，日再服。

沈存中筆談：磁石指南。

丹房鏡源：磁石，四兩①協物上者，伏丹砂，養汞，去銅暈，軟硬汞堅頑之物。服食不可長久，多服必有大患。

青霞子：磁石毛，治腎之疾。

衍義曰：磁石色輕紫，石上輝滥，可吸連針鐵，俗謂之燖鐵石。養益腎氣，補填精髓，腎虛耳聾目昏皆用之。入藥須燒赤醋焠。其玄石，即磁石之黑色者也，多滑净，其治體大同小異，不可不分而爲二也。磨針鋒則能指南，然常偏東不全南也。其法取新纊中獨縷，以半芥子許蠟綴于針腰，無風處垂之，則針常指南。以針橫貫燈心，浮水上，亦指南，然常偏丙位。蓋丙爲大火，庚辛金受其制，故如是，物理相感爾。

〔箋釋〕

磁石本名"慈石"，"慈"是慈母之意。《吕氏春秋·精通》云："慈石召鐵，或引之也。"高誘注："石，鐵之母也。以有慈石，故能引其子。石之不慈者，亦不能引也。"郭璞

① 兩：底本、校本皆作此字，文意難通。《道藏》本《丹方鑒源》卷中作："磁石，四面協鐵者上。"與本書引《雷公炮炙論》説磁石四面吸鐵相合。疑唐慎微在摘抄時誤作"兩"字，後面"者上"二字倒乙。

《慈石贊》也説："慈石吸鐵，母子相戀也。"《名醫別録》説磁石"生慈山山陰，有鐵處則生其陽"，看似無稽之談，卻是古人對事物的認識方式之真實寫照。

磁石是磁鐵礦 magnetite 的礦石，主要成分爲 Fe_3O_4，此毫無疑問。而《本草經》磁石一名玄石，《名醫別録》另列有玄石條。據武威旱灘坡出土漢代醫簡"大風方"中，同時使用茲（即慈的省文）石、玄石，也證明磁石、玄石爲兩物。今以没有磁性的鐵礦石爲玄石，應該没有問題。不過，《名醫別録》説玄石"生太山之陽，山陰有銅，銅者雌，玄者雄"，與磁石的條文對觀，是否暗示玄石是一種傳説中能吸銅的物質，没有確證，且備一説。

磁石是"慈母"，故《名醫別録》説"鍊水飲之，亦令人有子"，這或許是今天"磁化水"的先聲。除此而外，磁石的很多問題都與物理學有關。

物理學用磁感强度來表示磁性强弱，單位是高斯，《雷公炮炙論》則用一種別致的方法來度量之。《炮炙論》説："一斤磁石，四面只吸鐵一斤者，此名延年沙；四面只吸得鐵八兩者，號曰續未石；四面只吸得五兩已來者，號曰磁石。"《夢溪筆談》卷二十四第一次記載了磁偏角的存在，而談論指南針的具體製作，則以年代稍後的《本草衍義》爲詳細。寇宗奭説："磨針鋒則能指南，然常偏東不全南也。其法取新纊中獨縷，以半芥子許蠟綴于針腰，無風處垂之，則針常指南。以針橫貫燈心，浮水上，亦指南，然常偏丙位。"有關磁偏角的原理，沈括感歎"莫可原其理"，寇宗奭則解釋説："蓋丙爲大火,庚辛金受其制,故如是,物理相感爾。"當時人的認識局限使然,也無可厚非。

玄石　味鹹,温,無毒。主大人、小兒驚癇,女子絶孕,小腹冷痛,少精身重,服之令人有子。一名玄水石,一名處石。生太山之陽,山陰有銅,銅者雌,黑者雄。惡松脂、柏實、菌桂。

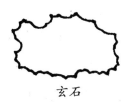

玄石

陶隱居云:《本經》磁石一名玄石,《別録》各一種。**今按**,其一名處石既同,療體又相似,而寒温銅鐵及畏惡有異,俗方既不復用之,亦無識其形者,不知與磁石相類否?**唐本注**云:此物鐵液也,但不能拾針,療體如經,劣於磁石。磁石中有細孔,孔中黃赤色,初破好者,能連十針,一斤鐵刀亦被迴轉。其無孔,光澤純黑者,玄石也,不能吸針。

圖經:文具磁石條下。

〔箋釋〕

《本草圖經》繪有玄石,爲不定形石塊,與磁石相比,其上無芒刺,是以不能引針。

綠鹽　味鹹、苦、辛,平,無毒。主目赤淚出,膚臀眵暗。

唐本注云:以光明鹽、硇砂、赤銅屑,釀之爲塊,綠色。真者出焉耆國,水中石下取之,狀若扁青、空青,爲眼藥之要。唐本先附。

圖經：文具食鹽條下。

【海藥謹按，《古今録》云：波斯國在石上生。味鹹、澀。主明目消臀，點眼及小兒無辜疳氣。方家少見用也。按，舶上將來，爲之石綠，裝色久而不變。中國以銅醋①造者，不堪入藥，色亦不久。

後魏李孝伯云：赤鹽、臭鹽、馬齒鹽、駁鹽並非食鹽。胡鹽治目痛。已上自唐本注比，並是綠鹽説②。

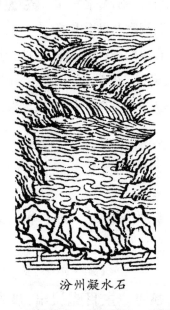

汾州凝水石

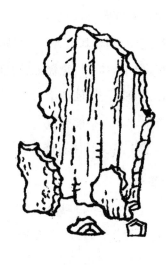

德順軍凝水石

凝水石　味辛、甘，寒、大寒，無毒。主身熱，腹中積

---

① 醋：底本作"錯"，據劉甲本改。
② 以上自唐本注比並是綠鹽説：此句當是唐慎微所加按語。

聚邪氣,皮中如火燒,煩滿,水飲之。除時氣熱盛,五藏
伏熱,胃中熱,煩滿,止渴,水腫,小腹痹。久服不飢。一
名白水石、一名寒水石,一名凌水石。色如雲母,可析者
良,鹽之精也。生常山山谷,又中水縣及邯鄲。解巴豆
毒,畏地榆。

陶隱居云:常山屬并州,中水縣屬河間郡,邯鄲即趙郡,並屬
冀州域。此處地皆鹹鹵,故云鹽精,而碎之亦似朴消。此石末置
水中,夏月能爲冰者佳。唐本注:此石有兩種,有縱理、橫理,色
清明者爲佳。或云縱理爲寒水石,橫理爲凝水石。今出同州韓
城,色青黃,理如雲母爲良;出澄城者,斜理文,色白,爲劣也。臣
禹錫等謹按,吳氏云:神農:辛;岐伯、醫和、扁鵲:甘,無毒;李氏:
大寒。或生邯鄲,採無時。如雲母色。藥性論云:寒水石,能壓
丹石毒風,去心煩渴悶,解傷寒復勞。

圖經曰:凝水石即寒水石也,生常山山谷,又出中水縣及
邯鄲,今河東汾、隰州及德順軍亦有之。此有兩種,有縱理者,有
橫理者,色清明如雲母,可析,投置水中,與水同色,其水凝動者
爲佳。或曰縱理者爲寒水石,橫理者爲凝水石。三月採。又有
一種冷油石,全與此相類,但投沸油鐺中,油即冷者是也。此石
有毒,若誤用之,令腰以下不能舉。

【雷公云:凡使,先須用生薑自然汁,煮汁盡爲度,研成粉
用。每修十兩,用薑汁一鎰。

經驗方:治小兒丹毒,皮膚熱赤:用寒水石半兩,白土一
分,搗羅爲末,用米醋調傅之,愈。

集驗方:治風熱心躁,口乾狂言,渾身壯熱,及中諸毒,龍

脑甘露丸：寒水石半斤，燒半日，净地坑內盆合，四面濕土擁起，候經宿取出，入甘草末、天竺黄各二兩，龍腦二分，糯米膏丸彈子大，蜜水磨下。

傷寒類要：治肉瘕，其人小便白，以凝水石主之也。

丹房鏡源：凝水石可作油衣，可食，制丹砂爲匵伏玄精。

衍義曰：凝水石又謂之寒水石，紋理通澈，人或磨刻爲枕，以備暑月之用。入藥須燒過，或市人燒入膩粉中以亂真，不可不察也。陶隱居言"夏月能爲冰者佳"，如此，則舉世不能得，似乎失言。

〔箋釋〕

凝水石是《本草經》藥，一名白水石，一名寒水石，《名醫别録》説："色如雲母，可析者良，鹽之精也。"按照陶弘景的意見，這種凝水石"碎之亦似朴消"，疑當是含結晶水的硝酸鹽礦石。硝酸鹽溶解時能够吸熱，故陶弘景説："此石末置水中，夏月能爲冰者佳。"而《本草衍義》責備其"失言"，恐是少見多怪了。

因爲凝水石出在産鹽地區，常與石膏共生，唐代開始便有混淆。《新修本草》説："此石有兩種，有縱理、横理，色清明者爲佳。或云縱理爲寒水石，横理爲凝水石。"這兩種所謂的凝水石、寒水石，恐怕就是方解石或石膏一類。唐人薛逢有一首《石膏枕》説："表裏通明不假雕，冷於春雪白於瑶。朝來送在凉床上，只怕風吹日炙銷。"與寇宗奭言"人或磨刻爲枕，以備暑月之用"正相合，當同是石膏。李時珍堅持凝水石是鹽根的主張，將之列在鹽鹵類，並説："諸家不詳本文鹽精之説，不得其説，遂以石膏、方解石指

爲寒水石。唐宋以來，相承其誤，通以二石爲用。"今正倉
院寒水石標本果然爲方解石 $CaCO_3$，可見李時珍的判斷是
正確的。儘管如此，藥用凝水石的名實卻沒有因爲李時珍
的發明而改變，今天入藥的寒(凝)水石有南北兩種，北寒
水石爲硫酸鈣(石膏)，南寒水石爲碳酸鈣(方解石)。

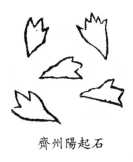

齊州陽起石

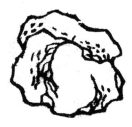

陽起石

陽起石 味鹹，微温，**無毒**。**主崩中漏下，破子藏中
血**，癥瘕結氣，寒熱，腹痛，無子，陰痿不起，補不足，療男
子莖頭寒，陰下濕癢，去臭汗，消水腫。久服不飢，令人
有子。**一名白石，**一名石生，一名羊起石，雲母根也。生
齊山山谷及琅邪或雲山、陽起山。採無時。桑螵蛸爲之
使，惡澤瀉、菌桂、雷丸、蛇脱皮，畏菟絲。

　　陶隱居云：此所出即與雲母同，而甚似雲母，但厚實爾。今
用乃出益州，與礬石同處，色小黄黑，即礬石。雲母根未知何者
是，俗用乃稀，仙經亦服之。**唐本注**云：此石以白色、肌理似殷
孽，仍夾帶雲母緑潤者爲良，故本經一名白石，今有用純黑如炭
者，誤矣。雲母條中既云黑者名雲膽，又名地涿，服之損人，黑陽

起石必爲惡矣。經言生齊山，齊山在齊州歷城西北五六里，採訪無陽起石，陽起石乃齊山西北六七里盧山出之。本經云"或雲山"，雲、盧字訛矣。今泰山、沂州惟有黑者，其白者獨出齊州也。臣禹錫等謹按，吳氏云：陽起石，神農、扁鵲：酸，無毒。桐君、雷公、岐伯：鹹，無毒；季氏：小寒。或生泰山。楊損之云：不入湯。藥性論云：陽起石，惡石葵，忌羊血。味甘，平。主補腎氣，精乏腰疼，膝冷濕痺，能煖女子子宮久冷，冷癥寒瘕，止月水不定。蕭炳云：陽起石，臣。南海藥譜云：陽起石，惟太山所出黃者絕佳，邢州鵲山出白者亦好。日華子云：治帶下，溫疫，冷氣，補五勞七傷。合藥時燒後水鍜用，凝白者爲上。

圖經曰①：陽起石生齊山山谷及琅邪或雲山、陽起山，今惟出齊州，他處不復有，或云邢州鵲山亦有之，然不甚好。今齊州城西惟一土山，石出其中，彼人謂之陽起山。其山常有溫暖氣，雖盛冬大雪徧境，獨此山無積白，蓋石氣熏蒸使然也。山惟一穴，官中常禁閉。至初冬，則州發丁夫，遣人監視取之。歲月積久，其穴益深，鑱鑿他石，得之甚艱。以色白、肌理瑩明若狼牙者爲上。亦有夾他石作塊者，不堪。每歲採擇上供之，餘州中貨之，不爾，市買無由得也。貨者雖多，而精好者亦難得。舊說是雲母根，其中猶夾帶雲母，今不復見此色。古服食方不見用者，今補下藥多使之。採無時。

【丹房鏡源：陽起石，可爲外匱。

青霞子：陽起，治腎之疾。

---

① 曰：底本缺，據劉甲本補。

衍義曰：陽起石，如狼牙者佳。其外色不白，如薑石，其大塊者，亦内白。治男子、婦人下部虛冷，腎氣乏絕，子藏久寒，須水飛研用。凡石藥，冷熱皆有毒，正宜斟酌。

〔箋釋〕

　　按照《本草經》的意見，陽起石主治陰痿不起。此石生陽起山，山在濟南，一名盧山、雲山、藥山、陽起山。究竟是山因產陽起石得名，還是石因出陽起山得名，已經難於索考。如果是先有陽起山的話，這塊石頭的神奇作用則大有可疑，完全有可能是因爲山名附會而來。另外，陽起石，《名醫別錄》一名"羊起石"，這究竟是本名"羊起石"，訛變成"陽起石"，還是本名"陽起石"，諱言性事，遂改稱"羊起石"，同樣不得而知。不過，這種屬於矽酸鹽礦的透閃石 tremolite，或陽起石石棉 actinolite asbestos，迄今爲止確實没有藥理學家能够證明其果然具有治療陽痿的作用。

　　陽起石在宋代十分有名，《賓退錄》卷十據《元豐九域志》等記載，宋代齊州（濟南）歲貢陽起石十斤。蘇頌也説："今齊州城西惟一土山，石出其中，彼人謂之陽起山。其山常有温暖氣，雖盛冬大雪徧境，獨此山無積白，蓋石氣熏蒸使然也。山惟一穴，官中常禁閉。至初冬，則州發丁夫，遣人監視取之。歲月積久，其穴益深，鑱鑿他石，得之甚艱。以色白、肌理瑩明若狼牙者爲上。亦有夾他石作塊者，不堪。每歲採擇上供之，餘州中貨之，不爾，市賈無由得也。"

　　按照陰陽觀念，既有"陽起石"，則當有"陰起石"。陰起石之説不知起於何時,清岳濬等修《山東通志》卷二十四物產記載:"陽起石,(出)歷城縣西十里藥山,山南產陽起石,山北產陰起石。"奇怪的是,古代醫書中並没有檢得使用"陰起石"者,倒是明唐順之著《武編前集》卷五有"九老仙師兵甲遁法白雲神水"製作法——這是配合火藥裝在火銑中的"秘密武器"——處方用"陽起石、陰起石二物真正者"。今天藥用的陰起石爲滑石片巖陰起石,這是一種短纖維的石棉類礦石,一般與陽起石混用,並無區別。

孔公孽 味辛,温,無毒。主傷食不化,邪結氣惡,瘡疽瘻痔,利九竅,下乳汁,男子陰瘡,女子陰蝕,及傷食病,常欲眠睡。一名通石,殷孽根也。青黃色。生梁山山谷。木蘭爲之使,惡細辛。

陶隱居云:梁山屬馮翊郡,此即今鍾乳牀也,亦出始興,皆大塊打破之。凡鍾乳之類,三種同一體,從石室上汁溜積久盤結者,爲鍾乳牀,即此孔公孽也;其次以小壠縱者爲殷孽,今人呼爲孔公孽;殷孽復溜輕好者爲鍾乳。雖同一類,而療體爲異,貴賤相殊。此二孽不堪丸散,人皆擣末酒漬飲之,甚療脚弱。其前諸療,恐宜水煮爲湯也。按,今三種同根,而所生各處,當是隨其土地爲勝爾。唐本注云:此孽次於鍾乳,如牛羊角者,中尚孔通,故名通石。本經誤以爲殷孽之根,陶依本經,以爲今人之誤,其實是也。臣禹錫等謹按,蜀本云:凡鍾乳之類有五種:一鍾乳、二殷孽、三孔公孽、四石牀、五石花,雖一體而注療有異。此二孽止可酒浸,不堪入丸散藥用,然甚療脚弱、脚氣。石花、石淋顯在後

402

條。吳氏云:孔公蘖,神農:辛;岐伯:鹹;扁鵲:酸,無毒。色青黃。藥性論云:孔公蘖,忌羊血,味甘,有小毒。主治腰冷,膝痺,毒風,男女陰蝕瘡。治人常欲多睡,能使喉聲圓朗。日華子云:孔公蘖,味甘,暖。治癥結。此即殷蘖牀也。

圖經:文具石鍾乳條下。

【青霞子:蘖,輕身充肌。

〔箋釋〕

《本草經》石鍾乳、孔公蘖、殷蘖三種,顯然都是鍾乳石一類,如果結合《名醫別錄》的意見,孔公蘖是殷蘖根在最下,殷蘖是鍾乳根爲其次,石鍾乳最上,陶弘景即如此解釋。但因爲孔公蘖一名"通石",則其名稱中的"孔"是中通有孔的意思,就不應該居最下,所以陶弘景說"今人呼(殷蘖)爲孔公蘖"。《新修本草》又別有說法,根據殷蘖一名"薑石",乃是盤結如薑的意思,於是說殷蘖是"石堂下孔公蘖根",鍾乳從洞頂懸垂向下,下方石盤即是殷蘖。《本草綱目》集解項綜述說:"按范成大《桂海志》所說甚詳明。云桂林接宜、融山洞穴中,鍾乳甚多。仰視石脉湧起處,即有乳床,白如玉雪,石液融結成者。乳床下垂,如倒數峰小山,峰端漸銳且長如冰柱,柱端輕薄中空如鵝翎。乳水滴瀝不已,且滴且凝,此乳之最精者,以竹管仰承取之。煉治家又以鵝管之端,尤輕明如雲母爪甲者爲勝。"又云:"以薑石、通石二名推之,則似附石生而麄者,爲殷蘖;接殷蘖而生,以漸空通者,爲孔公蘖;接孔公蘖而生者,爲鍾乳。當從蘇恭之說爲優。蓋殷蘖如人之乳根,孔公蘖如乳房,鍾乳如乳頭也。"又云:"石花是鍾乳滴於石上迸散，日久積成如花者。"

　　按，《説文》"蘖，庶子也"，段注："凡木萌旁出皆曰蘖，人之支子曰蘖，其義略同。"由此引申，樹木再生的枝節也稱爲"蘖"。《文選》劉琨《答盧諶》"二族偕覆，三蘖并根"，李善注引《漢書音義》云："蘖，木斬而復特生。"詳《本草經》石鍾乳"生少室山谷"，孔公蘖"生梁山山谷"，殷蘖"生趙國山谷"，按照陶弘景的説法，"今三種同根，而所生各處，當是隨其土地爲勝爾"。或許石鍾乳、孔公蘖、殷蘖本來就是一物，只是梁山、趙國出産者較劣，所以用"蘖"命名，後來才變成指同一塊鍾乳的不同部位。因爲殷蘖、孔公蘖在醫方中幾乎没有使用，這種爭論本身没有現實意義，但有助於了解這些藥物的文化淵源。

殷蘖　味辛，温，無毒。主爛傷瘀血，洩痢，寒熱，鼠瘻，癥瘕結氣，脚冷疼弱。一名薑石，鍾乳根也。生趙國山谷，又梁山及南海。採無時。惡防己，畏术。

陶隱居云：趙國屬冀州，此即今人所呼孔公蘖，大如牛羊角，長一二尺左右，亦出始興。唐本注云：此即石堂下孔公蘖根也，盤結如薑，故名薑石。俗人乃爲孔公蘖，爲之誤爾。臣禹錫等謹按，日華子云：殷蘖，治筋骨弱，并痔瘻等疾及下乳汁。

　　圖經：文具石鍾乳條下。

　　蜜陀僧　味鹹、辛，平，有小毒。主久痢，五痔，金瘡，面上瘢酐，面膏藥用之。

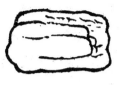

廣州蜜陀僧

唐本注云：形似黃龍齒而堅重，亦有白色者，作理石文。出波斯國。一名沒多僧，並胡言也。唐本先附。臣禹錫等謹按，蜀本注云：五痔，謂牡痔、酒痔、腸痔、血痔、氣痔。日華子云：味甘，平，無毒。鎮心，補五藏，治驚癇，嗽嘔及吐痰等。

圖經曰：蜜陀僧，本經不載所出州土，注云出波斯國。今嶺南、閩中銀銅冶處亦有之，是銀鉛腳。其初採礦時，銀、銅相雜，先以鉛同煎鍊，銀隨鉛出。又採山木葉燒灰，開地作鑪，填灰其中，謂之灰池。置銀、鉛於灰上，更加火大煆，鉛滲灰下，銀住灰上，罷火候冷出銀。其灰池感鉛、銀氣，置之積久成此物。今之用者，往往是此，未必胡中來也。形似黃龍齒而堅重者佳。

【雷公云：時呼蜜陀僧。凡使，搗令細，於甆堝中安置了，用重紙袋盛柳蚛末，焙蜜陀僧堝中，次下東流水浸令滿，著火煮一伏時足，去柳末、紙袋，取蜜陀僧用用。

聖惠方：治皯䵟斑點方：用蜜陀僧二兩，細研，以人乳調塗面，每夜用之。　又方：赤白痢，所下不多，遍數不減：用蜜陀僧三兩，燒令黃色，研如粉。每服，醋茶調下一錢匕，日三服。

外臺秘要：令面生光方：以蜜陀僧用乳煎，塗面佳，兼治瘢鼻皰。

譚氏小兒方：療豆瘡瘢，面靨：以蜜陀僧細研，水調，夜塗之，明旦洗去，平復矣。

別説云：今考市中所貨，乃是用小甆瓶實鉛丹煆成者，塊大者，尚有小瓶形狀。銀冶所出最良，而罕有貨者，外國者未嘗見之。通治口瘡最驗。

衍義曰：蜜陀僧堅重，推破如金色者佳。

〔箋釋〕

蜜陀僧最初是外來物，《新修本草》云：“形似黄龍齒而堅重，亦有白色者，作理石文。出波斯國。一名没多僧，並胡言也。”這是天然蜜陀僧礦石，成分爲氧化鉛 PbO。據宋峴的意見，蜜陀僧與没多僧皆係波斯語墨爾達商（mordasang）的漢字音譯。中國早期煉丹家獲得的“黄丹”成品中可能也混雜有氧化鉛，但他們似乎不太能够分别。如陶弘景在粉錫條提到：“其有金色者，療尸蟲彌良。”這種粉錫不是白色的碱式碳酸鉛，也不是紅色的四氧化三鉛，而是金色的氧化鉛。《黄帝九鼎神丹經訣》卷一説“乃取胡粉燒之，令如金色”，亦是此物。至宋代則有蜜陀僧的專門製法，文見《本草圖經》，不繁録。

鐵精 平，微温。主明目，化銅。療驚悸，定心氣，小兒風癇，陰瘄脱肛。

陶隱居云：鐵落是染皂鐵漿；生鐵是不被鑐①音柔。鎗、音鎗。釜之類；鋼鐵是雜鍊生鍒作刀鎌者；鐵精出鍜竈中，如塵，紫色輕者爲佳，亦以摩瑩銅器用之。唐本注云：單言鐵者，鍒鐵也。鐵落是鍜家燒鐵赤沸，砧上鍜之，皮甲落者。夫諸鐵療病，並不入

① 被鑐：底本作“破鑐”。據《集韻》，“鍒”或作“鑐”，鍒煉之意。《新修本草》寫本作“被鑐”，因據改，即未經過鍒煉的生鐵。

丸散，皆煮取漿用之。若以漿爲鐵落，鋼生之汁，復謂何等？落是鐵皮滋液，黑於餘鐵。陶謂可以染皂，云是鐵漿，誤矣。又鐵屑炒使極熱，用投酒中，飲酒，療賊風痙。又裹以熨腋，療胡臭有驗。**今按**，陳藏器本草云：凡言鐵療病，不入丸散，皆責漿用之。按今針砂、鐵精，俱堪染皂，鐵並入丸散。**臣禹錫等謹按，陳藏器**云：鐵漿，取諸鐵於器中，以水浸之，經久色青沫出，即堪染帛成皂，兼解諸物毒入腹，服之亦鎮心，明目，主癲癇發熱，急黃狂走，六畜癲狂。人爲蛇、犬、虎、狼、毒惡蟲等噛，服之毒不入内也。**又云**：鐵熱，主惡瘡蝕瘑，金瘡，毒物傷皮肉，止風水不入，入水不爛，手足皲坼，瘡根結筋，瘰癧，毒腫。染髭髮，令永黑。並及熱未凝塗之，少當乾硬。以竹木熱火於刀斧刃上，燒之津出如漆者是也。一名刀煙，江東人多用之防水。項邊瘰子，以桃核燒熏。**又云**：殺蟲立效。**又云**：淬鐵水，味辛，無毒。主小兒丹毒，飲一合。此打鐵器時，堅鐵槽中水。**又云**：針砂，性平，無毒。堪染白爲皂，及和没食子染鬚至黑。飛爲粉，功用如鐵粉。鍊鐵粉中亦別須之。針是其真鋼砂堪用，人多以雜和之，謬也。**又云**：鍜竈下鐵屑，味辛，平，無毒。主鬼打，鬼注，邪氣。水漬攪令沫出，澄清去滓，及暖飲一二盞。**又云**：刀刃，味辛，平，無毒。主蛇咬毒入腹者，取兩刀於水中相磨，飲其汁。又兩刀於耳門上相磨敲作聲，主百蟲入耳，聞刀聲即自出也。**日華子**云：鐵屑，治驚邪癲癇，小兒客忤，消食及冷氣，並煎汁服之也。**又云**：犁鑱尖浸水，名爲鐵精，可制朱砂、石亭脂、水銀毒。

圖經：文具鐵條下。

【聖惠方：陰脱：鐵精、羊脂二味，攪令稠，布裹炙熱，熨推

407

内之，差。　　又方：食中有蠱毒，令人腹内堅痛，兩目青黄，淋露骨立，病變無常：用鐵精細研，擣雞肝和爲丸如梧桐子大，食前後酒下五丸。

百一方：産後陰下脱，鐵精粉推納之。　　**又方**：蚘骨刺人毒痛：以鐵精粉如大豆，以管吹瘡内。

子母秘録：療陰腫：鐵精粉傅上。

姚和衆：治小兒因痢肛門脱：以鐵精粉傅之。

太清服煉靈砂法云：鐵性堅，服之傷肺。

鐵漿　鐵注[1]中，陶爲鐵落是鐵漿，蘇云非也。按鐵漿，取諸鐵於器中，以水浸之，經久色青沫出，即堪染皂，兼解諸毒入腹，服之亦鎮心。主癲癇發熱，急黄[2]狂走，六畜癲狂。人爲蛇、犬、虎、狼、毒刺、惡蟲等嚙，服之毒不入内。見陳藏器。

圖經：文具鐵條下。

【外臺秘要：療漆瘡：以鐵漿洗之，隨手差，頻爲之，妙。

梅師方：治時氣病，骨中熱，生疱瘡、豌豆瘡：飲鐵漿，差。

408

秤錘　主賊風，止産後血瘕腹痛及喉痹熱塞。並燒令赤，投酒中，及熱飲之。時人呼血瘕爲兒枕，産後即

---

① 注：底本作“法”，據文意改。
② 黄：底本缺，鐵精條掌禹錫引陳藏器作“急黄狂走”，因據補。

起,痛不可忍。**無錘用斧**。今附。

　　臣禹錫等謹按,陳藏器云:秤錘,味辛,溫,無毒。**日華子**云:
銅秤錘,平。治難產并橫逆產。酒淬服。**陳藏器**云:鐵杵,無毒。
主婦人橫產。無杵用斧,並燒令赤,投酒中飲之,自然順生。杵,
擣藥者是也。**又云**:故鋸,無毒。主誤吞竹木入喉咽,出入不得
者。燒令赤,漬酒中,及熱飲並得。**日華子**云:鑰匙,治婦人血噤
失音衝惡,以生薑、醋、小便煎服。弱房人煎湯服亦得。

　　圖經:文具鐵條下。

　　【聖惠方:治婦人血瘕痛:用古秤錘或大斧,或鐵杵,以炭
火燒赤,内酒中五升已來,稍稍飲之。

　　外臺秘要:療姙娠卒下血:燒秤①錘令赤,内酒中,沸定②
出,飲之。

　　千金方:姙娠腹脹及產後下血:燒令赤,投酒中服。

　　產寶:治胎衣不出:燒鐵杵、鐵錢令赤,投酒,飲之。

　　鐵華粉　味鹹,平,無毒。主安心神,堅骨髓,強志
力,除風邪,養血氣,延年變白,去百病,隨體所冷熱,合
和諸藥,用棗膏爲丸。作鐵華粉法:取鋼鍛作葉,如笏,
或團,平面磨錯令光净,以鹽水灑之,於醋甕中,陰處埋
之一百日,鐵上衣生,鐵華成矣。刮取,更細擣篩,入乳
鉢研如麪,和合諸藥爲丸散。此鐵之精華,功用強於鐵

409

---

　　① 秤:底本缺,據劉甲本補。
　　② 定:底本缺,據劉甲本補。

粉也。今附。

臣禹錫等謹按，日華子云：鐵胤粉，止驚悸，虛癇，鎮五藏，去邪氣，强志，壯筋骨，治健忘，冷氣，心痛，痃癖癥結，脱肛痔瘻，宿食等，及傅竹木刺。其所造之法，與華粉同，惟懸於醬瓿上，就潤地及刮取霜時研，淘去麁汁鹹味，烘乾。

圖經：文具鐵條下。

【經驗後方：治心虛風邪，精神恍惚，健忘：以經使錛鐵四斤，於炭火内燒，令通赤，投於醋中，如此七徧，即堪打碎如碁子大，以水二斗浸，經二七日，每於食後服一小盞。

生鐵 微寒。主療下部及脱肛。

臣禹錫等謹按，日華子云：生鐵鏽鍛後，飛，淘去麁赤汁，烘乾用。治癇疾，鎮心，安五藏，能黑鬢髮。治癬及惡瘡疥、蜘蛛咬，蒜摩，生油傅並得。今注：解在鐵精條。

圖經：文具鐵條下。

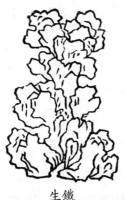

生鐵

【千金方：治耳聾：燒鐵令赤，投酒中飲之，仍以磁石塞耳。

肘後方：治熊、虎所傷毒痛：煮生鐵，令有味，以洗之。

又方：若被打，瘀血在骨節及脇外不去：以鐵一斤，酒三升，煮取一升，服之。

集驗方：治脱肛，歷年不愈：以生鐵三斤，水一斗，煮取五升,出鐵,以汁洗,日再。

　　子母秘錄：治小兒卒得熛瘡,一名爛瘡:燒鐵淬水中二七徧,以浴兒三二徧,起作熛瘡漿。

　　鐵粉　味鹹,平,無毒。主安心神,堅骨髓,除百病,變白,潤肌膚,令人不老,體健能食,久服令人身重肥黑。合諸藥各有所主。其造作粉,飛鍊有法,文多不載。人多取雜鐵作屑飛之,令體重,真鋼則不爾。其針砂,市人錯鋊鐵爲屑,和砂飛爲粉賣之,飛鍊家亦莫辨也。取鋼鐵爲粉勝之。今附。

　　圖經：文具鐵條下。

　　鐵落　味辛、甘、平,無毒。主風熱,惡瘡瘍疽,瘡痂疥,氣在皮膚中,除胸膈中熱氣,食不下,止煩,去黑子。一名鐵液。可以染皂。生牧羊平澤及祐音伻。城或析城。採無時。

　　臣禹錫等謹按,日華子云:鐵液,治心驚邪,一切毒蛇蟲及蠆、漆咬瘡,腸風痔瘻,脱肛,時疾熱狂,并染鬢髪。今注:解在鐵精條。

　　圖經：文具鐵條下。

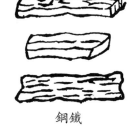

鋼鐵

　　鋼鐵　味甘,無毒。主金瘡,煩滿熱中,胸膈氣塞,食不化。一名跳

411

音條。**鐵**。今注:解在鐵精條。

　　圖經:文具鐵條。

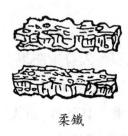

柔鐵

　　鐵　　主堅肌耐痛。

　　臣禹錫等謹按,詳定本草云:作熟鐵。日華子云:鐵,味辛,平,有毒。畏磁石、灰、炭等,能制石亭脂毒。今注:解在鐵精條。

　　圖經曰:鐵,本經云"鐵落出牧羊平澤及祊音伻。城或析城",諸鐵不著所出州郡,亦當同處耳,今江南、西蜀有鑪冶處皆有之。鐵落者,鍛家燒鐵赤沸,砧上打落細皮屑,俗呼爲鐵花是也。初鍊去鑛,用以鑄鎬器物者爲生鐵;再三銷拍,可以作鏷者爲鑐鐵,亦謂之熟鐵;以生柔相雜和,用以作刀劍鋒刃者爲鋼鐵;鍛竈中飛出如塵,紫色而輕虛,可以瑩磨銅器者爲鐵精;作針家磨鑢細末,謂之針砂;取諸鐵於器中,水浸之,經久色青沫出,可以染皂者爲鐵漿;以鐵拍作片段,置醋糟中,積久衣生,刮取之,爲鐵華粉;入火飛鍊者爲鐵粉。作鐵華粉自有法,文多不載。諸鐵無正入丸散者,惟煮汁用之,華粉則研治極細,合和諸藥。又馬銜、秤錘、車轄及杵、鋸等,皆燒以淬酒用之,刀斧刃磨水作藥使,並俗用有效,故載之。

　　【別説云】:謹按,鐵漿即是以生鐵漬水服餌者。日取飲,旋添新水。日久鐵上生黃膏,則力愈勝,令人肌體輕健。唐太妃所

412

服者,乃此也。若以染皂者爲漿,其酸苦臭澀安可近,況爲服
食也。

〔箋釋〕

舊時鐵器是主要生産工具,故受重視程度甚高,本卷
正文有鐵類藥物 11 條,尚不包括鐵礦石。此 11 條可以分
爲四類:(1)冶鐵之半成品、成品如生鐵、鋼鐵,以及籠統稱
呼之鐵;(2)冶鐵之附加産品如鐵精、鐵落;(3)出於醫藥
目的的特殊製成品如鐵漿、鐵華粉、鐵粉;(4)鐵製品正文
只有秤錘、馬銜、車轄,而附注中引陳藏器、日華子,細小條
目甚多,這些物件往往因其實際使用屬性而獲得各種治療
功效,基本可歸納爲交感巫術。

其中生鐵、鋼鐵之類,今天已經失去神奇感,故極少有
作爲藥物使用者。鐵精、鐵落皆見於《本草經》。鐵精,按
照陶弘景的説法:"鐵精出煅竈中,如塵,紫色輕者爲佳,亦
以摩瑩銅器用之。"鐵落,據《新修本草》説:"鐵落是煅家
燒鐵赤沸,砧上煅之,皮甲落者。"鐵落使用歷史久遠,《素
問·病能論》以生鐵洛爲飲治療怒狂之疾。

鐵漿、鐵華粉、鐵粉,並是專門製備供藥用者。陶弘景
以鐵落爲鐵漿,陶説:"鐵落是染皂鐵漿。"儘管後世蘇敬、
陳藏器等皆不以爲然,但《名醫別録》説鐵落"一名鐵液,
可以染皂",陶弘景所説的可以作染料的"鐵落鐵漿",或
許與《本草拾遺》提到的針砂同是一物。陳藏器説:"針
砂,性平,無毒。堪染白爲皂,及和没食子染鬚至黑。"針砂
是作針時磨下的碎屑,用酸處理便能得到可溶性鐵鹽,即

可用作染料。

由於多數本草家都不同意陶的看法，鐵漿的製作於是異說紛呈。《新修本草》的鐵漿最簡便：“諸鐵療病，並不入丸散，皆煮取漿用之。”陳藏器說法不同：“鐵漿，取諸鐵於器中，以水浸之，經久色青沫出，即堪染帛成皂。”宋代陳承又別創一說：“鐵漿即是以生鐵漬水服餌者。日取飲，旋添新水。日久鐵上生黃膏，則力愈勝，令人肌體輕健。唐太妃所服者，乃此也。若以染皂者爲漿，其酸苦臭澀安可近，況爲服食也。”諸家各執一詞，孰是孰非已難確考，所幸今天幾乎不再使用“鐵漿”，其名實究竟云何，不論可耳。

鐵粉乃是以鋼鐵爲粉，與針砂接近，今亦不用。鐵華粉則別是一物，《開寶本草》記載作鐵華粉法云：“取鋼鍜作葉，如笏，或團，平面磨錯令光净，以鹽水灑之，於醋甕中，陰處埋之一百日，鐵上衣生，鐵華成矣。刮取，更細擣篩，入乳鉢研如麵，和合諸藥爲丸散。此鐵之精華，功用强於鐵粉也。”生成物應該是醋酸鐵。唐慎微引《經驗後方》：“以經使鏵鐵四斤，於炭火内燒，令通赤，投於醋中，如此七徧，即堪打碎如棋子大，以水二斗浸，經二七日，每於食後服一小盞。”也是醋酸鐵。至於所附《日華子本草》鐵胤粉，其生成物恐怕是氧化鐵。本草説鐵華粉“養血氣”，又引《經驗後方》説：“治心虚風邪，精神恍惚，健忘。”似乎可以認爲是用鐵劑治療缺鐵性貧血的有效方案。

鐵器在《證類本草》正文只有三條，皆《開寶本草》所增，《本草綱目》統稱爲“諸鐵器”，計有鐵杵、鐵秤錘、鐵

銃、鐵斧、鐵刀、大刀環、剪刀股、故鋸、布針、鐵鏃、鐵甲、鐵
鎖、鑰匙、鐵釘、鐵鏵、鐵犁鑱尖、車轄、馬銜、馬鐙。針對這
些古怪物件，李時珍解釋説：“舊本鐵器條繁，今撮爲一。
大抵皆是借其氣，平木、解毒、重墜，無他義也。”所謂“平
木”，是五行中金克木之意。《本草綱目》引《集玄方》治誤
吞竹木，“秤錘燒紅，淬酒飲之”。陳藏器更加玄妙，“故
鋸，無毒。主誤吞竹木入喉咽，出入不得者。燒令赤，漬酒
中，及熱飲並得。”故鋸即使用過的鋸子，治療竹木入喉，除
了金克木的寓意外，還包括鋸子能鋸斷竹木的比象。

　　鐵器“解毒”，用者不多，《本草拾遺》云：“刀刃……主
蛇咬毒入腹者，取兩刀於水中相磨，飲其汁。”“兩刀於耳門
上相磨敲作聲，主百蟲入耳，聞刀聲即自出也”大約屬於此
類。至於“重墜”一項，主要用來催産。鐵杵、秤錘、鐵斧並
用來下胎，李時珍又發明用鐵銃催生之法，《本草綱目》云：
“鐵銃，催生。燒赤，淋酒入內，孔中流出，乘熱飲之，即産。
舊銃尤良。”

石腦　味甘，溫，無毒。主風寒虛損，腰脚疼痹，安五藏，益氣。一名石飴餅。生名山土石中。採無時。

陶隱居云：此石亦鍾乳之類，形如曾青而白色黑班，軟易破。
今茅山東及西平山並有，鑿土龕取之，俗方不見用，仙經有劉君
導仙散用之。又《真誥》曰：李整採服，療風痹虛損而得長生。
唐本注云：隋時有化公者，所服亦名石腦。出徐州宋里山，初在
爛石中，入土一丈已下得之，大如雞卵，或如棗許，觸著即散如

麨,黃白色,土人號爲握雪礜石,云服之長生,與李整相會。今附①下品條中。臣禹錫等謹按,蜀本云:今據下品握雪礜石,主療與此不同,蘇妄引握雪礜石注爲之。

圖經:文具石鍾乳條下。

〔箋釋〕

《真誥》卷十三云:"河内李整,昔受守一法,並洞房得道。初在洛陽山,近來入華陽中,又主諸考崇民間之事。整往爲常道鄉公傅,受道入山時,已年六十。罣山東北有穴,通大句曲南之方山之南穴。姜伯真數在此山上取石腦,石腦在方山北穴下,繁陽子昔亦取服。"又云:"石腦故如石,但小,斑色而輭耳。所在有之。服此,時時使人發熱,又使人不渴。李整昔未入山時得風痺疾,久久乃愈耳。此人先多房内事,殆不同今者,疾之輕薄也。"小字注釋云:"石腦,今大茅東亦有,形狀圓小如曾青,而質色似鍾乳牀,下乃皎白,時有黑斑而虛輭。服之乃熱,爲治亦似鍾乳也。"

按,以上是《真誥》有關李整與石腦的全部文字,提到姜伯真、繁陽子(何苗)采服石腦,卻沒有"李整採服,療風痺虛損而得長生"的情節。從《真誥》原文看,此句"李整昔未入山時得風痺疾,久久乃愈耳。此人先多房内事,殆不同今者,疾之輕薄也",疑脱漏采服石腦的文句。據《無

---

① 今附:兩字底本作黑底白字,據劉甲本改爲正文。按,此處"今附下品條中",乃是針對握雪礜石而言。又查《新修本草》殘卷,唐本注止於"與李整相會",則其後之"今附下品條中",應該是《開寶本草》或《嘉祐本草》或唐慎微所加的批注誤竄入正文者,又被底本將"今附"兩字單獨作爲標題。

上秘要》卷八十三得地仙道人名品云："魏末李整,河內人,常道鄉公傅臣。初在洛陽,後來方山採石腦。"又《茅山志》卷十三云:"河內李整,昔受守一法,並行洞房得道。初在陽洛山,後來入華陽中,又主諸考祟民間之事。整往嘗爲常道鄉公傅,受道入山時已年六十。隱居云:整居四平山及大茅東,採石腦,服之得道。今猶有採處。"

理石　味辛、甘,寒、大寒,無毒。主身熱,利胃,解煩,益精,明目,破積聚,去三蟲,除榮衛中去來大熱,結熱,解煩毒,止消渴及中風痿痺。一名立制石,一名肌石,如石膏,順理而細。生漢中山谷及盧山。採無時。滑石爲之使,惡麻黃。

陶隱居云:漢中屬梁州,盧山屬青州,今出寧州。俗用亦稀,仙經時須,亦呼爲長理石。石膽一名立制,今此又名立制,疑必相類。唐本注云:此石夾兩石間如石脉,打用之。或在土中重疊而生。皮黃赤,肉白,作斜理文,全不似石膏。漢中人取酒漬服之,療癖,令人肥悅。市人或刮削去皮,以代寒水石,并以當礜石,並是假僞。今盧山亦無此物,見出襄州西汎水側也。

圖經:文具長石條下。

【丹房鏡源:長理石可食。

衍義曰:理石如長石,但理石如石膏,順理而細,其非順理而細者爲長石,治療亦不相遼。

417

〔箋釋〕

　　石膏與長石、理石三者都見於《本草經》。《名醫別録》説理石“一名肌石，如石膏，順理而細”，這種理石應該是呈纖維集合體的天然石膏，因作纖維狀解理而得名。理石的成分爲硫酸鈣，屬於軟石膏 $CaSO_4 \cdot 2H_2O$ 一類。長石一名方石，《名醫別録》説：“理如馬齒，方而潤澤，玉色。”日本正倉院保存有長石標本，爲硬石膏 $CaSO_4$ 之成層片狀者。關於長石，李時珍的意見可能是正確的：“長石即俗呼硬石膏者，狀似軟石膏而塊不扁，性堅硬潔白，有麄理起齒稜，擊之則片片横碎，光瑩如雲母、白石英，亦有牆壁，似方解石，但不作方塊爾。”

　　有意思的是，《新修本草》同意長石似石膏，卻堅持説理石不似石膏。長石條蘇敬説：“此石狀同石膏而厚大，縱理而長，文似馬齒，今均州遼坂山有之，土人以爲理石者，是長石也。”理石條説：“皮黄赤，肉白，作斜理文，全不似石膏。”又説：“市人或刮削去皮，以代寒水石，并以當礜石，並是假僞。”礜石條蘇敬提到這種理石的特徵：“今市人乃取潔白細理石當之，燒即爲灰，非也。”究竟是《新修本草》的石膏别是一物，還是《新修本草》的理石、長石各是一物，不好斷言。

珊瑚　味甘，平，無毒。主宿血，去目中瞖，鼻衄，末吹鼻中。生南海。

唐本注云：似玉紅潤，中多有孔，亦有無孔者。又從波斯國及師子國來。_{唐本先附。}**臣禹錫等謹按，日華子**云：鎮心止驚，明目。

圖經曰：珊瑚生南海。注云"又從波斯國及師子國來"，今廣州亦有，云生海底，作枝柯狀，明潤如紅玉，中多有孔，亦有無孔者，枝柯多者更難得。採無時。謹按《海中經》曰：取珊瑚，先作鐵網沉水底，珊瑚貫中而生，歲高三二尺，有枝無葉，因絞網出之，皆摧折在網中，故難得完好者。不知今之取者果爾否？漢積翠池中有珊瑚，高一丈二

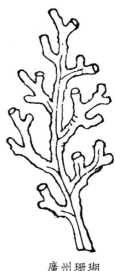

廣州珊瑚

尺，一本三柯，上有四百六十三條，云是南越王趙佗所獻，夜有光影。晉石崇家有珊瑚，高六七尺，今並不聞有此高大者。

【陳藏器云：珊瑚，生石巖下，刺刻之，汁流如血。以金投之爲丸，名金漿，以玉投之爲玉髓，久服長生。

海藥：按晉列傳云：石崇金谷園，珊瑚樹交加苑生蘂①。味甘，平，無毒。主消宿血、風癲等疾。按其主治與金相似也。

錢相公篋中方：治七八歲小兒眼有膚瞖，未堅：不可妄傳藥，宜點珊瑚散，細研如粉，每日少少點之，三日立愈。

異物志云：出波斯國，爲人間至貴之寶也。

衍義曰：珊瑚治瞖目，今人用爲點眼筯。有一等紅油色，

419

---

　　① 珊瑚樹交加苑生蘂：此句疑有脱誤，尚志鈞輯《海藥本草》此句强改爲"珊瑚樹皮如花生蕊"。

有細縱紋可愛；又一種如鉛丹色，無縱紋爲下。入藥用紅油色者。嘗見一本高尺許，兩枝直上，分十餘歧，將至其顛，則交合連理，仍紅潤①有縱紋，亦一異也。波斯國海中有珊瑚洲，海人乘大舶，墮鐵網水底，珊瑚初生盤石上，白如菌，一歲而黄，三歲赤，枝幹交錯，高三四尺。鐵發其根繫網，舶上絞而出之，失時不取即腐。

〔箋釋〕

珊瑚是腔腸動物門珊瑚蟲綱多種珊瑚蟲的骨骼，屬於動物類，古人作爲七寶之一，通常歸在礦物類。

《世説新語·汰侈》石崇以鐵如意擊碎珊瑚樹，劉孝標注引《南州異物志》云："珊瑚生大秦國，有洲在漲海中，距其國七八百里，名珊瑚樹洲。底有盤石，水深二十餘丈，珊瑚生於石上。初生白，軟弱似菌。國人乘大船，載鐵網，先没在水下，一年便生網目中，其色尚黄，枝柯交錯，高三四尺，大者圍尺餘。三年色赤，便以鐵鈔發其根，繫鐵網於船，絞車舉網。還，裁鑿恣意所作。若過時不鑿，便枯索蟲蠹。其大者輸之王府，細者賣之。"《本草圖經》引《海中經》云云，與此大同小異。李商隱詩"玉輪顧兔初生魄，鐵網珊瑚未有枝"，"愁將鐵網罥珊瑚，海闊天翻迷處所"所詠皆此。

石蟹　味鹹，寒，無毒。主青盲目淫膚瞖及丁瞖，漆

---

① 潤：底本作"閏"，據文意改。

證類本草箋釋

420

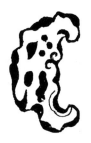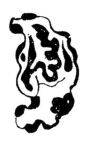

南恩州石蟹

瘡。生南海。又云是尋常蟹爾,年月深久,水沫相著,因化成石,每遇海潮即飄出。又一般入洞穴,年深者亦然。皆細研水飛過,入諸藥相佐用之,點目良。今附。

臣禹錫等謹按,日華子云:石蟹,涼。解一切藥毒并蠱毒,催生,落胎,療血運,消癥,治天行熱疾等。並熟水磨服也。又云:浮石,平,無毒。止渴,治淋,殺野獸毒。

圖經曰:石蟹出南海,今嶺南近海州郡皆有之。體質石也,而都與蟹相似。或云是海蟹,多年水沫相著,化而爲石,每海潮風飄出,爲人所得。又一種入洞穴,年深者亦然。醋磨傅癰腫,亦解金石毒。採無時。

衍義曰:石蟹,直是今之生蟹,更無異處,但有泥與礜石相着。凡用,須去其泥并礜石,止用蟹,磨合他藥,點目中,須水飛。又云:浮石水飛,治目中瞖。今皮作家用之,磨皮上垢,無出此石。石蟹條中云"浮石,平,無毒。止渴,治淋,殺野獸毒",合於此條收入。

〔箋釋〕

　　石蟹是古代節肢動物石蟹之類的化石,故仍保留蟹的形狀。姜特立有《次石魚》詠此類化石，詩云："君不見隴州石魚生地下，中有鯔鯽皆同化。又不見衡湘石魚生山中，魚身鱗鬣俱如畫。世間何獨此石爲魚形，石蛇石蟹皆如生。蝦蟆口吻酷肖似，蜻蟻蠕動幾能行。悠悠荒怪不可考，吾意造物初無情。陰陽融結亦偶爾，俗智詎可窺杳冥。葉君得此不足惜，君自川岳儲英靈。來春禹浪忽變化，頭角天上看峥嵘。此時回首視此石，棄置殆與砂礫並。"

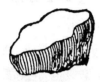

潞州長石

長石 味辛、苦，寒，無毒。**主身熱**，胃中結氣，**四肢寒厥，利小便，通血脉**，明目，去瞖眇，下三蟲，殺蠱毒，止消渴，下氣，除脅肋肺間邪氣。**久服不飢。一名方石**，一名土石，一名直石，理如馬齒，方而潤澤，玉色。生長子山谷及太山、臨淄。採無時。

陶隱居云：長子縣屬上黨郡，臨淄縣屬青州。俗方及仙經並無用此者。**唐本注云**：此石狀同石膏而厚大，縱理而長，文似馬齒，今均州遼坂山有之，土人以爲理石者，是長石也。

圖經曰：長石生長子山谷及泰山、臨淄，今惟潞州有之。文如馬齒，方而潤澤，玉色。此石頗似石膏，但厚大，縱理而長爲別耳。採無時。謹按，本經理石、長石，二物二條，其味與功效亦別。又云"理石如石膏，順理而細"，陶隱居云"理石亦呼爲長理石"，蘇恭云"理石皮黃赤肉白，作斜理，不似石膏，市人刮去皮，以代寒水石，并當礜石"。今靈寶丹用長理石爲一物，醫家相承用者，乃似石膏，與今潞州所出長石無異，而諸郡無復出理石，醫方亦不見單用,往往呼長石爲長理石。又市中所貨寒水石,亦有帶黃赤皮者,不知果是理石否？

馬銜 無毒。主難産,小兒癇。産婦臨産時手持之,亦煮汁服一盞。此馬勒口鐵也,本經馬條注中已略言之。今附。

臣禹錫等謹按,本經難産通用藥云：馬銜,平。日華子云：古舊鋌者好,或作醫士針也。今據①,本經馬條注中都無説馬銜之事,不知此“經”所言何謂,今姑存云。

圖經：文具鐵條下。

【聖惠方】：治馬喉痹,喉中深腫連頰,壯熱吐氣數者：用馬銜一具,水三大盞,煎取一盞半,分爲三服。

礪石 無毒。主破宿血,下石淋,除癥結,伏鬼物惡氣。一名磨石。燒赤熱,投酒中飲之。即今磨刀石,取埑,傅蠼螋溺瘡,有効。又不欲人蹋之,令人患帶下,未知所由。又有越砥石,極細,磨汁滴目,除障闇,燒赤,投酒中,破血瘕痛。功狀極同,名又相近,應是礪矣。《禹貢》注云：砥細於礪,皆磨石也。新補。見陳藏器。

423

〔箋釋〕

　　《山海經·西山經》云："苕水出焉,而西流注於海,其

_____

① 今據：據全書體例,當作“今按”。

中多砥礪。"郭璞注："磨石也。精爲砥，粗爲礪也。"

石花　味甘，温，無毒。酒漬服。主腰脚風冷，與殷
孽同。一名乳花。

唐本注云：三月、九月採之。乳水滴水上，散如霜雪者，出乳
穴堂中。唐本先附。臣禹錫等謹按，日華子云：石花，治腰膝及壯
筋骨，助陽。此即洞中石乳滴下凝結者。

圖經：文具石鍾乳條下。

衍義曰：石花，白色，圓如覆大馬杓，上有百十枝，每枝各
槎牙，分歧如鹿角，上有細文起，以指撩之，錚錚然有聲。此石花
也，多生海中石上，世亦難得，家中有一本，後又於大相國宫中見
一本，其體甚脆，不禁觸擊。本條所注皆非。

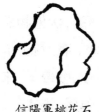

信陽軍桃花石

桃花石　味甘，温，無毒。主大腸
中冷，膿血痢。久服令人肌熱，能食。

唐本注云：出申州鍾山縣，似赤石脂，
但舐之不著舌者爲真。唐本先附。臣禹錫等
謹按，蜀本云：令人肥悦能食。南海藥譜
云：其狀亦似紫石英，若桃花，其潤且光而重，目之可愛是也。

圖經曰：桃花石，本經不載所出州土。注云"出申州鍾山
縣"，今信州亦有之。形塊似赤石脂、紫石英輩。其色似桃花，
光潤而體重，以舐之不著舌者爲佳。採無時。陶隱居解赤石脂
云："用義陽者，狀如狗腦，色鮮紅可愛。"蘇恭以爲非是，即桃花
石也。久服肥人，土人亦以療痢，然則功用亦不相遠矣。

衍義曰：桃花石，有赤、白兩等：有赤地淡白點，如桃花片者；有淡白地有淡赤點，如桃花片者。人往往鐫磨爲器用，今人亦罕服食。

光明鹽　味鹹、甘，平，無毒。主頭面諸風，目赤痛，多眵音蚩。淚。生鹽州五原鹽池下，鑿取之，大者如升，皆正方光徹。一名石鹽。唐本先附。

臣禹錫等謹按，蜀本注云：亦呼爲聖石。

圖經：文具食鹽條下。

石牀　味甘，溫，無毒。酒漬服，與殷孽同。一名乳牀，一名逆石。

唐本注云：陶謂孔公孽即乳牀，非也。二孽在上，牀、花在下，性體雖同，上下有別。鍾乳水下凝積，生如笋狀，漸長，久與上乳相接爲柱也。出鍾乳堂中。採無時。唐本先附。臣禹錫等謹按，日華子云：石筍即是石乳下凝滴長者，與石花功同。一名石牀。

圖經：文具石鍾乳條下。

膚青　味辛、鹹，平，無毒。主蠱毒及蛇、菜、肉諸毒，惡瘡。不可久服，令人瘦。一名推青，一名推石。生益州川谷。

陶隱居云：俗方及仙經並無用此者，亦相與不復識。

馬腦　味辛，寒，無毒。主辟惡，熨目赤爛。紅色似馬腦，亦美石之類，重寶也。生西國玉石間，來中國者皆以爲器。亦云馬腦珠是馬口中吐出，多是胡人謬言，以貴之耳。新補。見陳藏器。

【陳藏器：馬腦出日本國，用砑木不熱爲上，砑木熱非真也。

衍義曰：碼碯，非石、非玉，自是一類。有紅、白、黑色三種，亦有其紋如纏絲者，出西裔者佳。彼土人以小者碾爲好玩之物，大者碾爲器。今古方入藥，絕可用。此物西方甚重，故佛經多言之。其馬口吐出，既知謬言，不合編入。

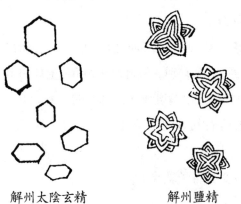

解州太陰玄精　　　　解州鹽精

太陰玄精　味鹹，温，無毒。主除風冷，邪氣濕痺，益精氣，婦人痼冷、漏下，心腹積聚冷氣，止頭疼，解肌。其色青白、龜背者良，出解縣。今附。

圖經曰：太陰玄精出解縣，今解池及通、泰州積鹽倉中亦有之。其色青白、龜背者佳。採無時。解池又有鹽精，味更鹹苦，青黑色，大者三二寸，形似鐵鏵觜，三月、四月採。亦主除風冷，無毒。又名泥精，蓋玄精之類也。古方不見用者，近世補藥及治傷寒多用之。其著者，治傷寒三日，頭痛，壯熱，四肢不利，正陽丹：太陰玄精、消石、硫黃各二兩，硇砂一兩，四物都細研，入瓷瓶子中，固濟，以火半斤，於瓶子周一寸煅之，約近半日，候藥青紫色，住火。待冷取出，用臘月雪水拌，令勻濕，入瓷礶子中，屋後北陰下陰乾。又入地埋二七日，取出細研，以麪糊和爲丸，如雞頭實大。先用熱水浴後，以艾湯研，下一丸，以衣蓋，汗出爲差。

【唐本餘：近地亦有，色赤、青白，片大不佳。

沈存中云：大滷之地，即生陰精石。

衍義曰：太陰玄精石，合他藥，塗大風疾，別有法。陰證傷寒，指甲、面色青黑，六脉沉細而疾，心下脹滿、結硬、躁渴，虛汗不止，或時狂言，四支逆冷，咽喉不利，腹疼，亦須佐他藥兼之。《圖經本草》已有法，惟出解州者良。

〔箋釋〕

太陰玄精生鹽池中，李時珍説"玄精是鹵鹹津液流滲入土，年久結成石片，片狀如龜背之形"。《夢溪筆談》對此描述最詳："太陰玄精，生解州鹽澤大鹵中，溝渠土內得之。大者如杏葉，小者如魚鱗，悉皆六角，端正如刻，正如龜甲。其裙襴小墮，其前則下剡，其後則上剡，正如穿山甲，相掩之處全是龜甲，更無異也。色綠而瑩徹，叩之則直理而折，瑩明如鑒，折處亦六角，如柳葉。火燒過則悉解折,薄如柳葉,片片相離,白如霜雪,平治可愛。此乃稟積陰之氣凝結,故皆六角。"章鴻釗分析玄晶石的樣品,認爲是石膏 $CaSO_4 \cdot 2H_2O$ 晶體。王嘉蔭則根據結晶形狀,認爲是單斜晶系的礦物鈣芒硝 $Na_2SO_4 \cdot CaSO_4$。兩説都可存,而據《本草圖經》説"解池又有鹽精,味更鹹苦",似乎還混有氯化鎂 $MgCl_2$ 一類。

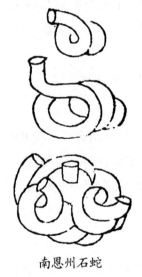

南恩州石蛇

車轄　無毒。主喉痺及喉中熱塞。燒令赤,投酒中,及熱飲之。今附。

圖經:文具鐵條下。

【聖惠方:治姙娠咳嗽:以車釭一枚,燒令赤,投酒中,候冷飲之。

外臺秘要:治小兒大便失血:車釭一枚,燒令赤,内水中,服之。

圖經曰:石蛇,出南海水傍山石間,其形盤屈如蛇也,無首尾,内空,紅紫色,又似車螺,不知何物所化,大抵與石蠏同類,功用亦相近。尤能解金石毒,以左盤者良。採無時。味鹹,性平,無毒。

衍義曰:石蛇,《本經》不收,始自《開寶本草》添附。其色如古牆上土,盤結如粗藜大,中空,兩頭巨細一等,無蓋,不與石蠏同類。蠏則真蠏也,蛇非真蛇也。今人用絶少。

428

〔箋釋〕

《西溪叢語》卷下記南恩州石蟹、石蛇云："王冶知南恩州,其子藎臣云:海邊有石山嘴,每蟹過之,則化爲石,蛇亦然。"《本草圖經》所繪南恩州石蛇爲盤旋糾結管狀物,從圖例來看,似爲蛇螺科覆瓦小蛇螺的全體,未必是古生物化石。

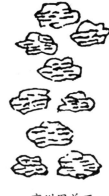

圖經曰:黑羊石,生兗州宮山之西。味淡,性熱,解藥毒。春中掘地採之,以黑色有牆壁、光瑩者爲上。

兗州黑羊石

圖經曰:白羊石,生兗州白羊山。味淡,其性熟用即大熱,生用即凉。解衆藥毒。春中掘地採之,以白瑩者爲良。

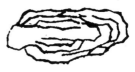

兗州白羊石

一種唐本餘

銀膏　味辛,大寒,主熱風,心虛驚癎,恍惚,狂走,膈上熱,頭面熱風衝心上下,安神定志,鎮心明目,利水道,治人心風、健忘。其法以白錫和銀薄及水銀合成之。亦甚補牙齒缺落,又當凝硬如銀,合煉有法。

429

〔箋釋〕

銀膏是銀汞錫三元合金,用作牙體修復的填充材料。

四十種陳藏器餘

天子耤田三推犁下土　無毒。主驚悸癲邪,安神定魄强志。入官不懼,利見大官,宜婚市。王者所封五色土亦其次焉。已前主病,正爾水服,餘皆藏寶。

社壇四角土　牧宰臨官,自取以塗門户,主盜不入境。今郡縣皆有社壇也。

土地　主斂萬物毒。人患發背者,掘地爲孔,一頭傍通取風,以穴大小可腫處,仰卧穴上,令癰入穴孔中噏之。作三五箇,覺熱即易,仍以物藉他處。又人卒患急黃,熱盛欲死者,於沙土中掘坎,斜埋患人,令頭出土上,灌之,久乃出,曾試有效。當是土能收攝熱也。又人患丹石發腫,以腫處於濕地上卧熨之,地熱易之。

市門土　無毒。主婦人易産,取土臨月帶之。又臨月産時,取一錢匕末,酒服之。又捻爲丸,小兒於苦瓠中作白龍乞兒。此法崔知悌方,文多不録。

自然灰　主白癜風、瘑瘍。重淋取汁,和醋,先以布揩白癜風破,傅之,當爲創,勿怪。能軟瑠璃、玉石如泥,至易雕刻,及澣衣令白。洗惡瘡疥癬,驗於諸灰。生海中,如黃土。《南中異物志》云:自然灰生南海畔,可澣衣,石得此灰即爛,可爲器。今馬腦等形質異者,先以此灰埋之令輭,然後雕刻之也。

鑄鍾黃土　無毒。主卒心痛，疰忤惡氣。置酒中溫服之，彌佳也。

户垠下土　無毒。主産後腹痛，末一錢匕，酒中熱服之。户者，門之別名也。新注云：和雄雀糞，煖酒服方寸匕，治吹妳効。

鑄鑷鉏孔中黃土　主丈夫陰囊濕癢，細末摸之，亦去陰汗，最佳。

甕堛中裹白灰　主遊腫，醋磨傅之。甕器物初燒時，相隔皆以灰爲泥，然後燒之。堛，甕也，但看裹有，即收之。

彈丸土　無毒。主難産。末一錢匕，熱酒調服之，大有功効也。

執日取天星上土　和栢葉、薰草，以塗門户，方一尺，盜賊不來。《抱朴子》亦云有之。

〔箋釋〕

　　本條出《本草拾遺》，其末句“《抱朴子》亦云有之”，或是唐慎微引用時所加的按語。《抱朴子內篇·微旨》有云：“常以執日，取六癸上土，以和百藥薰草，以泥門户，方一尺，則盜賊不來。”據《淮南子·天文訓》云：“未爲執，主陷。”執日在正月即是干支紀日的未日。據武漢大學曹建國教授轉告陝西師範大學劉銀昌教授意見：比如在正月，未就是執日，這個只是確定了這一天的地支，天干不能確定。凡是正(寅)月中的未日，都是執日。假如是乙未日，

431

就按照這一天排出十二個時辰的天干地支,其中必然有個時辰的天干是癸,乙未日,未時的天干是癸,即癸未時,未在西南方,就在西南的未方取土。以此類推。

至於《本草拾遺》說"取天星上土",《抱朴子》謂"取六癸上土",據《抱朴子内篇·登涉》云:"凡六甲爲青龍,六乙爲逢星,六丙爲明堂,六丁爲陰中也。"又說:"凡六癸爲天藏,六己爲地户也。"託名張良的《陰符經》注釋也說:"六癸爲天藏,可以隱伏也。"故疑《證類本草》引陳藏器"天星"或爲"天藏"之訛。

《本草拾遺》中巫術來源的藥物甚多,其中多數行爲都可以通過弗雷澤提出的交感巫術理論獲得解釋。比較直觀的例證是"天子耕田三推犁下土",不僅能"安神定魄强志",更有"入官不懼,利見大官"的奇效。再比如近年頗受詬病的"寡婦床頭塵土",陳藏器說:"主人耳上月割瘡,和油塗之,效也。"所謂"耳上月割瘡",其實就是嬰幼兒常見的好發於耳廓後溝的外耳濕疹。塵土大約能够起到收斂、減少滲出的作用,何以專用取自寡婦床頭上者,今天雖然不明其理由,但總不出交感巫術相似律或接觸律兩端。按照今天的認識水準,揭露這類巫術藥物之荒謬屬性比較容易。相對而言,如"執日取天星上土"這類建立在術數邏輯基礎上的操作,因爲披上了術數的外衣,討論起來更具有現實意義。

大甑中蒸土一兩,碩熱坐臥其上,取病處熱徹汗徧身，仍隨疾服藥。和鼠壤用亦得。

蚡鼠壤堆上土　苦酒和爲泥，傅腫極効。又云，鬼
疰氣痛，取土以秫米甘汁搜作餅，燒令熱，以物裹熨痛
處。凡蚡鼠，是野田中尖觜鼠也。

塚上土及塼石　主溫疫。五月一日取之，瓦器中
盛，埋之著門外堦下，合家不患時氣。又，正月朝早將物
去塚頭，取古塼一口，將呪要斷，一年無時疫，懸安大
門也。

桑根下土　搜成泥餅，傅風腫上，仍灸三二十壯，取
熱通瘡中。又，人中惡風水肉腫一箇差，以土堄灸二百
壯，當下黃水，即差也。

春牛角上土　收置户上，令人宜田。

土蜂窠上細土　主腫毒，醋和爲泥傅之。亦主蜘蛛
咬。土蜂者，在地土中作窠者是。

載鹽車牛角上土　主惡瘡，黃汁出不差，漸胤者，取
土封之即止。牛角，謂是車邊脂角也，好用。

驢溺泥土　主蜘蛛咬。先用醋泔汁洗瘡，然後泥傅
之。黑驢彌佳，浮汁洗之更好。

故鞋底下土　主人適佗方，不伏水土，刮取末和水
服之。不伏水土與諸病有異，即其狀也。

鼠壤土　主中風筋骨不隨，冷痹骨節疼，手足拘急，
風掣痛，偏枯死肌。多收取暴乾用之。

屋内墉下蟲塵土　治惡瘡久不差,乾傅之,亦油調塗之。

鬼屎　主人馬反花瘡,刮取和油塗之。生陰濕地,如屎,亦如地錢,黃白色。

寡婦床頭塵土　主人耳上月割瘡,和油塗之,効也。

牀四脚下土　主猘犬咬人,和成泥傅瘡上,灸之一七壯,瘡中得大毛者愈。猘犬,狂犬也。

瓦甋　主魘寐不寤,覆人面,疾打破之,覺。好魘及無夢,取火燒死者灰,著枕中、履中即止。

〔箋釋〕

　　“取火燒死者灰”云云,其實是另外一條,唐慎微抄錄時誤併在瓦甋條內。《本草綱目》將此條作爲“燒尸場上土”的附方。

甘土　無毒。主去油垢,水和塗之,洗膩服如灰。及主草葉諸菌毒,熱湯末和之。出安西及東京龍門,土底澄取之。

二月上壬日取土,泥屋四角,大宜蠶也。

〔箋釋〕

　　此條目錄以“二月上壬日取土”爲藥名,但正文與後文連續,故不空格,直接標點。

柱下土　無毒。主腹痛暴卒者，末服方寸匕。

胡鷰窠内土　無毒。主風瘙癮疹，末，以水和傅之。又巢中草，主卒溺血，燒爲灰，飲服。又主惡刺瘡，及浸淫瘡遶身至心者死，亦用之。

道中熱塵土　主夏中熱暍死，取土積死人心。其死非爲遇熱，亦可以蓼汁灌之。

正月十五日燈盞　令人有子，夫婦共於富家局會所盜之，勿令人知之，安臥床下，當月有娠。

仰天皮　無毒。主卒心痛、中惡，取人膏和作丸，服之一七丸。人膏者，人垢汗也，揩取。仰天皮者，是中庭内停污水後乾地皮也，取卷起者。一名掬天皮，亦主人、馬反花瘡，和油塗之，佳。

蟻穴中出土　取七枚如粒，和醋搽狐刺瘡。

古塼　熱燒之，主下部久患白痢膿泄下，以物裹上坐之。入秋小腹多冷者，亦用此古塼煮汁服之，主噦氣。又令患處熨之三五度，差。又主婦人帶下五色，俱治之。取黃塼石燒，令微赤熱，以麪、五味和作煎餅七箇，安塼上，以黃芪蓴傅麪上，又以布兩重，患冷病人坐上，令藥氣入腹，如熏之有蟲出如蠶子，不過三五度差。

富家中庭土　七月丑日，取之泥竈，令人富，勿令人知。

百舌鳥窠中土　末和釅醋，傅蚯蚓及諸惡蟲咬瘡。

猪槽上垢及土　主難産。取一合和麵半升，烏豆二十顆，煮取汁服之。

　　故茅屋上塵　無毒。主老嗽。取多年煙火者，拂取上塵，和石黃、款冬花、婦人月經衣帶爲末，以水和塗于茅上，待乾，內竹筒子中，燒一頭，以口吸之入咽喉，數數咽之，無不差也。

　　諸土有毒　"怪曰墳羊"①，掘土見之，不可觸。已出上土部。土有氣，觸之令人面黃色，上氣身腫。掘土處慎之，多斷地脉，古人所忌。地有仰穴，令人移也。

---

　　① 怪曰墳羊：《國語》云："木石之怪曰夔、魍魎，水之怪曰龍、罔象，土之怪曰墳羊。"此當是《本草拾遺》節引《國語》"土之怪曰墳羊"，唐慎微引用時又有所脱漏。

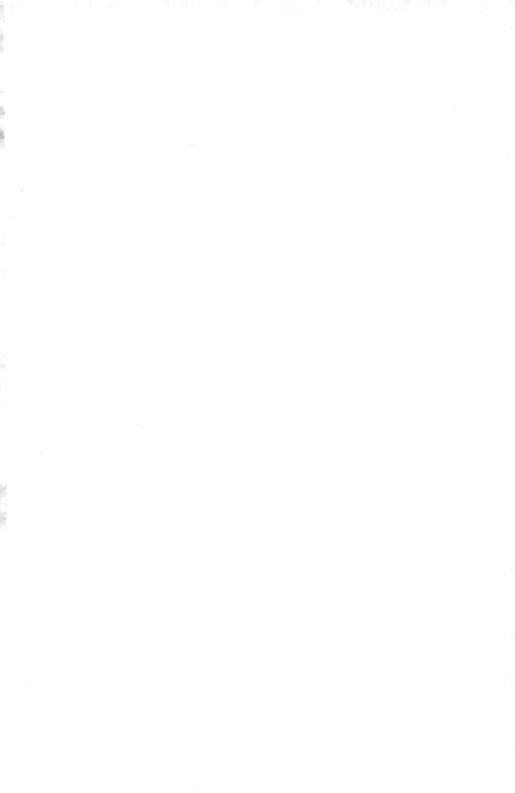